De Hoge Gezondheidsraad

(1849-2009)

De Hoge Gezondheidsraad (1849-2009)

Schakel tussen wetenschap en volksgezondheid

Elisabeth Bruyneel

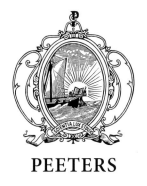

PEETERS

Colofon

Projectcoördinatie en eindredactie

Lieve Dhaene

Begeleidingscomité

Prof. Dr. Guy De Backer

Lieve Dhaene

Roxane Laurent

Prof. Dr. Alfred Noirfalise

André Pauwels

Prof. Dr. Isidore Pelc

Anne-Marie Plas

Michele Rignanese

Prof. Dr. Karel Velle

Prof. Dr. Antoine Vercruysse

Prof. Dr. Jan Willems

Iconografisch onderzoek

Ellen Van Hoof

Vormgeving en druk

Uitgeverij Peeters

© 2009 – Uitgeverij Peeters, Bondgenotenlaan 153, B-3000 Leuven

D/2009/0602/92

ISBN 978-90-429-2249-5

Inhoud

Woord vooraf

160 jaar geleden, op 9 mei 1849, zag de Hoge Gezondheidsraad het levenslicht. Dit boek wil die verjaardag luister bijzetten. Het geeft een overzicht van de activiteiten die de raad door de jaren heen ontplooide. Het overzicht laat zien dat de Hoge Gezondheidsraad een niet onbelangrijke stempel drukte op vele aspecten van de volksgezondheid in België. Er is bijvoorbeeld de spectaculair gestegen levensverwachting. Die is voor een flink deel gerealiseerd dankzij de verbetering van de hygiëne, de leef- en arbeidsomstandigheden, de voedingsgewoonten enz. Aan de basis hiervan lagen niet zelden de adviezen van de Hoge Gezondheidsraad.

De maatschappij is in de afgelopen 160 jaar grondig veranderd. Bepaalde bedreigingen voor de volksgezondheid zwakten af, andere boden zich aan. De Hoge Gezondheidsraad paste zich hieraan aan maar bleef trouw aan zijn oorspronkelijke missie: de overheid advies verlenen over problemen die de volksgezondheid aanbelangen, en dit op een onafhankelijke wijze en gebruikmakend van de beschikbare wetenschappelijke kennis. Een goed gezondheidsbeleid is alleen maar mogelijk dankzij dit soort adviezen, zowel bij de oprichting in 1849 als anno 2009.

De Hoge Gezondheidsraad nam het initiatief om zijn 160-jarige geschiedenis te laten onderzoeken aan de hand van primair bronnenmateriaal en hierover een wetenschappelijke monografie uit te geven. De opdracht werd toevertrouwd aan historica Elisabeth Bruyneel, die in haar opdracht werd begeleid door Prof. dr. Karel Velle en Lieve Dhaene. De raad wil hen graag danken voor hun medewerking en expertise.

Het boek toont hoe de Hoge Gezondheidsraad doorheen de jaren heeft gewerkt en heeft bijgedragen tot de volksgezondheid in België. Lerend uit dit rijk verleden moet het de raad stimuleren om zijn rol en werking in de 21ste eeuw te optimaliseren. Niet enkel de leden of de stakeholders van de Hoge Gezondheidsraad kunnen baat hebben bij dit boek. Voor wie niet bij de raad betrokken is, kan deze geschiedenis een licht laten schijnen over de wisselwerking tussen wetenschap en gezondheidsbeleid. De rol van de wetenschap in de samenleving wordt alleen maar groter. De adviserende taak van de Hoge Gezondheidsraad in de 21ste eeuw zal dus navenant zijn.

Dr. D. Cuypers,
Voorzitter van de FOD VVVL

Prof. Dr. G. De Backer,
Voorzitter van de HGR

Inleiding

De meerderheid van de bevolking staat anno 2009 nauwelijks stil bij een doktersbezoek, een vrije zondag of een proper toilet, spuwt niet op de grond, houdt de hand voor de mond wanneer een hoestbui zich opdringt en handelt dagelijkse activiteiten als tandenpoetsen, douchen of schoonmaken af zonder nadenken. Het feit dat een individu regelmatig een bad neemt, klinkt onbeduidend. Als hele bevolkingsgroepen die gewoonte overnemen, is er sprake van een belangrijk historisch fenomeen. Onze huidige gewoonten op het vlak van lichaamshygiëne beschouwen we nu als primaire behoeften. Ze zijn echter het resultaat van een langdurig aangeleerd en maatschappelijk gewenst gedrag dat hand in hand ging met de enorme vooruitgang die er vanaf het midden van de 19de eeuw geboekt werd op het gebied van gezondheidszorg en hygiëne.

Opzet en scope

Dit boek wil inzoomen op de betekenisvolle rol die de Hoge Gezondheidsraad speelde in dat brede maatschappelijk proces. Minister van Binnenlandse zaken Charles Rogier richtte op 9 mei 1849 de Hoge Gezondheidsraad op om adviezen te verlenen over alles wat te maken had met de hygiëne en de volksgezondheid in het land. De eerste belangrijke opdracht was om de talrijke tyfus- en cholera-epidemieën een halt toe te roepen. Gaandeweg profileerde de raad zich als een echte "silent actor" die achter de schermen een belangrijke stempel drukte op het Belgische gezondheidsbeleid en de sociale wetgeving. Het boek over 160 jaar Hoge Gezondheidsraad behelst in die zin meer dan louter een geschiedenis die het ontstaan en de werking van een overheidsorgaan schetst. Het weerspiegelt de evolutie die België doormaakte op het gebied van hygiëne, medischwetenschappelijke ontdekkingen, gezondheidsbeleid en sociale wetgeving. Het toont hoe de adviezen van de Hoge Gezondheidsraad op lange termijn het dagelijks handelen tot in het kleinste detail beïnvloed hebben. Aan de hand van de rapporten van de Hoge Gezondheidsraad kan de lezer de grote evoluties in het volksgezondheidsbeleid volgen vanuit het standpunt van een instelling waarin de meest prominente wetenschappers van het land zetelden. Het ruime tijdskader biedt de mogelijkheid om doorheen de jaren accentverschuivingen vast te stellen in de thema's die op de agenda stonden van de Hoge Gezondheidsraad en verbanden te leggen tussen sociaal-economische gebeurtenissen en de overheidsinteresse in de volksgezondheid.

Van meet af aan werd ervoor gekozen om niet louter een gedenkboek te schrijven, maar een wetenschappelijk onderbouwde historische monografie. De geschiedenis van de Hoge Gezondheidsraad wordt geplaatst tegen de achtergrond van de brede sociaaleconomische en politieke context. Op die manier biedt het boek een overzicht van de belangrijkste initiatieven die de overheid nam inzake gezondheidszorg en openbare hygiëne. Het vult zo mee een lacune op in de historiografie. Het duurde namelijk erg lang vooraleer de Belgische geschiedschrijving aandacht had voor de geschiedenis van ziekte en gezondheid. In navolging van de verhoogde internationale aandacht voor mens en samenleving in plaats van voor grote figuren uit het verleden en belangrijke historische gebeurtenissen, kwam de geschiedenis van de volksgezondheid pas in de jaren 1980 in de belangstelling te staan van Belgische historici. Die bogen zich over historisch demografische gegevens, evoluties in de mentaliteitsgeschiedenis, de geschiedenis van beroepsgroepen, de hygiëne enz. Ook in andere deeldisciplines zoals de vrouwengeschiedenis, de geschiedenis van de arbeidersbeweging of de kerkgeschiedenis kwam het thema gezondheidszorg stilaan meer aan bod. Toch blijft de geschiedenis van de gezondheidszorg in de 19de en 20ste eeuw voor een aantal aspecten nog grotendeels onontgonnen terrein en ontbreken wetenschappelijk onderbouwde overzichtsstudies.

BRONNENMATERIAAL

De rapporten die de raad publiceerde vormden het belangrijkste bronnenmateriaal voor deze studie. Die jaarlijkse publicaties bevatten al de adviezen die de Hoge Gezondheidsraad formuleerde en geven dus een goed beeld van de bezigheden van de Hoge Gezondheidsraad en de thema's die de raad door de jaren heen behandelde. Het achterhalen van de impact die de adviezen van de raad hadden, was echter veel moeilijker. In welke mate hield de centrale overheid rekening met bezwaren en opmerkingen van de raad en kon ze de adviezen effectief afdwingen? Om dat te achterhalen werd het primaire bronnenmateriaal aangevuld met een onderzoek van het *Belgisch Staatsblad*, de *Pasinomie* en het maandelijkse *Bulletin de la Santé Publique*. We probeerden na te gaan of de adviezen daadwerkelijk aanleiding gaven tot Koninklijke Besluiten (KB's), Ministeriële Omzendbrieven (MO's) en toelichtingen van de minister. Ook de parlementaire handelingen boden hiervoor – zij het slechts schaars – informatie. Als de overheid niet inging op adviezen van de raad was dat historisch gezien ook een interessant gegeven. Stonden in dat geval bepaalde sociaal-economische of politieke omstandigheden de ontwikkeling van het gezondheidsbeleid en de sociale wetgeving in de weg? In de medische pers (*Le Scalpel*, *La Gazette Médicale Belge*) werden het gezondheidsbeleid en de werking van de raad vaak kritisch onder de loep genomen. Wegens tijdsgebrek en de enorme omvang van het bronnenmateriaal, beperkte het onderzoek in de medische pers zich wel tot steekproeven. Om diezelfde reden konden we onmogelijk nagaan in hoeverre er een wisselwerking bestond tussen de Hoge Gezondheidsraad en andere overheidsorganen of instellingen die zich bezighielden met gezondheidszorg.

STRUCTUUR EN INDELING

De geschiedenis van de Hoge Gezondheidsraad is chronologisch opgebouwd en ingedeeld in vier grote periodes. Het eerste deel (1849-1885) belicht de oprichting van de Hoge Gezondheidsraad en zijn eerste werkingsjaren. De raad bond in die jaren de strijd aan tegen de cholera- en pokkenepidemieën, gaf adviezen omtrent saneringen in steden en gemeenten, tekende plannen uit voor een hygiënische ziekenhuis- en schoolinfrastructuur en introduceerde het gymnastiekonderwijs. Een belangrijke cesuur vormt het jaar 1886, toen bloedige stakingen in Wallonië duidelijk maakten dat de politici het arbeidersprobleem niet langer konden negeren. Na de rellen organiseerde de Hoge Gezondheidsraad een grootschalig onderzoek naar de arbeidershuisvesting dat onder meer leidde tot maatregelen die het kopen van een arbeiderswoning aanmoedigden. De Hoge Gezondheidsraad formuleerde ook adviezen over de eerste sociale wetten die onder meer de veiligheid op het werk (1886), het verbod op kinderarbeid (1889) en het invoeren van de zondagsrust (1905) regelden. Een tweede belangrijk moment vormde Kochs ontdekking van de tuberkelbacil (1882) en de cholerabacil (1883). De wetenschap dat besmettelijke ziekten veroorzaakt en verspreid werden door bacteriën, was voor de raad van onschatbaar belang in zijn strijd tegen de infectieziekten en de hoge kindersterfte.

Deel 3 behandelt het interbellum. De Hoge Gezondheidsraad werkte mee aan de professionalisering van de verpleegopleiding, propageerde het belang van een goede persoonlijke hygiëne en schreef voorschriften uit inzake de preventie en behandeling van tuberculose en de bouw van sanatoria. Het medisch schooltoezicht dat in 1914 verplicht werd, moest de gezondheid van de schoolgaande jeugd bevorderen en infectieziekten sneller opsporen. De komst van het algemeen enkelvoudig stemrecht voor mannen in 1919 creëerde bovendien een nieuw politiek klimaat dat ruimte schiep voor de uitbreiding van de sociale wetgeving waarbij opnieuw een beroep werd gedaan op de diensten van de Hoge Gezondheidsraad.

De evolutie van de Hoge Gezondheidsraad na de Tweede Wereldoorlog vergde een andere aanpak. Voor deze periode waren namelijk alleen de notulen van de raad beschikbaar. Die verslagen bevatten wegens hun extreme beknoptheid weinig bruikbare informatie, en werpen hooguit een licht op de thema's waarmee de raad zich in het recente verleden bezighield. De tijd ontbrak om met behulp van interviews en secundaire bronnen de eigentijdse geschiedenis van de raad even gedetailleerd te beschrijven. Daarom werd gekozen voor een epiloog waarin de belangrijkste medisch-wetenschappelijke ontwikkelingen en de voornaamste evoluties in het gezondheidsbeleid worden geschetst.

Dank

Het is onmogelijk om iedereen te bedanken die heeft bijgedragen aan dit boek. In de eerste plaats wens ik de leden van het begeleidingscomité onder leiding van prof. dr. Guy Debacker te bedanken voor hun vertrouwen, hun belangstelling en de logistieke beslissingen die zij namen in dit project. Rijksarchivaris Karel Velle en Lieve Dhaene stonden mij bij in de zoektocht naar bronnen en bij het herwerken van de teksten. Hun kritische bemerkingen werkten inspirerend en waren van goudwaarde voor dit boek. Mijn collega's Roxane Laurent, Anne-Marie Plas en Michele Rignanese hielpen bij de correctie van de Franstalige teksten. Ellen Van Hoof bood onmisbare hulp toen de deadline van dit project naderde en stortte zich op de zoektocht naar iconografisch bronnenmateriaal. De rest van het personeel van de Hoge Gezondheidsraad dank ik voor hun medeleven en het feit dat ik – ondanks een eenzaam bestaan in bibliotheken en archieven – toch goede collega's had die af en toe voor de nodige afleiding zorgden. En ook Raf verdient een speciale vermelding, voor zijn relativeringsvermogen en zoveel meer.

Elisabeth Bruyneel

DEEL 1

Op weg naar een betere hygiëne
en een centraal gezondheidsbeleid
(1849-1884)

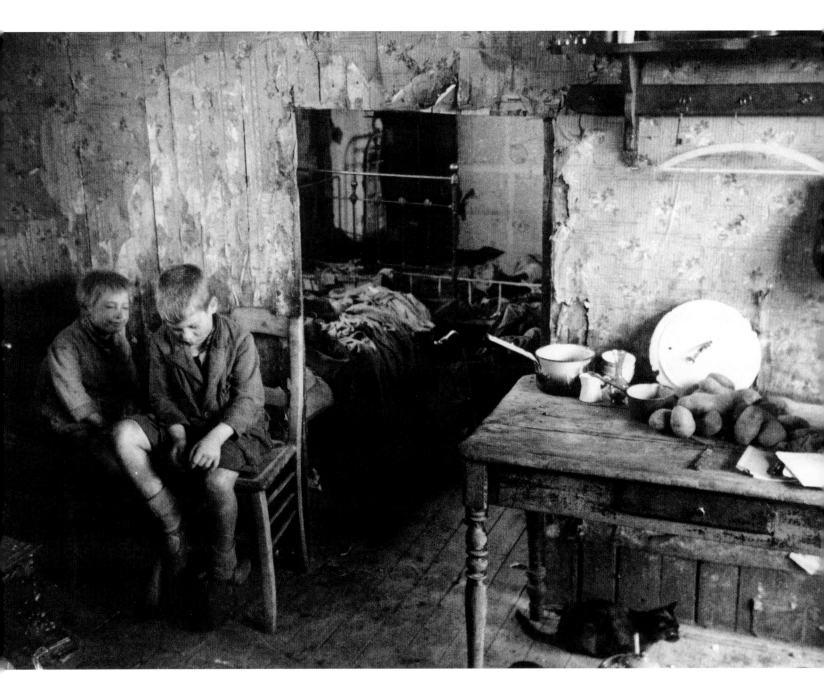

1. Een groeiende interesse voor openbare hygiëne (1848-1852)

1.1 Hongersnood, slechte huisvesting en epidemieën

Crisis in landbouw en thuisnijverheid

In de jaren 1845-1847 sloeg een ongemeen zware landbouwcrisis toe in de provincies Oost- en West-Vlaanderen, en in mindere mate ook in Brabant en Henegouwen. Het merendeel van de Vlamingen werkte in de eerste helft van de 19de eeuw in de landbouw. Omdat de percelen klein waren en de pachten hoog, waren de meeste gezinnen gedwongen om hun karige opbrengsten aan te vullen met activiteiten in de thuisnijverheid. Vooral de vlasnijverheid was wijdverspreid. Vlaams linnen was wereldvermaard en werd geroemd om zijn uitmuntende kwaliteit.

Vanaf de eerste decennia van de 19de eeuw deed de mechanisatie zijn intrede in de textielsector. Aanvankelijk beschouwden de Vlamingen het Engelse mechanisch gesponnen garen als van inferieure kwaliteit. Algauw werd de concurrentie echter moordend; de industriële revolutie was onafwendbaar. De Vlaamse thuisnijverheid takelde zienderogen af. De boerengezinnen verloren de concurrentiestrijd met de textielfabrieken die voor veel lagere prijzen konden produceren. Zonder het extra inkomen

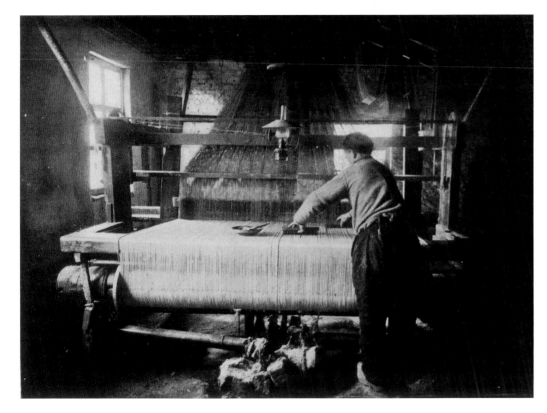

In 1848 werd Vlaanderen geteisterd door een zware landbouwcrisis. Vooral de vlasnijverheid was ongemeen hard getroffen.

Dankzij de bloeiende metaal- en mijnindustrie sloeg de crisis van de jaren 1840 minder hard toe in Wallonië.

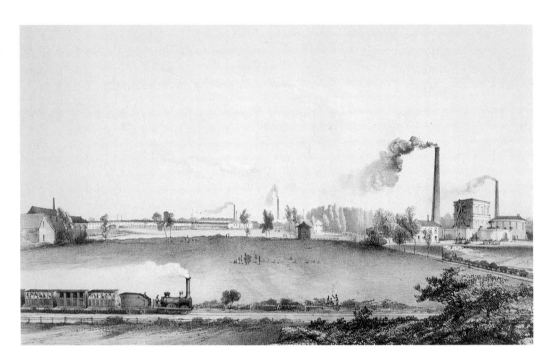

uit de thuisnijverheid kon de plattelandsbevolking nauwelijks het hoofd boven water houden. Het eens zo welvarende Vlaanderen verpauperde in sneltempo.[1]

Toen zich tussen 1845 en 1847 opeenvolgende misoogsten voordeden, was de ramp compleet. Na de extreem barre winter van 1844-1845, die slechts een magere winteroogst opleverde, volgde in 1845 de gevreesde aardappelziekte, met rampzalige gevolgen. Naast roggebrood was de aardappel immers het hoofdbestanddeel van de voeding. In 1846 werd de roggeoogst vernield door plantenroest. Talloze Vlamingen stierven van de honger.[2] Velen konden zich het basisvoedsel niet meer veroorloven en probeerden te overleven met een soep gemaakt van het loof van rapen, koolzaad en wat bloem.[3] Men at niet alleen te weinig, het voedsel leverde nauwelijks de nodige vitaminen, mineralen en proteïnen, met een algemene verzwakking van de bevolking tot gevolg.

Wallonië deed het dankzij zijn vroege industrialisatie beter. De Vervierse wolnijverheid was erin geslaagd om gemechaniseerde productietechnieken in te voeren. In Luik bloeide de metaalnijverheid en in Charleroi kon men werk vinden in de staalindustrie. Ook de steenkoolbekkens van Luik, Charleroi en de Borinage stelden veel arbeiders tewerk.

Ellendige woonomstandigheden in de beluiken

In Vlaanderen konden steeds meer mensen geen bestaan meer opbouwen in de landbouw of de thuisnijverheid. De massale migratie naar de steden creëerde weer nieuwe problemen. Het groeiende arbeidersproletariaat in de industriële centra deed de druk op de huisvesting toenemen. Vanaf het midden van de 18de eeuw trokken fabriekseigenaars bescheiden woningen op voor hun personeel dicht bij de werkplek. Ingesloten percelen werden volgebouwd met uniforme huisjes in minderwaardige materialen. Het begrip "beluik" deed zijn intrede. Het aantal beluiken nam in de loop van de 19de eeuw in sneltempo toe. Steeds meer arbeiders trokken immers naar de steden, waar ze zich enkel de goedkoopste vorm van huisvesting konden veroorloven.

[1] Vanhaute, *Economische en sociale geschiedenis*, 90-94; Jacquemyns, *Histoire de la crise économique des Flandres*; Lannoo, *En de boerin, zij zwoegde voort*, 29-33; Steensels, "De tussenkomst van de overheid in de arbeidershuisvesting te Gent", 5-8.

[2] Vanhaute, *Economische en sociale geschiedenis*, 90-94; Lannoo, *En de boerin, zij zwoegde voort*, 29-33.

[3] Bruneel, "Ziekte en sociale geneeskunde", 24.

De beluiken waren meestal enkel via een smalle doorgang verbonden met de openbare weg, waardoor de ellende vaak goed verborgen bleef. De woonomstandigheden waren er mensonterend: sanitair was nauwelijks aanwezig, de watervoorziening gebeurde via enkele collectieve pompen, de open rioleringen verspreidden een ondraaglijke stank. Van enige lichaamshygiëne was geen sprake vermits elke infrastructuur ontbrak en de mensen opeengepakt leefden.[4]

De huisvesting in de beluiken was aan geen enkele reglementering onderworpen. Voor de industriëlen was het een goedkope vorm van winstbejag en een middel om de arbeiders aan zich te binden. De gemeentebesturen sloten hun ogen voor de wanpraktijken en het totaal gebrek aan onderhoud van de huisjes. Geheel conform de grondwet werd niet geraakt aan het eigendomsrecht. Het leven in de groezelige beluiken vormde trouwens een gesloten boek voor het grootste deel van de burgerij. Alleen armendokters en journalisten waagden zich in het labyrint van straatjes en steegjes en publiceerden over de afschuwelijke leefomstandigheden waarvan ze getuige waren.

In 1843 deden de Gentse artsen Mareska en Heyman een onderzoek naar de werk- en woonomstandigheden van de arbeiders in de beluiken. Ze schreven dat de situatie totaal uit de hand was gelopen door de laksheid van het stadsbestuur. Volgens beide artsen had de gezondheid van de arbeiders meer te lijden onder de erbarmelijke huisvesting en het gebrek aan goede voeding, dan van de aard van het werk dat ze uitvoerden of de hygiënische omstandigheden in de fabrieken. Hun rapport veroorzaakte heel wat deining. Een deel van de burgerij viel volledig uit de lucht. Kranten en vlugschriften schreven over de wantoestanden. Zelfs de minister van Binnenlandse Zaken werd geïnterpelleerd in het parlement. De publieke aandacht was echter van korte duur. Openbare hygiëne was nog altijd geen prioritair punt op de politieke agenda.[5]

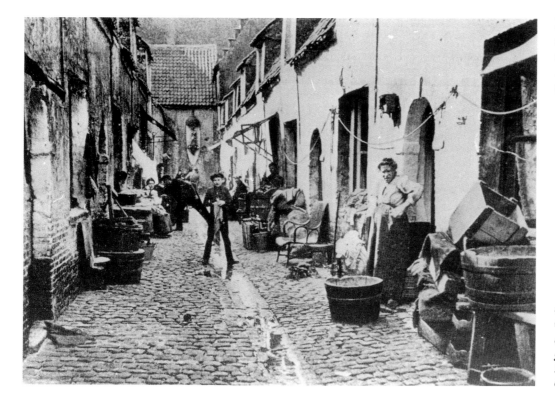

Door de open riolering, de vuilnis op straat en het gebrek aan sanitair waren de levensomstandigheden in dit Antwerpse beluik ronduit mensonterend.

[4] *De kranten van Gent*, 2-3.
[5] Steensels, "De tussenkomst van de overheid", 5-8; Velle, *Hygiëne en preventieve gezondheidszorg*, 10; Mareska en Heyman, *Enquête sur le travail et la condition physique et morale des ouvriers*.

De gesel van de epidemieën en de miasmentheorie

Bovenop de hongersnood kwamen de epidemieën: dysenterie, tyfus, pokken en cholera teisterden in golven onze gewesten. In 1847 woedde een tyfusepidemie door het land. Een jaar later maakte de cholera-epidemie duizenden slachtoffers onder de verzwakte bevolking. De medische wetenschap tastte nog in het duister over de manier waarop de ziekten ontstonden. In het midden van de 19de eeuw maakte vooral de miasmentheorie veel opgang. De idee was dat ziektekiemen op zich niet besmettelijk waren, maar wel wanneer ze terechtkwamen in een met fecaliën doordrenkte grond en een rijpingsproces doormaakten. Het waren de uit de grond opstijgende rottingsgassen die de ziektes veroorzaakten. Jarenlang werd de theorie verder gepopulariseerd en vereenvoudigd. De globale conclusie was: "wat stinkt, is ongezond". Aanhangers van de miasmentheorie hadden het dan ook gemunt op rottend vuil of kwalijk ruikende waterstromen.[6]

1.2. Verspreide bevoegdheden voor gezondheid

Slechts heel langzaam ontstond er een kentering. De kennis over de slechte leefomstandigheden van de arbeiders drong stilaan door tot bredere lagen van de bevolking. Dat gebeurde mede dankzij het medisch korps dat zich organiseerde en geleidelijk aan een steeds belangrijker drukkingsgroep werd. Meer en meer artsen gingen zetelen in adviesraden van de overheid en het parlement.[7] Gezondheidszorg evolueerde tot een materie die de aandacht van de nationale overheid wegdroeg. Tot dan toe was het vooral een bevoegdheid van de gemeenten.

Zwaartepunt bij de gemeenten

Wat betreft openbare gezondheid en hygiëne lag het zwaartepunt van oudsher bij de gemeenten. Immers, alles wat niet expliciet als bevoegdheid was toegewezen aan de Staat of de provincies, of waarvoor geen specifieke wet bestond, werd geregeld door de gemeenten. En dat was in het midden van de 19de eeuw heel wat. De wet van 14 december 1789 schreef voor dat de gemeentelijke overheid de plicht had te zorgen voor schone en goed verlichte openbare wegen, gebouwen en pleinen. Bovendien moest de gemeente vermijden dat de volksgezondheid in gevaar kwam door ongezonde woningen en slecht onderhouden kerkhoven. Ze was belast met de eetwarencontrole en het voorkomen van besmettelijke ziekten. De Gemeentewet van 30 maart 1836 consolideerde die regelgeving en verplichtte de gemeentebesturen jaarlijks een deel van hun budget aan volksgezondheid te besteden. De gemeenten waren ook verantwoordelijk voor de medische verzorging van de armen.

Een intermediaire rol voor de provincies

De Provinciewet van 30 april 1836 schreef in artikel 79 voor dat de provincie de gemeenten moest bijstaan in het nemen van preventieve maatregelen tegen epidemieën. Via het toekennen van subsidies kon de provinciale overheid de gemeenten stimuleren om aandacht te schenken aan de openbare gezondheid. Bovendien mocht de provincie reglementen uitschrijven om besmettelijke ziekten te voorkomen en te bestrijden. In de praktijk gebeurde dat echter niet vaak, wellicht omdat die materie als een verworven recht van de gemeenten werd beschouwd.

6 Verbruggen, *De stank bederft onze eetwaren*, 10.
7 Velle, *Hygiëne en preventieve gezondheidszorg*, 10.

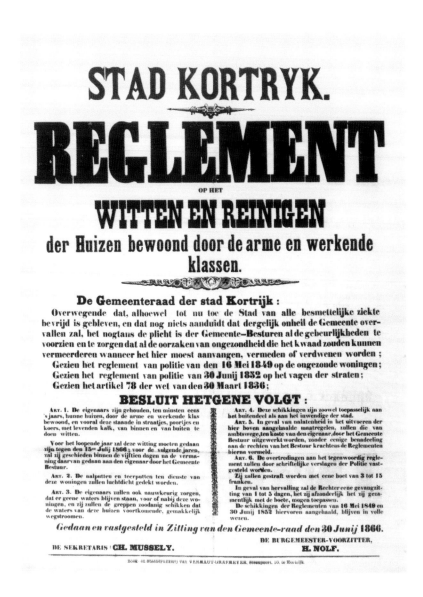

De centrale overheid was voor de uitvoering van het gezondheidszorgbeleid en de adviezen op het vlak van openbare hygiëne volledig afhankelijk van de goede wil van de gemeenten. Zij konden volledig autonoom optreden.

De provincie functioneerde in de praktijk vooral als een intermediair orgaan, een doorgeefluik dat de ministeriële omzendbrieven en richtlijnen in de gemeenten verspreidde. Omgekeerd leverden de provincies aan de centrale overheid ook nuttige informatie over het ontstaan en het verloop van besmettelijke ziekten. Met name de provinciale medische commissies voerden die taak uit. Ze waren op 12 maart 1818 opgericht door de Nederlandse overheid onder de naam van Provinciale Commissies voor Geneeskundig Onderzoek en Toezicht. Bij de Belgische onafhankelijkheid bleven ze voortbestaan en werd hun naam gewijzigd in provinciale medische commissies. De commissie waakte over de gezondheidstoestand van de inwoners en adviseerde de provincies bij het uitvaardigen van besluiten ter bestrijding van besmettelijke ziekten. Ze rapporteerden zowel aan de provinciegouverneur als aan de minister van Binnenlandse Zaken over besmettelijke ziekten. Aan artsen, apothekers, vroedvrouwen en drogisten leverden ze de nodige diploma's en getuigschriften af en ze controleerden of ze hun werk naar behoren uitoefenden. Op het vlak van preventieve gezondheidszorg was de rol van de provincies echter gering.

De centrale overheid

Van een centrale administratie die zich bezighield met volksgezondheid was in 1847 absoluut geen sprake. Het duurde tot 1936 vooraleer België zijn eerste volwaardig ministerie van Volksgezondheid kreeg. De beperkte bevoegdheden van de Staat inzake gezondheidszorg waren verspreid over verschillende ministeries. Het toezicht over de uitoefening van de geneeskunde en de openbare gezondheid viel grotendeels onder de bevoegdheden van de minister van Binnenlandse Zaken. De minister van Justitie was verantwoordelijk voor de krankzinnigenzorg, de medische dienst van de gevangenissen en van de gemeentelijke weldadigheidburelen. Voor de gezondheidsdienst van het leger en de medische arbeidsinspectie waren respectievelijk het ministerie van Oorlog en het ministerie van Industrie en Arbeid bevoegd.

Aanvankelijk ging de aandacht van de nationale overheid enkel naar het toezicht op de uitoefening van de geneeskunde en de strijd tegen de epidemieën. Naar aanleiding van de cholera-epidemieën in de jaren 1830 vaardigde de regering een aantal maatregelen uit en zagen enkele commissies het licht. Op 7 april 1831 werd de *Conseil supérieur de Santé* opgericht, een overheidsorgaan dat zich specifiek bezighield met de maatregelen tegen de cholera. Na het verdwijnen van de epidemie staakte de raad al zijn activiteiten; op 19 november 1841 werd hij formeel afgeschaft. De in hetzelfde jaar opgerichte *Académie Royale de Médecine de Belgique* nam zijn taken over. Op 8 april 1831 stelde de regering een commissie van geneesheren aan die een onderzoek moest voeren naar de cholera in Parijs. Toen de cholera-epidemie achter de rug was, werd een nieuwe commissie opgericht. Die ging op zoek naar personen die tijdens de epidemie moed en zelfopoffering hadden getoond en dus recht hadden op een eerbetuiging van de regering. De vooruitgang in de scheikunde zorgde ervoor dat op 29 november 1833 een commissie werd ingesteld die de herziening van de Belgische farmacopee, het handboek met voorschriften inzake de bereiding van geneesmiddelen, voorbereidde. In september 1841 nam de *Académie Royale de Médecine* ook die taak over.

Op 31 maart 1834 werd een commissie aangesteld die de Nederlandse kaderwet op de uitoefening van de geneeskunde van 12 maart 1818 moest herzien, maar ook die commissie liet weinig sporen na. Op 18 september 1845 werd de *Service de Santé et de l'Hygiène* opgericht, die een jaar later één van de zes afdelingen van het Bestuur van

De lange weg naar een volwaardig ministerie

Tot 1888 ressorteerde Volksgezondheid onder het ministerie van Binnenlandse Zaken. Daarna verhuisde de administratie naar het departement Landbouw, Industrie en Openbare Werken. Dat laatste werd in 1899 opgesplitst. Volksgezondheid hoorde voortaan bij landbouw. Tussen 30 oktober 1908 en 5 augustus 1910 werd het departement Landbouw opgeslorpt door Binnenlandse Zaken. Toen de landbouwadministratie weer werd afgescheurd, bleef de gezondheidsadministratie onder de vleugels van het ministerie van Binnenlandse Zaken. Pas in 1936 werd een volwaardig ministerie van Volksgezondheid opgericht.[1]

[1] Vandeweyer, *Het ministerie van Volksgezondheid*, 25-26.

Charles Rogier (1800-1885)

De liberale advocaat Charles Rogier uit Luik speelde al een sleutelrol bij de Belgische onafhankelijkheid, toen amper 30 jaar oud. Hij maakte deel uit van het Voorlopig Bewind en zetelde in het Nationaal Congres. Een jaar later was hij gouverneur van Antwerpen en volksvertegenwoordiger voor het leven. Op zijn initiatief werd in 1835 de spoorlijn Mechelen-Brussel aangelegd, de eerste op het Europese vasteland. In het belang van de haven van Antwerpen slaagde hij erin de Scheldetol af te schaffen. Daarnaast had Rogier een bijzondere interesse voor volksgezondheid. Charles Rogier stond tweemaal aan het hoofd van een homogene liberale regering (12/08/1847-28/09/1852 en 9/11/1857-21/12/1867). Als minister van Buitenlandse Zaken verdedigde hij de Belgische onafhankelijkheid tegen Frankrijk in het revolutiejaar 1848. Hij was een sterke belangenverdediger van de Franstalige burgerij en benoemde hoofdzakelijk Franstalige ambtenaren. In 1860 herschreef hij de oorspronkelijke tekst van de Brabançonne, waarbij de heftige uitvallen naar het Nederlandse bewind werden afgezwakt.[1]

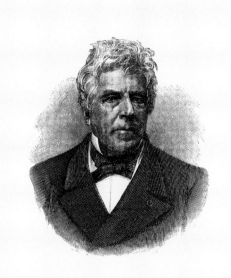

[1] Juste, *Charles Rogier*, 1-102.

Gemeentelijke en Provinciale Zaken (KB van 10 juni 1846) zou vormen. Die afdeling, de *Division des Affaires Médicales et de l'Hygiène*, controleerde de toepassing van de wetgeving in verband met de uitoefening van de geneeskunde en was verantwoordelijk voor het sanitaire toezicht op havens en kusten. Bovendien coördineerde de dienst de uitgevaardigde maatregelen ter verbetering van de hygiëne van bedrijven, woningen, voeding en milieu. Hij moest er tevens voor zorgen dat de subsidies van de overheid nuttig werden besteed.[8]

1.3 Een voorzichtige kentering

Op 12 augustus 1847 trad een nieuwe regering aan onder leiding van Charles Rogier, die ook de portefeuille Binnenlandse Zaken beheerde. Het was het eerste homogeen liberale kabinet in het jonge België, dat tot dan toe bestuurd was geweest door unionistische regeringen. Rogier erfde een land dat kampte met een ernstige landbouw- en industriecrisis en dat geplaagd werd door tyfuskoortsen en cholera.[9] Onder zijn impuls kwam de problematiek van de openbare hygiëne en gezondheid voor het eerst op de politieke agenda.

De overheid wil saneringen

Conform het geloof in de miasmentheorie hoopte de overheid om via saneringen en het dempen van stinkende waterlopen de epidemieën een halt te kunnen toeroepen. De kosten voor saneringswerken en de gezondheidszorg vielen echter volledig ten laste van de gemeenten. Alleen voor een aantal grote projecten, zoals het overwelven van grachten of het aanleggen van waterleidings- en rioleringswerken, konden ze rekenen op subsidies van de Staat, meestal een derde van de totale kostprijs. De gemeente-inkomsten waren echter dermate ontoereikend dat zelfs de meest elementaire saneringswerken niet werden uitgevoerd.[10] Meestal hield de gemeentelijke overheid zich enkel bezig met het

[8] Velle, "De centrale gezondheids-administratie", 3-6; Velle, *Hygiëne en preventieve gezondheidszorg*, 30-34.
[9] Witte, *Politieke geschiedenis van België*, 54.
[10] Velle, *Hygiëne en preventieve gezondheidszorg*, 37.

rein houden van de wegen. Op enkele uitzonderingen na was er weinig interesse voor woningvoorschriften of de huisvesting van de armen en de arbeidersklasse.

De regering besefte dat er meer subsidies nodig waren om daadwerkelijk verbeteringen te realiseren voor de volksgezondheid.[11] Op 18 april 1848 slaagde Rogier erin het parlement een buitengewoon krediet van één miljoen fr. te laten stemmen voor de sanering van arbeiderswoningen. In een omzendbrief van 21 april 1848 verzocht hij de Bestendige Deputaties, de arrondissementscommissarissen, de administratie van bruggen en dijken enz. om een advies in verband met de saneringen. Hij tastte bovendien de mogelijkheden af om de onteigeningswetgeving te wijzigen, een noodzakelijke voorwaarde om een efficiënt en verregaand saneringsbeleid te kunnen voeren.

Een voorontwerp tot wijziging van de wet werd opgesteld. Eigenaars van armenwoningen die plaats moesten ruimen voor de saneringswerken konden hun huizen aan de Staat verkopen tegen een eerlijke prijs. Het gedeelte van het gebouw dat niet aan de openbare weg grensde, kon evenwel behouden blijven. De eigenaars werden wel verplicht om de meerwaarde van de woning – verworven dankzij de saneringswerken in de buurt – ten laatste een jaar na het beëindigen van de werken terug te betalen aan de gemeente of de maatschappij die de werken had uitgevoerd.[12] Bovenaan het verlanglijstje stonden nieuwe arbeiderswoningen, de bestrating van de wegen in dichtbevolkte buurten, de afbraak van ongezonde woningen enz.

Het sanerings- en onteigeningsbeleid diende evenzeer de economische belangen. Hierop wees Rogier doelbewust in een ministeriële omzendbrief van 3 april 1849. Zieke arbeiders betekenden namelijk minder werkvolk; een slechte gezondheidstoestand van de bevolking was nefast voor de economie en betekende zwaardere lasten voor de weldadigheidsburelen.[13] Bovendien benadrukte het wetsontwerp nog eens duidelijk dat de huizen die niet aan de openbare weg grensden, ongemoeid moesten worden gelaten. Dat impliceerde dat de meest ongezonde beluiken aan de maatregel ontsnapten. Er kwam evenwel scherp protest tegen Rogiers poging om aan het eigendomsrecht te raken. Het wetsontwerp was een brug te ver en werd door het parlement verworpen.

De lokale gezondheidscomités

De regering zette echter haar plannen door. Op 12 december 1848 verplichtte Rogier iedere gemeente om een *comité de salubrité publique* in het leven te roepen. Die gezondheidscomités moesten in de mate van het mogelijke samengesteld zijn uit één of meerdere artsen, een apotheker, een architect en een lid van de Commissie voor Burgerlijke Godshuizen of een weldadigheidbureel. Indien nodig konden ook andere bekwame personen worden opgenomen. De comités moesten bij de gemeentelijke en provinciale overheden alles aankaarten wat de gezondheid van de inwoners in gevaar kon brengen. Bovendien moesten ze nagaan welke saneringswerken aan de woningen, de straten, de watervoorziening en de riolering noodzakelijk waren. Dankzij de hulp van de lokale gezondheidscomités konden de gemeentebesturen een dossier opstellen voor de overheid om de nodige subsidies te krijgen voor de uit te voeren werken.[14]

De eerste verslagen van de lokale gezondheidscomités die Binnenlandse Zaken ontving, bevestigden dat er dringend maatregelen nodig waren om de hygiëne te verbeteren. Rogier besefte dat er een belangrijke taak op de schouders van de overheid rustte, maar benadrukte in zijn omzendbrief van 5 april 1849 nog eens expliciet de

[11] Kuborn, *Aperçu historique*, 63-66.
[12] Steensels, "De tussenkomst van de overheid", 453.
[13] *Pasinomie*, M.O., 3/04/1849.
[14] Kuborn, *Aperçu historique*, 66; *Moniteur Belge*, 12/12/1848.

verantwoordelijkheid van de gemeenten op dat vlak. Zij moesten initiatieven nemen en saneringswerken laten uitvoeren om de leefomstandigheden van de arbeidersklasse te verbeteren.[15] Dat het hier om een belangrijke en omvangrijke taak van de overheid ging, werd stilaan duidelijk. Rogier besefte dat er meer ondersteuning nodig was om die beleidstaak naar behoren uit te oefenen. Hij stelde daarom voor een nieuw overheidsorgaan op te richten: de Hoge Gezondheidsraad (*Conseil Supérieur d'Hygiène Publique*).

1.4. De oprichting van de Hoge Gezondheidsraad (15 mei 1849)

Rogier lichtte zijn plannen toe in een rapport aan koning Leopold I van 11 mei 1849. Hij was van mening dat de effectieve realisatie van de noodzakelijke gemeentelijke saneringswerken wat betreft huisvesting en infrastructuur een absolute prioriteit vormde. Om die grootschalige operatie in goede banen te leiden, ijverde hij voor de oprichting van een nationaal coördinatieorgaan: een centrale gezondheidsraad. Dat orgaan moest eerst de rapporten van de lokale gezondheidscomités verzamelen en verwerken. Daarnaast diende de raad te onderzoeken of de door de gemeenten aangevraagde subsidies wel degelijk bestemd waren voor de dringendste en meest noodzakelijke saneringswerken. Ten slotte was het onontbeerlijk dat een centrale instantie

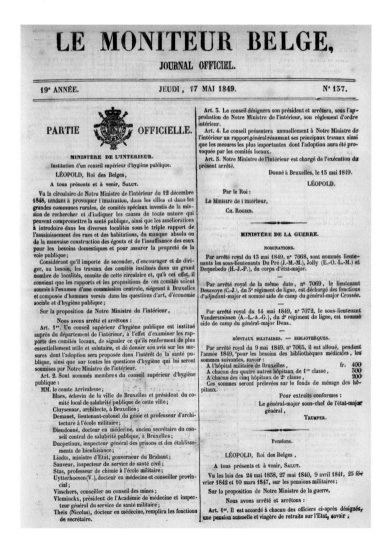

De Hoge Gezondheidsraad werd opgericht op 15 mei 1849. Een groep van twaalf prominente wetenschappers, ambtenaren en architecten kreeg de opdracht om de minister raad te geven over alles wat met volksgezondheid te maken had.

[15] *Pasininomie*, 5/04/1849.

25

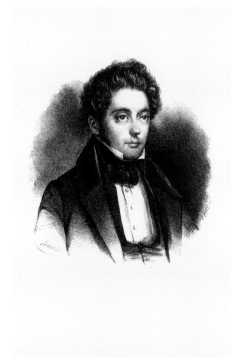

Charles A. Liedts (2/12/1802 – 21/3/1878)

De liberaalgezinde gouverneur van Brabant Charles Liedts werd in 1849 aangesteld als eerste voorzitter van de Hoge Gezondheidsraad. Op dat ogenblik had hij al een blitscarrière in de advocatuur achter de rug, tal van diplomatieke buitenlandse missies en een ministerpost. Liedts was sterk geïnteresseerd in volksgezondheid en daarom mateloos geboeid door de missie van de raad. Als gouverneur kende hij de problemen in het gezondheidsbeleid. Zeer tegen zijn zin werd Liedts in 1852 nog eenmaal aangesteld als minister van Financiën (1852-1855) om de handelsakkoorden met Frankrijk veilig te stellen. Het is onduidelijk in welke mate zijn politieke agenda de werking van de raad beïnvloedde. Op het tweede Hygiënecongres (1852) – dat toch veel aanzien genoot – liet hij zich wel vervangen door Jean-François Vleminckx. De activiteiten van de raad stonden tijdens Liedts' ministerschap duidelijk op een laag pitje. Ook na zijn mandaat bleef Liedts een drukbezet man. Naast zijn gouverneurschap hield hij zich bezig met verzekeringsmaatschappijen, steenkoolmijnen en private spoorlijnen. In 1860 stichtte hij de *Conseil Supérieur du Commerce et de l'Industrie*, een adviesorgaan dat zich onder andere boog over wettelijke bepalingen inzake arbeidersboekjes en vrouwen- en kinderarbeid. In 1861 werd hij gouverneur van de *Société Générale*. Op 74-jarige leeftijd nam hij ontslag als voorzitter van de Hoge Gezondheidsraad en trok zich terug uit het openbare leven.[1]

[1] Röttger, *Charles A. Baron Liedts*, 1- 79.

boven het gemeentelijk niveau de uitvoering van de werken coördineerde en begeleidde. Rogier stelde voor de raad samen te stellen uit leden die vertrouwd waren met de problematiek van openbare hygiëne en volksgezondheid. Dit intermediaire orgaan zou de noodzakelijke aanvulling vormen op de lokale gezondheidscomités.

Rogier koesterde echter ook ruimere ambities voor deze raad: hij moest op termijn uitgroeien tot een belangrijk adviesorgaan voor de overheid op het vlak van volksgezondheid.[16] De oprichting van de Hoge Gezondheidsraad had dan ook meer dan een symbolische betekenis. Het betekende de start van een systematische overheidsbemoeienis in verband met volksgezondheid. Minister Rogier liet zich inspireren door buitenlandse voorbeelden, met name het Franse *Comité consultatif d'Hygiène Publique* en de Engelse *General Board of Health*, die een jaar eerder opgericht waren en zich respectievelijk bezighielden met het bestrijden van besmettelijke ziekten en afval- en drainageproblemen in de steden.[17]

De keuze van de leden

Met het KB van 15 mei 1849 trad de Hoge Gezondheidsraad in werking. Charles Liedts, provinciegouverneur van Brabant, werd aangesteld als voorzitter; Nicolas Theis, inspecteur van de dienst gevaarlijke, ongezonde en hinderlijke bedrijven was de secretaris van de raad. Tot de eerste reeks leden behoorden graaf J. Arrivabene, Edouard Ducpétiaux (inspecteur generaal van de Belgische gevangenissen en verzorgingsinstellingen), Dieudonné Sauveur (hoofd van de gezondheidsdienst van het ministerie

[16] *La Santé*, 8/07/1849, 8; *Moniteur Belge*, 17/05/1849.
[17] De Engelse Board of Health spitste zich toe op het afvalprobleem en de waterafvloeiing, terwijl het Franse Comité aandacht had voor alles wat de openbare hygiëne aanging.

Jean-François Vleminckx en Dieudonné Sauveur

Het verwijt in de medische pers dat bepaalde leden van de Hoge Gezondheidsraad in al te veel medische raden en commissies zetelden, strookte wel degelijk met de werkelijkheid. Jean-François Vleminckx (1800-1876) studeerde geneeskunde in Leuven en Parijs. Op 30-jarige leeftijd stond hij al aan het hoofd van de gezondheidsdienst van het leger. Hij schopte het in 1841 tot voorzitter van de pas opgerichte Koninklijke Academie voor Geneeskunde en in 1842 werd hij benoemd tot inspecteur-generaal van de Gezondheidsdienst voor de Spoorwegen en de Gevangenissen. Naast zijn lidmaatschap van de Hoge Gezondheidsraad (1849-1870) zetelde Vleminckx in de Centrale Commissie voor Statistiek, de toezichtscommissie van de Staatsvee-artsenijschool (1845), de Provincieraad van Brabant, de Raad voor de Verbetering van het Hoger onderwijs (1848-1864) en nog tal van andere medische genootschappen in binnen- en buitenland. Vleminckx was een van de promotoren van de hygiënebeweging in België. In 1864 besloot hij zijn leven aan de politiek te wijden en werd hij verkozen tot volksvertegenwoordiger voor de liberalen. Dit belette hem niet om zijn lidmaatschap in de raad nog enkele jaren voort te zetten[1]

De arts Dieudonné Sauveur (1792-1862) nam naast zijn lidmaatschap van de Hoge Gezondheidsraad nog tal van andere mandaten op zich. Sauveur was benoemd tot inspecteur-generaal van de Burgerlijke Sanitaire Dienst, maar zetelde als secretaris ook in de Koninklijke Academie voor Geneeskunde (1841-1862). Bovendien was hij lid van het Permanent Comité voor de internationale congressen over hygiëne en demografie. Hij schreef voor medische kranten als *l'Observateur Médical* en *La Santé*, werkte mee aan het bulletin voor de centrale commissie voor statistiek en publiceerde in 1841 een wetenschappelijk en een vulgariserend werk over de openbare hygiëne.[2]

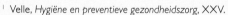

[1] Velle, *Hygiëne en preventieve gezondheidszorg*, XXV.
[2] *Ibidem*, XIX.

van Binnenlandse Zaken), A. Visschers (voorzitter van de Mijnraad), Jean-François Vleminckx (hoofdarts van het Belgisch leger en voorzitter van de Koninklijke Academie voor Geneeskunde), Jean Servais Stas (vooraanstaand professor scheikunde aan de Militaire school), Victor Uytterhoeven (Brussels heelkundige en provincieraadslid van Brabant), de arts Dieudonné en de architecten A. Demanet en Cluysenaer.[18]

De toonaangevende medische krant *Le Scalpel* had onmiddellijk kritiek op de keuze van de leden: slechts vijf van de dertien leden waren dokter in de geneeskunde. Amper drie leden daarvan oefenden het artsenberoep ook werkelijk uit. Het was een ontstellend laag aantal voor een orgaan dat zich met de volksgezondheid bezighield. Bovendien was de krant niet te spreken over de aanstelling van Dieudonné Sauveur (1797-1862) en Jean-François Vleminckx (1800-1876). Ook *La Gazette Médicale* was van mening dat beide vernoemde personen al in te veel commissies zetelden. Niet alleen kon de krant zich niet inbeelden dat beide heren dit werk er nog konden bijnemen, ze vreesde ook dat ze een al te grote invloed op het gezondheidsbeleid zouden uitoefenen. Het feit dat de leden ook andere belangrijke functies bekleedden, verhoogde trouwens het risico dat de verschillende raden en commissies in elkaars vaarwater zouden terechtkomen.[19] Rogier liet deze kritiek aan zich voorbijgaan.

[18] Velle, "De centrale gezondheidsadministratie in België", 8; *Moniteur Belge*, 17/05/1849.
[19] *Gazette Médicale Belge*, 3/06/1849, 106.

Missie en takenpakket

De Hoge Gezondheidsraad had dus een dubbele missie. In de eerste plaats moest de raad de rapporten van de gezondheidscomités onderzoeken en prioriteiten stellen wat betreft de meest nuttige saneringen. Tijdens zijn eerste zitting op 30 mei 1849 legde de raad zijn werkwijze vast. Het onderzoek van de rapporten van de gezondheidscomités werd toevertrouwd aan een speciale commissie. Die zou een eerste analyse maken van de ingezonden stukken. Tijdens de volgende zittingen zouden de analyses verder aan bod komen.

De raad had daarnaast ook een ruimere adviserende rol. Het KB van 15 mei 1849 stelde dat de Hoge Gezondheidsraad studies moest verrichten en adviezen moest geven over alles wat met hygiëne of gezondheid te maken had. Op 24 mei 1849 breidde minister Rogier die richtlijn verder uit. De raad kreeg de vrijheid om op eigen initiatief onderzoeken in te stellen. Hij kon dus ook zelf problemen aankaarten bij het bevoegde ministerie en mogelijke oplossingen voorstellen.[20]

Omdat dit toch wel een erg ruime omschrijving was, legde de raad een rangschikking vast van de te behandelen onderzoekspunten. In volgorde van belangrijkheid waren dat de sanering van steden en dorpen, de sanering en verbetering van de woningen (vooral op het vlak van ventilatie, verlichting en de afwatering van het huishoud- en regenwater), voedingshygiëne, kleding, slaapruimtes, gebruiken en gewoonten en ten slotte de hygiëne op het werk en de gezondheid van de arbeider. De raad benadrukte dat het eerste punt op het prioriteitenlijstje, de sanering van steden, dorpen en woningen, essentieel was. Als de overheid dit probleem niet eerst aanpakte, waren alle andere vernoemde veranderingen nutteloos.[21]

Het huishoudelijk reglement

Om ervoor te zorgen dat de Hoge Gezondheidsraad naar behoren kon functioneren, werd op de zitting van 30 mei 1849 een huishoudelijk reglement opgesteld dat nadien werd goedgekeurd door de minister van Binnenlandse Zaken. Helaas is dit reglement slechts in beknopte vorm overgeleverd. Met behulp van de bewaarde verslagen en rapporten kon de concrete werking van de raad gereconstrueerd worden. Op bepaalde punten blijft het echter bij hypothesen, omdat de bronnen lacunes vertonen of te weinig expliciet zijn.

De vraag om een advies van de Hoge Gezondheidsraad diende altijd te worden gesteld door de minister bevoegd voor volksgezondheid en openbare hygiëne, ook de vragen van andere ministeries. De raad had ook zelf initiatiefrecht en maakte hiervan af en toe gebruik. Meestal besloten één of meerdere leden om een probleem aan te kaarten in een rapport. Als de meerderheid van de leden akkoord was, werd het rapport overgemaakt aan de bevoegde minister.

Een voorbeeld kan de procedure alvast concreter maken. In 1874 stelde professor J.B. Depaire vast dat de kwaliteit van het Belgische bier erg slecht was geworden. Er werd blijkbaar geknoeid met de samenstelling om de prijzen van de grondstoffen te drukken. Een neveneffect hiervan was dat meer en meer arbeiders wegens de slechte smaak van het bier overschakelden op jenever en andere sterke drank, met alle consequenties vandien. Depaire was van mening dat de Hoge Gezondheidsraad dergelijke ontoelaatbare

---

[20] Deltombe, *Hygiène publique*, 2.
[21] *La Santé*, 1851-1852, V.

praktijken niet aan zich kon laten voorbijgaan en de minister moest inlichten. De raad keurde zijn rapport unaniem goed en besloot de overheid te wijzen op het belang van een wetgevend kader in verband met voedselvervalsing.[22]

De Hoge Gezondheidsraad hechtte tevens veel belang aan zijn status van neutraliteit en onafhankelijkheid. Om die te waarborgen hield hij zich bij discussies bij voorkeur op de achtergrond. Dat was niet altijd even eenvoudig. De raad oordeelde namelijk bijvoorbeeld ook over de hygiënische kwaliteiten van bepaalde commerciële producten. Nadat een handelaar de naam van de Hoge Gezondheidsraad in 1861 had gebruikt om promotie te maken voor een nieuw ontsmettingsmiddel (waarvoor de raad inderdaad zijn goedkeuring had gegeven), vroeg de raad aan de minister de adviezen van de raad niet bekend te maken aan de handelaars. De raad wilde zich volledig distantiëren van privé-belangen en industriële concurrentie.[23]

De vergaderingen

Het huishoudelijk reglement bepaalde dat de raad samenkwam op vooraf vastgelegde dagen of wanneer de voorzitter dat noodzakelijk achtte. De secretaris moest minstens 40 uur voor de vergadering de leden verwittigen. Heel wat adviezen betroffen onderwerpen die zeer regelmatig aan bod kwamen. Zo moest de raad vaak plannen van ziekenhuizen en kerkhoven beoordelen en sprak hij zich dikwijls uit over gevaarlijke, ongezonde of hinderlijke bedrijven. De bijeenkomst voor een dergelijk advies kon gemakkelijk ruim op voorhand worden ingepland. In sommige gevallen moest de minister echter snel kunnen optreden, bijvoorbeeld bij een ramp. Dan was het nodig een spoedzitting te organiseren. Naar aanleiding van grote overstromingen in 1881 bijvoorbeeld kwam de raad inderhaast bijeen om de minister te adviseren over de noodzakelijke maatregelen ter bescherming van de volksgezondheid. Niet-geborgen lijken en vervuild drinkwater brachten namelijk grote risico's met zich mee voor de bewoners.[24] Ook bij de ontploffing van nitroglycerine in Quenast in 1868 kwam de raad bijeen in spoedzitting.[25]

Voor het bijwonen van een vergadering ontvingen de leden een vergoeding van 6 fr; met ingang van 1 januari 1864 werd dat bedrag verhoogd naar 10 fr.[26] De voorzitter leidde de vergaderingen. Hij informeerde de leden over de correspondentie, leidde de deliberaties, stelde de vragen die leefden onder de leden, formuleerde de beslissingen en stelde de dagorde voor de volgende vergadering op. Als de voorzitter verhinderd of afwezig was, werd hij vervangen door een vice-voorzitter die aangesteld was door de raad. De voorzitter en vice-voorzitter werden jaarlijks benoemd.

De secretaris stelde een verslag op van elke zitting. Hierin gaf hij weer wat er werd gezegd door de leden, over welke onderwerpen er werd gediscussieerd, wat de conclusies waren van de rapporteurs en welke beslissingen de vergadering had genomen. Er zijn enkel voor de jaren 1925-1927 notulen bewaard gebleven van de zittingen van de Hoge Gezondheidsraad. Dat is jammer, want de notulen waren zo gedetailleerd dat ze perfect de besluitvorming weerspiegelen: ze vermelden de knelpunten en de compromissen die werden gesloten. Sommige secretarissen vermeldden zelfs wanneer een spreker kwaad werd of wanneer er werd geroepen of gelachen. De secretaris van de raad was ook verantwoordelijk voor het beheer van de archieven en hield de dubbels bij van de in- en uitgaande briefwisseling. In geval van afwezigheid werd hij vervangen door een door de raad aangeduide persoon.

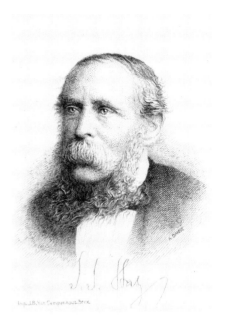

De leden van de Hoge Gezondheidsraad behoorden tot het kruim van de Belgische wetenschappers en architecten. Jean-Servais Stas genoot internationale erkenning als chemicus.

[22] Conseil supérieur d'hygiène publique (CSHP), *Rapports*, 26/03/1874, 40.
[23] CSHP, *Rapports*, 07/10/1861, 29.
[24] CSHP, *Rapports*, 10/01/1881, 65-70.
[25] CSHP, *Rapports*, 23/07/1868, 138-140.
[26] *Pasinomie*, 14/03/1850.

De voorzitter en de secretaris ondertekenden alle brieven en verslagen. Na goedkeuring moest het verslag altijd opgestuurd worden naar de minister van Binnenlandse Zaken. Niemand mocht het woord nemen zonder toestemming van de voorzitter. Ieder voorstel waarover werd gestemd, werd in een tekst uitgeschreven en ondertekend door de auteur. De raad mocht geen beslissingen nemen wanneer meer dan de helft van de leden afwezig was. Het verslag vermeldde steeds de namen van de aanwezigen. Besluiten werden genomen bij absolute meerderheid van de aanwezige leden. Bij verdeeldheid hakte de voorzitter de knoop door. Ieder lid kon zijn stem laten optekenen in het verslag. Wanneer de raad dat nodig achtte, werden sommige vragen eerst onderzocht door één of meerdere commissarissen die binnen de raad werden aangewezen. De persoon die het onderwerp had aangebracht, stond de commissarissen bij in hun onderzoek.

Externe experten

De raad beschikte over de mogelijkheid externe personen in te schakelen die een nuttige bijdrage konden leveren voor het onderzoek. Die experten mochten deelnemen aan de vergaderingen, maar hadden geen beslissingsrecht.[27] In de praktijk werkte de raad echter amper met externe adviseurs. Alleen bij erg specifieke gevallen riep hij de hulp in van een specialist. Bij de bestrijding van hondsdolheid vroeg de raad bijvoorbeeld aan de veeartsen Defayes en T.A. Thiernesse om te verduidelijken hoe de ziekte zich manifesteerde en verspreidde. Bij het opstellen van het programma voor schoolhygiëne mochten een architect en twee onderwijsinspecteurs wegens hun jarenlange ervaring en kennis een advies formuleren. In het merendeel van de gevallen deed de Hoge Gezondheidsraad een beroep op zijn eigen leden. Naast medici en hygiënisten zetelden ook een architect en een dierenarts in de raad.

De raad ging wel al snel over tot het aanstellen van commissies die gespecialiseerd waren in bepaalde onderwerpen. Bepaalde verzoeken om advies werden in de praktijk onmiddellijk doorgeschoven naar de bevoegde commissie. Voor onderwerpen die regelmatig aan bod kwamen, werden er permanente commissies opgericht. Een van de bronnen vermeldde terloops dat er vijf commissies bestonden. We hebben echter niet kunnen achterhalen welke die precies waren, aangezien ze niet altijd bij naam werden genoemd. De rapporten vermeldden in ieder geval een *Commission d'hygiène scolaire*, een *Commission des hôpitaux* en een *Commission des établissements insalubres*. Die behandelden met grote regelmaat dossiers.

De commissie onderzocht een bepaald dossier en stelde vervolgens een advies op dat de rapporteur voorstelde aan de andere leden van de raad, die er vervolgens over stemden. Alle gepubliceerde rapporten werden door de meerderheid van de leden van de Hoge Gezondheidsraad goedgekeurd. De goedgekeurde adviezen werden uiteindelijk naar buiten gebracht als de eenduidige beslissing van de Hoge Gezondheidsraad zelf. De raad wees hier bijvoorbeeld op toen de gemeenteraad van Laken bijzonder kritisch reageerde op een negatief advies van de Commissie van gevaarlijke, ongezonde en hinderlijke bedrijven. Het advies betrof de uitbreiding van een kerkhof. De gemeenteraad klaagde dat het hier ging om een beslissing van een commissie en dus niet over een besluit van de voltallige Hoge Gezondheidsraad. De raad op zijn beurt benadrukte in een volgend rapport dat het wel degelijk om een beslissing van de voltallige raad ging. Eens gestemd, moest de minister ervan uitgaan dat het rapport dat hij toegezonden

[17] Ministère de l'Intérieur, *Hygiène publique*, 1849, 39-40.

kreeg, het unanieme advies was van de Hoge Gezondheidsraad en dus niet van één van zijn commissies.[28] Bij de hiernavolgende analyses van de activiteiten van de raad is ervoor gekozen om te spreken over de "Hoge Gezondheidsraad" en dus niet over de specifieke commissie die het dossier behandelde.

Te weinig bronnen voor een volledig beeld

Door een gebrek aan bronnenmateriaal was het niet mogelijk om de dagdagelijkse werking van de raad in al zijn facetten te onderzoeken. Werden er weleens rapporten afgekeurd of waren de leden het altijd eens? Probeerden de leden via amendementen een consensus te vinden? In welke mate was er discussie over bepaalde thema's en speelde de politiek-ideologische overtuiging van de leden een rol? Het blijft gissen. Aangezien er voor de hele 19de eeuw geen notulen van de vergaderingen zijn bewaard, hebben we alleen maar zicht op de eindbeslissingen van de raad. Die rapporten reflecteerden slechts heel zelden de manier waarop een beslissing tot stand was gekomen. Sporadisch werd aan het einde van een rapport verteld dat er discussie was geweest, of omgekeerd dat een rapport unaniem was goedgekeurd. Maar over het waarom van die discussie zwijgen de bronnen altijd. Op de afgekeurde adviezen hebben we al helemaal geen zicht.

Wat betreft de eerste werkingsjaren van de Hoge Gezondheidsraad en de adviezen die hij formuleerde in die periode, is het bronnenmateriaal heel schaars. De raad was bij wet verplicht om jaarlijks zijn adviezen te publiceren, maar deed dat niet altijd. In 1855 was er hierover een interpellatie van de minister van Binnenlandse Zaken in het parlement.[29] Daarna startte de raad uiteindelijk toch met de jaarlijkse publicatie van de adviezen. Die publicatie was echter niet bedoeld voor een groot publiek, laat staan voor geïnteresseerde wetenschappers of gemeentebesturen. Aanvankelijk was de publicatie uitsluitend bestemd voor intern gebruik. De rapporten werden chronologisch geordend, waardoor de administratie en de raadsleden gemakkelijk eerder genomen beslissingen konden opzoeken en nieuwelingen de kans kregen te achterhalen in welke geest ze tot stand waren gekomen.[30]

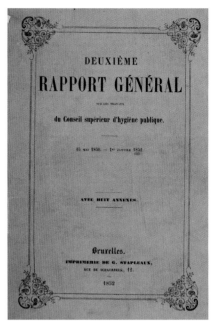

De Hoge Gezondheidsraad was bij wet verplicht om zijn adviezen jaarlijks te publiceren.

[28] CSHP, *Rapports*, 24/02/1881, 72-85.
[29] *Le Scalpel*, 10/02/1855, 158.
[30] CSHP, *Rapports*, 1874-1879, I.

2. De eerste jaren van de Hoge Gezondheidsraad (1849-1852)

2.1. DE FOCUS OP SANERINGSWERKEN

Al van bij zijn oprichting was het saneren van de steden en dorpen de belangrijkste doelstelling van de Hoge Gezondheidsraad. Op 18 juli 1849 vatte minister Rogier in een omzendbrief aan alle gouverneurs de voorschriften van de raad samen. De gezondheidscomités konden subsidies aanvragen voor saneringen voor twee verschillende categorieën. Tot de eerste categorie behoorden die maatregelen die op korte termijn beterschap brachten. Er konden subsidies worden aangevraagd voor het saneren van woningen, het herstellen van de openbare wegen, de installatie van pompen met zuiver drinkwater enz. De tweede categorie omvatte de duurdere saneringswerken die op lange termijn moesten worden uitgevoerd. Die werken verliepen in fasen, zodat de gemeenten de kosten konden dekken en ze daarnaast voldoende tijd hadden om te bepalen welke werken het meest dringend waren. De raad vond het bovendien belangrijk dat de gemeentebesturen overal op een uniforme wijze tewerk gingen. Het ging om het verbreden van te nauwe straten, de bouw van hygiënische slachthuizen en vismarkten, het overwelven van waterlopen, het aanleggen van rioleringsnetwerken enz. De Hoge Gezondheidsraad richtte twee commissies op die zich met de aanvragen voor de twee categorieën bezighielden.

De aanvraagprocedure voor subsidies

De subsidieaanvragen die de lokale gezondheidscomités indienden bij de commissies moesten vergezeld zijn van een plan van de gemeente met een onderverdeling in zones. De raad moest duidelijk uit de plannen kunnen opmaken in welke zones de gemeente wilde saneren en hoe het er met de hygiëne was gesteld.[31] Het was immers voor de commissies niet vanzelfsprekend om in te schatten hoe noodzakelijk de saneringen waren. Niet alle aangevraagde saneringen waren namelijk even dringend. Sommige gemeenten probeerden bovendien van de subsidies gebruik te maken om de betere woonwijken verder te verfraaien. Vooral voor de tweede categorie was dat het geval. Gezondheidsmaatregelen op korte termijn waren meestal wel dringend nodig. De Hoge Gezondheidsraad bekommerde zich in het bijzonder over de arbeiderswoningen. Veel huisjes voldeden namelijk niet eens aan de meest elementaire hygiënische eisen.

Twee extra commissies werden aangesteld voor het onderzoek naar de noodzakelijke verbeteringen aan de arbeiderswoningen. De eerste commissie focuste op de problematiek van voldoende ventilatie in de woningen, terwijl de tweede commissie zich concentreerde op het waterdistributiesysteem en de aanleg van riolering en beerputten. Hierbij werden de recente wetenschappelijke inzichten op de voet gevolgd.

[31] *La Santé*, 25/08/1849.

Hoewel de Hoge Gezondheidsraad een belangrijke rol speelde in de door Rogier beoogde saneringsmaatregelen, wilde voorzitter Charles Liedts (1802-1878) dat de raad nog meer geconsulteerd werd. De Hoge Gezondheidsraad was overtuigd van zijn eigen bestaansrecht en benadrukte dat de overheid dankzij het advies van de raad zowel kleine als grote fouten kon vermijden. Daarom stelde de raad voor dat de gemeenten zouden worden verplicht om bij subsidieaanvragen voor saneringen de raad te consulteren.

Het reglement voor gebouwen en de openbare weg

De Hoge Gezondheidsraad wilde bovendien dat de hygiënische vereisten waaraan een gebouw moest voldoen, algemeen gekend zouden zijn. Daarom moesten er publicaties verspreid worden waarin de prototypes van de gebouwen en de regels waaraan de architecten zich moesten houden, nauwkeurig werden toegelicht. Vanzelfsprekend mocht geen enkele publicatie worden rondgestuurd vooraleer de raad zijn fiat had gegeven. Het was de bedoeling om te werken via een getrapt systeem. De raad controleerde de publicatie of stelde die zelf op, waarna de minister de aanbevelingen doorstuurde naar de provinciegouverneurs. Die verspreidden de publicatie naar de provinciale medische commissies, die ze op hun beurt doorstuurden naar de lokale gezondheidscomités. Op die manier moesten zij kunnen oordelen of een gebouw al dan niet hygiënisch was. Zonder toelating van de provinciale commissie of het lokale gezondheidscomité kon er immers niet worden gebouwd.[32]

De publicatie kwam er in de vorm van prototypes van gezonde woningen voor armen en arbeiders. Op 4 maart 1850 verspreidden de Belgische gouverneurs een door de Hoge Gezondheidsraad opgesteld algemeen reglement dat de voorwaarden bepaalde waaraan gebouwen en de openbare weg moesten voldoen in steden en gemeenten met meer dan 2000 inwoners.[33] Later stelde de raad ook nog een reglement op dat van toepassing was op het platteland. Het belang van het reglement zat niet in de nieuwe ideeën die erin vervat waren. De meeste voorschriften waren namelijk al bekend. Belangrijker was dat voor de eerste keer een overheidspublicatie alle bepalingen in verband met de hygiëne van woningen en wegen bundelde. In die zin was het een buitengewoon handig werkinstrument voor de provinciale commissies en lokale comités die moesten toezien op saneringswerken en de bouw van nieuwe woningen en wegen.

Te afhankelijk van de gemeenten

Minister van Binnenlandse Zaken Rogier hoopte dat de gemeentebesturen zouden controleren dat het reglement goed werd nageleefd. Hiermee raakte hij meteen de zwakke plek aan. Men kon namelijk alleen maar rekenen op de welwillendheid van de gemeentebesturen en de ernst van de comités. Op geen enkele manier konden de bepalingen in het reglement worden afgedwongen. Bindende maatregelen waren in 1850, en tot lang daarna, nog een brug te ver. Het medisch tijdschrift *La Santé*, dat verscheen onder redactie van Alphonse Leclercq en de secretaris van de Hoge Gezondheidsraad N. Theis en kan worden beschouwd als de spreekbuis en het propaganda-instrument van de overheid, stelde zich kritisch op. Het blad achtte het onmogelijk dat zonder concrete wetgeving een dergelijk reglement tot goede resultaten zou leiden.[34] De Hoge Gezondheidsraad was zich hiervan bewust en kaartte het probleem regelmatig aan.

[32] CSHP, *Deuxième rapport général*, Annex F, 44-49.
[33] *Mémorial administratif*, v. 67, 1850.
[34] *La Santé*, 23/12/1849, 159.

De raad stelde in 1850 een algemeen bouwreglement op. Dat kreeg veel kritiek omdat de beluiken die niet aan de openbare weg lagen, buiten schot bleven.

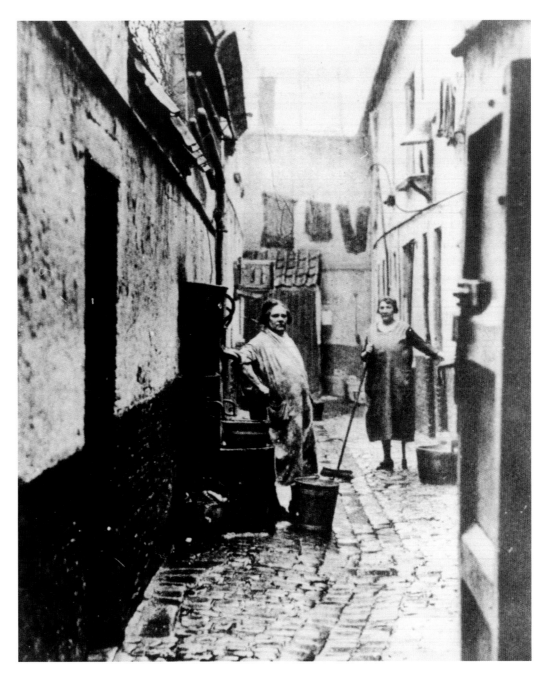

Nochtans bevatte het reglement nuttige bepalingen. Wat betreft de aanleg van wegen besteedde het vooral aandacht aan de breedte, kwestie van geen nieuwe donkere en onverluchte steegjes te creëren waarin miasmen vrij spel hadden, en het reinigen van de bestaande wegen. Ook voor de woningen bevatte het reglement veel adviezen. Er werd benadrukt dat de lokale gezondheidscomités ieder bouwproject moesten onderzoeken. Wanneer er geen comité bestond, moest hiervoor een speciale commissie worden opgericht, samengesteld uit een arts, een architect en een ambtenaar. De voorschriften waren behoorlijk gedetailleerd en bepaalden de hoogte van voorgevels en verdiepingen, de dikte van de muren, de grootte van de kamers, de afwatering, de ventilatie en de kwaliteitseisen waaraan de beerputten moesten voldoen.[35]

Vreemd genoeg kwam de kritiek op het reglement net van de redactie van *La Santé*. Het tijdschrift bevestigde dat het reglement heel wat nuttige bepalingen bevatte, maar betreurde dat de Hoge Gezondheidsraad niet verder was gegaan in de voorwaarden waaraan een gezonde woning moest voldoen. Vooral het feit dat de raad alleen regels voorschreef voor de openbare weg leidde tot ergernis. Daardoor bleven de steegjes en pleintjes die volgebouwd werden met ongezonde beluiken immers buiten schot, omdat die meestal niet aan de openbare weg lagen. *La Santé* was van mening dat de raad zich had moeten uitspreken tegen het bestaan van stegen en beluiken tout court. Ook het feit dat het reglement zweeg over het onderverhuren van veel te krappe zolderkamertjes en kelders vond het tijdschrift een gemiste kans. Voor *La Santé* gingen de saneringen niet ver genoeg. Het bleef te veel bij verfraaiingen in plaats van effectieve verbeteringen op het vlak van ventilatie en verlichting in de beluiken.[36] Het feit dat deze kritiek verscheen in het tijdschrift waarvan de secretaris van de Hoge Gezondheidsraad een van de twee redacteurs was, kan een aanwijzing zijn voor het feit dat er over dit onderwerp binnen de raad wellicht een felle discussie was gevoerd. De fout zou spoedig worden rechtgezet.

2.2. ONTEIGENINGEN: CONFORM DE WET?

De Hoge Gezondheidsraad was voorzichtig gebleven in zijn algemeen reglement voor wegen en gebouwen en had de belangen van eigenaars en gemeenten niet al te erg geschaad. Toen hij zijn standpunt verduidelijkte over de onteigeningen, durfde de raad wel verder te gaan en bepleitte drastische maatregelen. Indien noodzakelijk voor de saneringen moest ook een onmkeerbare maatregel als onteigening mogelijk zijn.

Maar liet de wet dat wel toe? De gemeenten hadden namelijk een verregaande autonomie op het gebied van volksgezondheid. Aan het eigendomsrecht – een stokpaardje van de liberalen trouwens – werd al helemaal niet graag geraakt. En bestond er niet zoiets als de persoonlijke vrijheid? In een van de allereerste rapporten van de Hoge Gezondheidsraad benadrukte voorzitter Charles Liedts dat het burgerlijk wetboek inderdaad voorschreef dat de eigenaar het recht had om op een absolute manier te genieten van zijn bezit. Maar, zo schreef Liedts, daar voegde de wet wel aan toe: "Op voorwaarde dat men hierdoor niets doet waarmee men de wetten en de reglementen overtreedt". Gemeenten konden dus geen reglementen opstellen in verband met het recht op eigendom, maar zij mochten wel regels opstellen in verband met het gebruik van die eigendom. De wet van 24 augustus 1790 verplichtte de gemeenten namelijk om besmettelijke ziekten te voorkomen.[37]

De gemeente had het recht om een persoon te onteigenen wanneer de openbare gezondheid in gevaar was en op voorhand een correcte schadevergoeding werd uitbetaald. Die schadevergoeding zou moeten worden betaald door de personen die effectief baat hadden bij de onteigening, en niet met belastinggeld. Volgens de raad was er dus niets ongrondwettelijks aan de hand. Het debat over de onteigeningen was hiermee echter niet van de baan. Tal van gemeenten handhaafden hun twijfel over de legitimiteit van dergelijke reglementen. Toch bleef de Hoge Gezondheidsraad de onteigening naar voren schuiven als het meest aangewezen middel om de volkswijken te saneren.

[36] *La Santé*, 24/02/1850, 205; 10/03/1850, 193-196.
[37] *La Santé*, 1851-1852, XXIV-XXVI.

De kwestie kwam in het jaarverslag van 1850 opnieuw aan de orde naar aanleiding van een wetsontwerp dat de Hoge Gezondheidsraad hierover voorbereidde. Dat wetsontwerp gaf aan het college van burgemeester en schepenen het recht om de bewoning van een huis te verbieden wanneer die bewoning permanent risico's inhield voor de openbare gezondheid. Ook wanneer het voor de publieke gezondheid noodzakelijk was om straten en stegen te vergroten of te openen, mocht de gemeentelijke overheid tot onteigening overgaan, zelfs wanneer die straatjes niet aan de openbare weg grensden. De onteigeningsplannen moesten wel worden goedgekeurd door de nationale overheid.

Het wetsontwerp betekende een belangrijke breuk met het verleden. Niet alleen was onteigening op zich mogelijk, maar er werd bovendien opnieuw expliciet benadrukt dat ook de ongezonde woningen die niet aan de openbare weg lagen, konden worden onteigend. Dat zou een hele vooruitgang betekenen, omdat hiermee de beluiken konden worden aangepakt. Opnieuw benadrukte de raad dat de gemeente alleen maar mocht ingrijpen als de publieke gezondheid gevaar liep. Het eigendomsrecht werd dus niet geschaad. Bovendien was er geen sprake van een inbreuk op de individuele vrijheid. Iedereen bleef baas over eigen lijf en leden, zolang hij of zij de openbare gezondheid niet in gevaar bracht.

Toch vreesde de Hoge Gezondheidsraad voor de reactie van de publieke opinie. De leden dachten dat de wet in het parlement niet zou worden gestemd indien het toepassingsgebied gold voor heel het land. Op zich was dat geen ramp, vermits de beluiken zich voornamelijk situeerden in de grotere geïndustrialiseerde steden. De Hoge Gezondheidsraad beperkte de wet daarom tot de hoofdstad. De raadsleden waren ervan overtuigd dat Brussel het goede voorbeeld zou geven. Wanneer de andere steden de positieve resultaten van de onteigeningen vaststelden, zouden ze zich wel haasten om de wet ook bij hen toe te passen.[38] Het is niet duidelijk of dit voorstel werd goedgekeurd in het parlement.

2.3. De hygiënecongressen (1851-1852): een vruchtbaar discussieforum

Het eerste hygiënecongres

Minister Charles Rogier was duidelijk trots op de inspanningen die zijn ministerie leverde om de openbare gezondheid en de hygiëne in het land te verbeteren. Maar de centrale overheid besefte dat de steun van de lokale gezondheidscomités noodzakelijk was om voldoende te kunnen doordringen tot het gemeentelijke niveau. Om de leden van de lokale comités samen te brengen en te laten discussiëren over gezondheidsthema's gaf Rogier de Hoge Gezondheidsraad de opdracht een congres te organiseren. Dat vond plaats in Brussel op 22 september 1851. De lokale gezondheidscomités moesten minstens één afgevaardigde sturen en de provinciegouverneurs moesten op zoek gaan naar de meest bekwame wegopzichters die veel kennis van zaken hadden over de staat van de buurtwegen. Ook andere mensen die een nuttige bijdrage konden leveren aan de discussie werden uitgenodigd.[39] De bedoeling van het congres was de lokale overheden in te lichten over hun takenpakket en van gedachten te wisselen over maatregelen ter bescherming van de volksgezondheid.

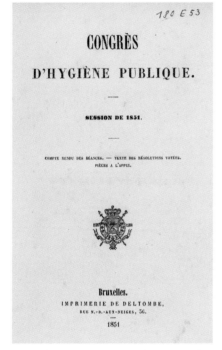

Op de hygiënecongressen discussieerden de deelnemers over een brede waaier aan onderwerpen over gezondheid en hygiëne. Nadien verscheen er een uitgebreid verslag.

[38] CSHP, *Deuxième rapport général*, Annex E, 36-43.
[39] Van Oye, *Membre du congrès d'hygiène publique*, 1851, 7-8.

Het congres werd voorgezeten door Liedts, ondervoorzitter Vleminckx en secretaris Theis. De onderwerpen waren allemaal nauwkeurig voorbereid. De raad had verschillende vragen opgesteld die tijdens het congres moesten worden behandeld. Bovendien had de raad ook al de antwoorden op die vragen geformuleerd. De congresdeelnemers konden amendementen indienen als de tekst van de Hoge Gezondheidsraad hen niet beviel. Na vaak hevige discussies werd de geamendeerde tekst gestemd.

Discussie over hervormingen

Er stond heel wat op het programma. Een brede waaier van onderwerpen in verband met gezondheid en hygiëne kwam aan bod. Ook gevoelige thema's zoals kinderarbeid en de inertie van de lagere overheden op het gebied van volksgezondheid werden niet uit de weg gegaan. Bij de aanvang van het congres waarschuwde voorzitter Liedts dat hun beslissingen niet bij iedereen in goede aarde zouden vallen, maar dat de deelnemers zich niet mochten laten ontmoedigen door de kritiek die ze ongetwijfeld te horen zouden krijgen. Hij sprak krachtige taal: "*Courage donc, messieurs et chers collaborateurs, courage! Ne vous laissez pas émouvoir surtout par les clameurs de ces hommes imprévoyants que toute innovation effraye, que tout changement trouve rebelles, qui ne voient le bonheur que dans la résistance et l'opposition. (…) marchez, marchez sans crainte dans la voie que vous vous êtes tracée, et ne vous donnez ni repos ni halte que vous n'ayez achevé votre œuvre de patriotisme et d'humanité*".[40] Toch was niet iedereen gewonnen voor radicale veranderingen. De liberaal Jean-François Vleminckx, die er bij de start van het hygiënecongres toch behoorlijk vooruitstrevende ideeën op nahield, was bijvoorbeeld voorstander van een geleidelijke hervorming.[41]

De saneringen stonden vanzelfsprekend bovenaan de agenda. De congresgangers waren van mening dat de lokale overheden maatregelen moesten nemen om miasmen te vermijden en de reinheid te bevorderen, de wegen te verbeteren, lucht en zonnestralen vrij binnen te laten komen, regen- en huishoudwater te laten afvloeien en in helder drinkwater te voorzien. Edouard Ducpétiaux[42] (1804-1868) benadrukte hierbij het belang van de volksopvoeding en de bewustmaking van het volk in verband met de gezondheidsproblematiek. Onwetendheid en vooroordelen moesten worden bestreden met duidelijke instructies in publicaties en tijdens de lessen op school.[43]

Op het hygiënecongres bleek dat hij een punt had. Zelfs sommige congresleden hielden er vreemde ideeën op na. Zo kantte een Brusselse chirurg zich tegen het pleidooi van de Hoge Gezondheidsraad voor een beter wegennetwerk. Nog meer wegen vond hij een slechte zaak, aangezien hij veel patiënten op zijn operatietafel kreeg die kwetsuren hadden opgelopen als gevolg van de slechte staat van de wegen. Een tussenkomst van Ducpétiaux was nodig om hem duidelijk te maken dat de Hoge Gezondheidsraad net een hersteld wegennetwerk beoogde. Een tweede voorbeeld was dat van een zekere Lombard, die zich hevig opwond omdat de Hoge Gezondheidsraad voorstelde om iedere wijk van voldoende publieke urinoirs te voorzien. Hij zag niet in dat er dringend nood was aan meer urinoirs en beschouwde ze als reservoirs voor ammoniak. De dampen die uit de ontbindende urine opstegen zouden de huizen, die al zo verziekt waren, in zijn ogen nog ongezonder maken.[44]

[40] Deltombe, *Rapport général*, 19-20.
[41] Ibidem, 4.
[42] Edouard Ducpétiaux is voornamelijk bekend als hervormer van het Belgische gevangeniswezen.
[43] Deltombe, *Rapport général*, 7 en 24; Velle, *Hygiëne en preventieve gezondheidszorg*, 65-67.
[44] Deltombe, *Rapport général*; 30-31.

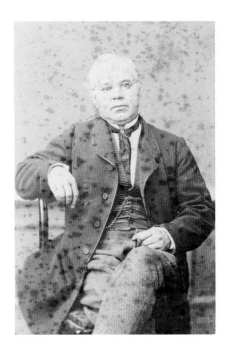

Het raadslid Edouard Ducpetiaux haalde zich de woede van de gemeenten op de hals door hen onwetendheid en onverschilligheid te verwijten op het vlak van het gezondheidsbeleid.

Weinig daadkracht bij de gemeenten

Bovenstaande voorbeelden waren geen uitzonderingen. De leden van de Hoge Gezondheidsraad hadden kritiek op de amateuristische manier waarop de gemeenten hun beleid inzake openbare gezondheid en hygiëne vorm gaven. Vooral Ducpétiaux viel de gemeenten aan met messcherpe kritiek. *"Parmi les obstacles moraux il faut ranger en première ligne l'ignorance des préceptes essentiels de l'hygiène, les préjugés locaux et les mauvaises enracinées dans les mœurs, l'incurie, l'insouciance, et le mauvais vouloir des administrations locales comme des habitants"*.[45] Dergelijke uitspraken werden hem niet in dank afgenomen. De gemeentelijke afgevaardigden legden de schuld bij de hogere overheid die bijzonder karig was met financiële steun en hen opzadelde met inspecteurs die slechts een gebrekkige opleiding hadden genoten. Ducpétiaux stelde voor om het eerste euvel weg te werken door een gemeenschapsfonds op te richten per kanton, arrondissement of provincie. Dat kon de arme gemeenten steunen in de financiering van de gezondheidsmaatregelen. Hij rekende dus op de onderlinge solidariteit tussen de gemeenten en hoopte zo een begin te maken met de centralisering van de gezondheidszorg. Ducpétiaux kon hiervoor rekenen op de steun van graaf Arrivabene. Die wees er in zijn tussenkomst op dat een arme ook een rijke kon besmetten. Voor de rijkere gemeente was het dus ook voordelig om geld vrij te maken voor gezondheidsmaatregelen in arme gemeenten. Het voorstel werd door heel wat deelnemers op misprijzen onthaald. Veel congresleden vonden dat het principe lijnrecht indruiste tegen de gemeentelijke autonomie en hechtten weinig geloof aan het bestaan van een dergelijke solidariteit.

Het congres bereikte wel eensgezindheid over de idee om een wet voor te stellen waarin de gemeenten werden verplicht essentiële gezondheidsmaatregelen uit te voeren. Ook huiseigenaars moest de verplichting kunnen worden opgelegd hun woningen voldoende gezond te maken. Het voorstel werd gelanceerd om een beloningssysteem te creëren voor gemeenten en eigenaars die op dat vlak inspanningen leverden.

Kinderarbeid

Twee andere interessante discussies op het congres handelden over de besmettelijke oogziekte trachoom en het thema kinderarbeid. Het merendeel van de congresleden was voorstander om de leeftijd van de jongens die in de mijnen werkten, op te trekken naar 12 à 14 jaar. Het verleden had namelijk voldoende bewezen dat kinderen die al vanaf hun tiende naar de mijnen trokken, in vele gevallen leden aan rachitis en ziekten aan de luchtwegen.[46] Ook voor andere industrieën wilden heel wat deelnemers een verhoging van de minimumleeftijd. Het was een complexe discussie, want er doken onmiddellijk ook argumenten pro kinderarbeid op. Verschillende congresgangers wezen erop dat in grote arbeidersgezinnen het loon van de kinderen noodzakelijk was om de eindjes aan elkaar te kunnen knopen. Bovendien, zo werd gesteld, was het beter dat de kinderen werkten dan dat ze op straat rondhingen. Een beetje fysieke inspanning was zelfs aan te bevelen. Een deelnemer verwees die discussie naar het politieke niveau. Uiteindelijk deed het congres in zijn eindrapport geen uitspraken over de minimumleeftijd voor kinderarbeid, maar het formuleerde de wens dat de kwestie aan bod zou komen in het parlement.[47]

[45] Velle, *Hygiëne en preventieve gezondheidszorg*, 65-67.
[46] Rachitis was een ziekte waarbij kinderen kromme ledematen ontwikkelden omdat hun lichaam bij gebrek aan zonlicht geen vitamine D kon aanmaken.
[47] Deltombe, *Rapport général*, 43-56 en 73-78.

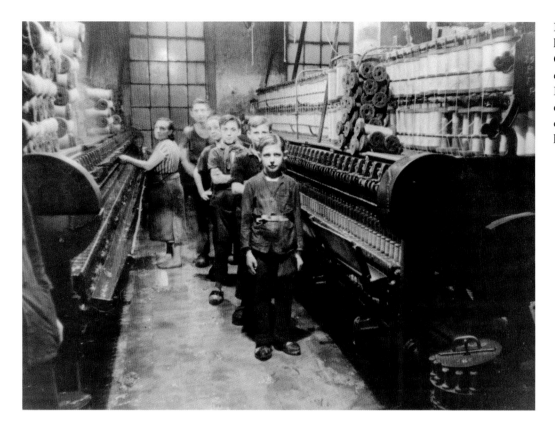

In de textielindustrie werkten er
kinderen van nauwelijks negen jaar oud.
Ook in de Waalse mijnnijverheid werden
erg jonge kinderen aangenomen.
De congresgangers slaagden er niet in
om een consensus te bereiken over het
optrekken van de minimumleeftijd voor
kinderarbeid.

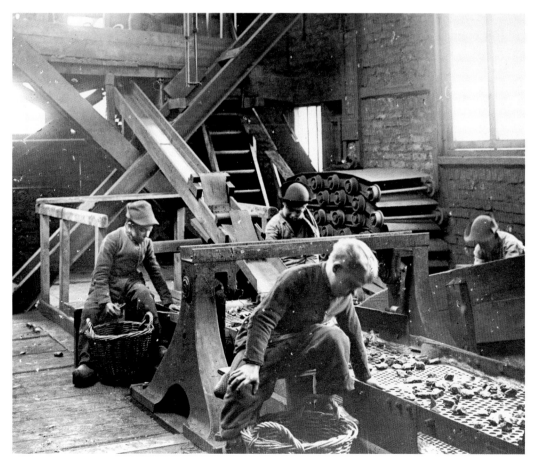

De adviezen van het eerste hygiënecongres kregen geen vertaling in nieuwe wetgeving. Ook nu bleef het bij een ministeriële omzendbrief waarin Rogier de gemeenten aanmaande om de besluiten van het hygiënecongres op te nemen in hun gemeentelijke reglementen. Toch was Rogier erg tevreden over dit eerste congres. De gezondheidsvraagstukken waren intensief onderzocht en wanneer de adviezen in verband met saneringen, kinderarbeid en medische hulpverlening bij trachoom zouden worden opgevolgd, zou dat onmiskenbaar voor grote verbeteringen zorgen op het gebied van de openbare hygiëne en de volksgezondheid.[48]

Het tweede hygiënecongres

Van 20 tot 23 september 1852 organiseerde de Hoge Gezondheidsraad een tweede hygiënecongres, dat deze keer grootser werd aangepakt. Niet alleen duurde het congres langer, er werden ook internationale gasten uitgenodigd. Het eerste congres telde 129 deelnemers; voor het tweede schreven zich meer dan 300 Belgische en 57 buitenlandse deelnemers in. Zelfs de Verenigde Staten stuurden een vertegenwoordiger. De te behandelen vragen werden onderverdeeld in vier secties. De eerste sectie, waarin voornamelijk architecten en ingenieurs zetelden, hield zich bezig met de saneringen. Zij moesten uittekenen hoe huizen en ziekenhuizen eruit moesten zien en aan welke regels openbare toiletten en badhuizen moesten voldoen. Hierbij ging de aandacht niet alleen naar de technische aspecten. Ook de manier waarop de overheid die maatregelen kon aanmoedigen of afdwingen, kwam aan bod. Artsen en chemici hielden zich in de tweede sectie bezig met de drinkwaterproblematiek, riolering en latrines. In de derde sectie onderzochten juristen, artsen en ambtenaren de organisatie van de administratie van de openbare gezondheid, het nut van mortuaria en de reglementering op het vlak van begrafenissen en de verplaatsing van kerkhoven. Een vierde sectie sprak zich uit over de vervalsingen van voeding, gevaarlijke, ongezonde en hinderlijke bedrijven, de veiligheid op het werk, kinder- en vrouwenarbeid en maatregelen om de prostitutie binnen de perken te houden.

Gevoelige thema's

Ook nu weer kwam het niet tot krachtige uitspraken over kinderarbeid. De congresgangers besloten dat de minimumleeftijd naar omhoog moest, maar een concrete leeftijd werd niet genoemd. Wel vonden de leden dat kinderarbeid in gevaarlijke, ongezonde en hinderlijke bedrijven moest worden verboden. Ook nachtarbeid door kinderen werd onaanvaardbaar geacht, evenals mijnwerk voor vrouwen. De deelnemers waren bovendien van mening dat de fabriekseigenaars voor een fatsoenlijke werkplaats en veilig werkmateriaal moesten zorgen. Bedrijfsleiders moesten verantwoordelijk kunnen worden gesteld als er door hun nalatigheid of schuld een ongeluk gebeurde. Ook over de werktijden van vrouwen en kinderen ontstonden er verhitte discussies. De regelgeving in de verschillende landen liep immers erg uiteen, waardoor het allesbehalve evident was om een consensus te vinden waarin alle landen zich konden vinden. Het opstellen van de antwoorden betekende voor de raad een moeilijke evenwichtsoefening.[49]

[48] *La Santé*, 22/02/1852, 189-190.
[49] *La Santé*, 26/09/1852, 62-66 en 10/10/1852, 73-79.

Te lange werkdagen? Een stevige discussie

De Hoge Gezondheidsraad stelde op het tweede hygiënecongres voor om de maximale arbeidsduur voor vrouwen en kinderen wettelijk te beperken. Het thema leidde tot hevige discussies.
De tegenstanders argumenteerden dat de regering met kortere arbeidsdagen de vrouwen en
kinderen hun werk afnam, en dus ook hun broodnodige salaris. Ze beweerden dat de verbeterde
technologie het werk lichter maakte en dat kinderen beter nuttig werk konden verrichten in
plaats van op straat rond te hangen. De inmenging van de overheid in het arbeidsproces werd
niet op prijs gesteld. Economische factoren moesten primeren op gezondheidsargumenten.
De voorstanders verwezen naar de Engelse *Ten hours act* uit 1847, die de werktijd van vrouwen
en kinderen in de textielsector beperkte tot tien uur per dag. Na de invoering bleek dat
de arbeiders op minder tijd een even grote productie realiseerden dankzij de verbeterde
arbeidsomstandigheden; met andere woorden: minder kosten, voor hetzelfde werk. De voorstanders van een concrete arbeidsduurbepaling haalden de bovenhand. De meerderheid besloot
vrouwen- en kinderarbeid te beperken tot tien à twaalf uur per dag.[1]

[1] *La santé*, 9/01/1853, 150-155.

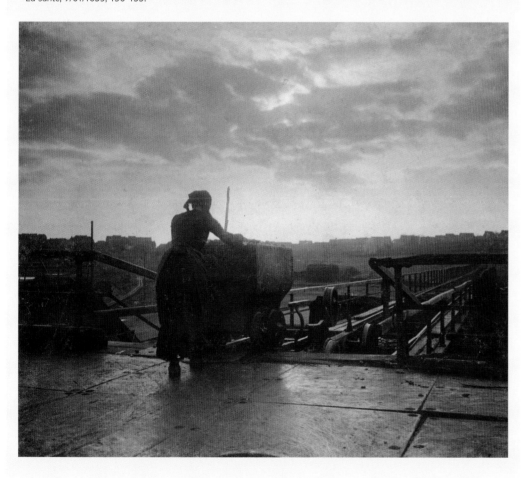

Kritiek

Net die evenwichtsoefening werd de Hoge gezondheidsraad aangewreven in de binnenlandse en internationale medische pers. De raad werd verweten te weinig moed aan de dag te leggen om krachtige standpunten te formuleren. Over het algemeen waren de kritieken echter lovend. De pers prees de Hoge Gezondheidsraad omdat die erin geslaagd was om zoveel mensen bij elkaar te brengen om over deze belangrijke thema's te discussiëren.[50] Het feit dat de verslagen van de zittingen integraal in het *Belgisch Staatsblad* werden gepubliceerd, onderstreepte het belang dat gehecht werd aan de congressen.

De congressen vormden een belangrijke schakel in het bewustmakingsproces rond hygiëne. Tal van artsen werden samengebracht en konden vaststellen dat het nuttig was om over belangrijke thema's van gedachten te wisselen. Artsen leerden ook om via de gespecialiseerde vakpers meer toenadering tot elkaar te zoeken. Bovendien reikten de congressen nieuwe ideeën aan waarop de verschillende overheden, regionale gezondheidscommissies en caritatieve organisaties konden voortbouwen.[51]

Toch leverden de congressen weinig concrete resultaten op. Een van de redenen was misschien het nakende aftreden van Charles Rogier, die een nieuw elan had gegeven aan het gezondheidsbeleid. Onder andere de *Geneeskundige Courant voor het Koninkrijk der Nederlanden* had een betere toekomst gezien voor de gezondheid van het Belgische volk wanneer Rogier aan de macht was gebleven. *"En waarlijk, als men de vroegere weldaden nagaat, die door dezen te vroeg aftredende, bewindsman in het belang der openbare gezondheid bewezen zijn, als men de doelmatigheid der maatregelen nagaat, die hij genomen of goedgekeurd heeft, – als men de tonnen gouds telt, welke hij voor verbetering der openbare gezondheid heeft beschikbaar gesteld, – dan kan het niet anders, of de hygiëne moest in België haar bakermat hebben, en zich aldaar tot eene hoogte ontwikkelen, die nog door geen land ter wereld bereikt was."*[52]

De regering Rogier (1847-1852) had in ieder geval een nieuwe wind laten waaien in de Belgische gezondheidsadministratie. Eindelijk werden thema's als hygiëne en volksgezondheid op de politieke agenda geplaatst en was er een stimulans om een oplossing te vinden voor de netelige gezondheidssituatie van het land.

[50] *La Santé*, 24/10/1852 en 28/11/1852.
[51] Velle, *Hygiène en preventieve gezondheidszorg*, 55 en 67-68.
[52] *Geneeskundige Courant voor het Koninkrijk der Nederlanden*, 24/10/1852.

3. Nieuwe regeringen, nieuwe prioriteiten (1852-1857)

3.1. MINDER INTERESSE VOOR VOLKSGEZONDHEID

De liberale regering Rogier had in de jaren na 1848 heel wat progressieve standpunten ingenomen en zelfs een uitgesproken deconfessionaliseringpolitiek gevoerd. De liberalen vormden ideologisch echter absoluut geen homogeen blok. In hun rangen telden ze heel wat kerkgangers die zich niet konden vinden in antikerkelijke beslissingen. Vooral de wetten op het middelbaar onderwijs (1850) en op de successierechten (1851) zaten de liberaal-katholieken hoog.[53] Het feit dat de rol van de geestelijkheid in het onderwijs werd beperkt tot het leveren van de godsdienstleraar (uitgezonderd in haar eigen net) leidde in 1864 zelfs tot een encycliek van paus Pius IX waarin hij waarschuwde voor de liberale gevaren die het Belgische katholicisme bedreigden. De spreekwoordelijke druppel die de emmer deed overlopen vormde de wet op de successierechten. Op zoek naar inkomsten voor de strijd tegen de economische crisis had minister van Financiën Frère-Orban (1812-1896) een wetsontwerp ingediend om voortaan successierechten in rechtstreekse lijn te kunnen innen. Die eis stootte op een krachtig neen van de grootgrondbezitters in de senaat en werd uiteindelijk slechts in zeer beperkte mate doorgevoerd.[54] Na de verkiezingen van 1852 volgde opnieuw een periode met unionistische kabinetten, onder de liberaal Henri De Brouckère (1852-1855) en de katholieke centrumfiguur Pieter de Decker (1855-1857).

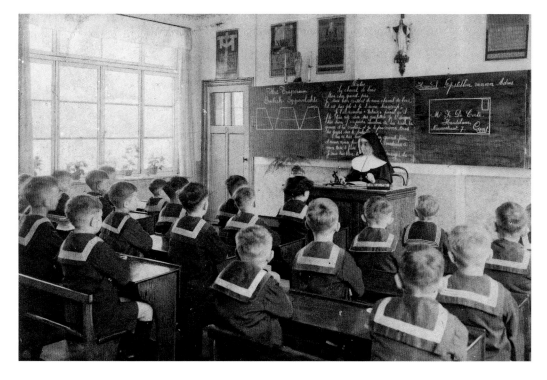

Een van de maatregelen van de liberale regering Rogier die op veel weerstand stuitte, was dat priesters en zusters in het vrij onderwijs alleen nog maar tijdens de godsdienstles voor de klas mochten staan.

[53] Reynebeau, "De kiescijnsverlaging van 1848 en de politieke ontwikkeling te Gent tot 1869", 16.
[54] Het bleef bij een erg lichte belasting op de successie van onroerende goederen.

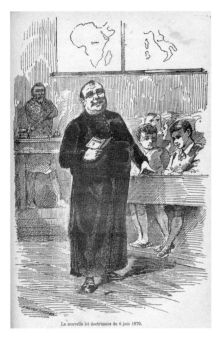

La nouvelle loi doctrinaire du 6 juin 1879.

Voor de katholieken was de schoolstrijd synoniem voor de strijd om de ziel van het kind.

De subsidies voor saneringen worden opgeschort

De liberaal Ferdinand Piercot (1797-1877), die Rogier als minister van Binnenlandse Zaken op 31 oktober 1852 opvolgde, besloot onmiddellijk om de vrijgemaakte subsidies voor de saneringen te bevriezen. Het nieuwe kabinet De Brouckère was in feite een zakenkabinet dat zich toespitste op buitenlandse politiek en een verzoening nastreefde tussen katholieken en liberalen betreffende de wet op het middelbaar onderwijs.[55] Saneringen hadden absoluut geen prioriteit meer. Ook zijn katholieke opvolger Pieter de Decker (1812-1891) vond in 1855 dat het overheidsgeld nuttiger kon worden besteed dan aan saneringswerken en volksgezondheid. Hij was bovendien van mening dat gezondheidszorg een zaak was van de gemeenten en niet van de overheid. De voorkeur voor een dergelijk gedecentraliseerd maatschappijbestuur was een typisch katholiek standpunt. Hoe zwakker het centrale gezag, hoe groter de invloedssfeer was voor de Kerk.[56]

Het enthousiasme waarmee de gemeenten de lokale gezondheidscomités hadden opgericht, ebde snel weg toen bleek dat er van subsidies weinig in huis zou komen. Het feit dat de gemeenten de dure saneringswerken zelf moesten betalen, was letterlijk en figuurlijk een streep door hun rekening. Er brak dan ook een stortvloed van kritiek los bij de lokale en provinciale overheden. Ook de Hoge Gezondheidsraad liet van zich horen. De chirurg Victor Uytterhoeven bijvoorbeeld reageerde verbolgen. Zonder overheidssubsidies konden er onmogelijk resultaten worden geboekt: *Quelle est la conséquence de ce défaut d'assainissement? Le prolongement de la maladie, des charges pour les communes, la chronicité et souvent la mort.*[57] Ook Jean-François Vleminckx trok stevig van leer. Het laisser-faire-systeem dat de overheid hanteerde, was volgens hem ontoelaatbaar: *"Je la considère comme l'une des plus funestes pour le pays. Ce système qui se réduit à couper bras et jambes au gouvernement, est ce qu'il faut pour énerver les populations.*[58]

Charles Liedts benadrukte dat hij vanuit zijn functie als voorzitter van de Hoge Gezondheidsraad beter dan wie ook kon inschatten welke gunstige resultaten met de subsidies konden worden bereikt. Hij nuanceerde wel de Deckers rol. Volgens Liedts was er een logische reden waarom het parlement het krediet geweigerd had. Het gros van de saneringswerken sloeg namelijk op het saneren van de buurtwegen. Daarvoor bestond er echter al een budget, dat in 1855 zelfs gestegen was. Aangezien men gemakkelijker de controle kon bewaren over één budget dan over twee, had de overheid er één afgeschaft. Zo kon beter worden gecontroleerd of het overheidsgeld wel gelijk verdeeld werd over de gemeenten. Als de meerderheid van het parlement dat wenste, moest de minister wel volgen.[59]

Rogier onder vuur

Le Scalpel, die Charles Rogier nooit voluit had gesteund in zijn beleid, maande aan tot kalmte. De beroepskrant schreef dat Rogier, zoals velen beweerden, helemaal niet de "promotor van de Belgische openbare gezondheid" was en dat ze de "overdrijvingen" van Rogier nooit had goedgekeurd. *Le Scalpel* was ervan overtuigd dat de Decker terecht tot de conclusie was gekomen dat Rogier fouten had gemaakt. Het tijdschrift hekelde de bruuskheid waarmee Rogier de hervormingen had proberen door te voeren. Het subsidiesysteem waarvan Rogier sinds 1848 gebruik had gemaakt, was zonder meer slecht.

[55] Luyckx, *De politieke geschiedenis van België*, 106-107.
[56] Parmentier, "Het liberaal staatsinterventionisme in de 19de eeuw", 26.
[57] *La Santé*, 12/08/1855, 26.
[58] *Le Scalpel*, 10/08/1855, 1; *La Santé*, 12/08/1855, 29.
[59] *La Santé*, 12/08/1855, 26.

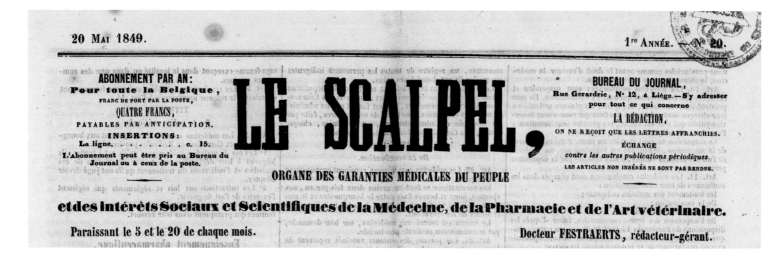

De gemeenten konden met de subsidies slechts een beperkt aantal problemen aanpakken, terwijl er ondertussen nog een heleboel andere bijkwamen. Kortom: Rogier had met zijn beleid te veel geld uitgegeven zonder duurzame resultaten. Door de gemeenten alsmaar meer subsidies toe te schuiven, consolideerde de overheid hun nalatige gedrag. De krant was van mening dat de politieke wereld zich beter niet mengde in medische vraagstukken. Volksgezondheid moest buiten de partijstrijd blijven. Toch benadrukte *Le Scalpel* dat het niet gekant was tegen overheidsinterventie. Integendeel, om successen te boeken op het gebied van volksgezondheid, was staatsinterventie nodig omdat er anders sprake zou zijn van anarchie. Er was wel degelijk nood aan repressieve en vooral preventieve wetten en reglementen. Dat was de kerntaak van de overheid. Die moest een duidelijke wetgeving opstellen in plaats van geld te verspillen.[60]

Toch zette de hevige kritiek de Decker onder druk. In zijn omzendbrief van 13 oktober 1855 was hij al heel wat milder.[61] De Decker benadrukte wel nog eens expliciet dat de overheid in principe geen geld besteedde aan lokale aangelegenheden. Ze moest de gemeenten eigenlijk alleen adviseren en stimuleren. Maar met de winter voor de deur wilde de minister afwijken van zijn principes en terugkomen op het besluit van 16 juni 1855. Saneringswerken leverden de arbeiders namelijk ook werk op. Hij wilde hiervoor toch nog een budget vrijmaken zodat de arbeiders de winter konden doorkomen.

Ondanks die toegift betekende het beleid van de Decker de doodsteek voor de aandacht van de overheid voor volksgezondheid. Gesprekken over de sociaal-medische problematiek in het parlement verstomden. De stroom van gedetailleerde rapporten van de provinciale medische commissies droogde helemaal op. Alleen wanneer er een epidemie uitbrak, was men gealarmeerd en flakkerde de interesse in volksgezondheid eventjes op. Eens de epidemie overgewaaid, verviel de overheid weer in een compleet immobilisme. De provinciale medische commissies en de lokale gezondheidscomités bleven wel aan het werk, maar hun invloed was erg beperkt door de verregaande autonomie van de gemeenten. Dikwijls konden ze niet optornen tegen de plaatselijke autoriteiten. Ze konden wel advies verlenen, maar de gemeenten waren niet verplicht om dat te vragen. In principe konden ze alleen maar optreden in zaken waarbij ze op de bestaande wetgeving konden terugvallen. De Belgische gezondheidswetgeving was echter heel beperkt.[62]

Het medisch tijdschrift *Le Scalpel* liet zich bijzonder kritisch uit over de eerste werkingsjaren van de Hoge Gezondheidsraad.

[60] *Le Scalpel*, 20/09/1853, 10/08/1855 en 10/09/1855, 26-27.
[61] *Pasinomie*, 13/10/1855.
[62] Velle, *Hygiène en preventieve gezondheidszorg*, 71.

3.2. En wat met de Hoge Gezondheidsraad?

De afname van de interesse in volksgezondheid had vanzelfsprekend ook consequenties voor de Hoge Gezondheidsraad. Rogier had grote plannen en de raad speelde hierin een centrale rol. Nu die ambities op de lange baan waren geschoven, was het nog maar de vraag in welke mate de Hoge Gezondheidsraad nog een rol van betekenis te spelen had. Na het vertrek van Rogier daalden de activiteiten van de Hoge Gezondheidsraad tot een dieptepunt. De raad publiceerde geen verslagen meer, al was hij daar wettelijk toe verplicht. Alleen in de medische pers is een erg karig spoor van de raad aanwezig. Slechts één keer mengde de raad zich in die periode in een discussie over de sanerings- werken aan arbeiderswoningen. Hierbij kwam de raad volledig terug op zijn vroegere mening dat liefdadigheidsinstellingen hun geld niet mochten stoppen in het bouwen van huizen voor arbeiders en armen (zie infra).[63] Waarschijnlijk besefte de Hoge Gezond- heidsraad maar al te goed dat voor financiële middelen voor volksgezondheid niet meer op de centrale overheid moest worden gerekend.

Kritiek op de raad

Enkel in *Le Scalpel* vonden we snerende kritiek terug op de raad; de andere beroeps- kranten vermeldden de raad niet meer. *Le Scalpel* schilderde de oprichting van de Hoge Gezondheidsraad neerbuigend af als een modeverschijnsel. De raad was er alleen maar gekomen omdat het in 1849 hip was om aandacht te hebben voor de volksgezondheid, maar hij betekende in principe niet veel meer dan een administratieve instelling met vage doelstellingen. Vooral het feit dat het bestaan van de raad een centralisatie van het volksgezondheidsbeleid veronderstelde, stoorde de krant. Niet alleen drongen de adviezen van de raad niet door tot in alle uithoeken van het land. Door de keuzes in het beleid te laten afhangen van een select groepje personen in Brussel, verlamde de over- heid de inspanningen van de lokale gezondheidscomités en de provinciale medische commissies. Het tijdschrift duidde dat gegeven als een groot probleem, aangezien het belangrijk was dat de gezondheidssituatie en de openbare hygiëne van nabij werden opgevolgd. In plaats van te centraliseren pleitte *Le Scalpel* voor een belangrijkere rol voor de provinciale gezondheidscomités. Hun initiatieven moesten worden gerespecteerd en aangemoedigd, in plaats van ze ondergeschikt te maken aan een "centraal bureau" als de Hoge Gezondheidsraad.[64]

Le Scalpel voerde gaandeweg een steeds kritischer betoog. Toen in 1854 in het par- lement de vraag werd gesteld waarom de Hoge Gezondheidsraad zijn rapporten niet meer publiceerde, liet de krant zijn lezers weten: *En négligeant cette publication, on fait supposer que les travaux du Conseil ne sont ni importants, ni nombreux.*[65] Ook over het budget van de Hoge Gezondheidsraad was *Le Scalpel* absoluut niet te spreken. Een raad die zo weinig werkte, had geen recht op grote sommen als de budgetten werden verdeeld. Voor het jaar 1854 had de Hoge Gezondheidsraad een budget gekregen van 4200 fr. (ter vergelijking: de *Académie Royale de Médecine* ont- ving een jaarlijkse dotatie van 20.000 fr). Hiervan ging 1200 fr. naar de uitgaven van de secretaris van de raad, 1600 fr. naar zitpenningen voor de raadsleden die aanwezig waren op de vergaderingen[66], 500 fr. werd besteed aan kosten voor het bureau, 500 fr.

---

[63] *La Santé*, 27/11/1853, 115-117.
[64] *Le Scalpel*, 28/02/1854, 164.
[65] *Le Scalpel*, 30/09/1854, 55.
[66] Het reglement schreef voor dat de leden 6 fr. kregen per vergadering, maar volgens *Le Scalpel* kregen ze 10 fr. per zitting.

diende om de kosten van de publicaties te dekken en 400 fr. ging naar vervoers- en verblijfsvergoedingen. Veel geld dus, voor een raad die zijn werk zelfs uitbesteedde. De taken van de Hoge Gezondheidsraad in verband met gevaarlijke, ongezonde en hinderlijke bedrijven werden volgens *Le Scalpel* namelijk grotendeels overgenomen door een ander comité dat hiervoor meestal werd geconsulteerd, en door de gezondheidsinspecteur.[67]

Door het gebrek aan bronnen konden we onmogelijk nagaan of de kritiek van *Le Scalpel* terecht was en een breder draagvlak had. Toch vermoeden we dat de Hoge Gezondheidsraad inderdaad problemen had om zijn ideeën te verspreiden. Zo bleek op het tweede hygiënecongres bijvoorbeeld dat een heel aantal leden nog nooit van het reglement voor Gebouwen en Wegen had gehoord. Nochtans had dit project de Hoge Gezondheidsraad heel wat werk gekost en waren de leden erg tevreden met het resultaat.[68]

Ook *La Santé* stelde in juli 1856 vast dat de reglementen van de Hoge Gezondheidsraad met de voeten werden getreden. Zowel op het platteland als in de grotere steden werden grove inbreuken gepleegd. Kerkhoven werden naast scholen gebouwd, slachthuizen in drukke volksbuurten, theaterzalen werden niet uitgerust met een ventilatiesysteem enz. Veel architecten bleken absoluut niet op de hoogte te zijn van de voorgeschreven hygiënemaatregelen of negeerden ze zonder schroom. De schoonheid van de architectuur primeerde maar al te vaak op de gezondheid. *La Santé* klaagde dat architecten hun bouwplannen neerlegden bij de Commissie voor Schone Kunsten in plaats van bij de Hoge Gezondheidsraad. Tot slot waarschuwde de krant dat er betreffende de ongezonde, gevaarlijke en hinderlijke bedrijven te weinig advies werd ingewonnen bij competente mensen zoals de leden van de Hoge Gezondheidsraad.[69]

Blijkbaar stond toch niet iedereen achter de stelling dat de Hoge Gezondheidsraad de werking van de provinciale medische commissies en de lokale gezondheidscomités belemmerde. Toen *La Santé* in maart 1854 een artikel van de voorzitter van de Luikse provinciale medische commissie verkeerd interpreteerde als een aanklacht tegen het gecentraliseerde gezondheidsbeleid en de Hoge Gezondheidsraad, stuurde die prompt een brief terug. Hierin nam de voorzitter het op voor de Hoge Gezondheidsraad en uitte hij zijn grote waardering voor de raad. Hij had respect voor het feit dat de raad meer wilde zijn dan louter een radertje in de machine van de Belgische administratie. Bovendien vond hij het noodzakelijk dat er zowel op lokaal, provinciaal als centraal niveau gezondheidsraden bestonden. Maar, stelde hij, blijkbaar waren er enkele mensen in het land die de Belgische gezondheidsorganisatie helemaal wilden hervormen. Zij wilden de Hoge Gezondheidsraad en de provinciale medische commissies zelfs volledig afschaffen.[70] Het was een op het eerste gezicht merkwaardige uitspraak. Geen enkele andere bron sprak namelijk van een reorganisatie van het volksgezondheidsbeleid. Maar met de kritische uitlatingen van *Le Scalpel* over de "schadelijke" Hoge Gezondheidsraad en het pleidooi voor een gedecentraliseerd beleid in het achterhoofd, lijkt het inderdaad waarschijnlijk dat er voorstanders waren van een reorganisatie waarin de Hoge Gezondheidsraad een minder prominente rol kreeg toebedeeld of zelfs volledig werd afgeschaft.

[67] *Le Scalpel*, 30/01/1855, 149.
[68] Deltombe, *Rapport général*, 29.
[69] *La Santé*, 13/07/1856, 1-2.
[70] *La Santé*, 9/04/1854, 226.

Het feit dat er met de Decker een katholieke minister bevoegd was voor volksgezondheid, onderbouwt die stelling. Het conservatief-katholieke kamp was namelijk een hevige tegenstander van een doorgedreven centralisering. De conservatieven opteerden voor een laisser-faire-houding van de Staat omdat de Kerk op die manier niet aan macht moest inboeten. Zonder centrale regelgeving kon de pastoor zijn invloed maximaal laten gelden op het gemeentebestuur.[71] Dat de Hoge Gezondheidsraad hierbij moest wijken, is aannemelijk. De raad stond immers net symbool voor meer overheidsinmenging. Het ontbreken van rapporten doet in ieder geval vermoeden dat de regering de Decker de Hoge Gezondheidsraad links liet liggen. In de jaren 1855-1856 leek de raad op sterven na dood.

[71] Parmentier, "Het liberaal staatsinterventionisme", 26.

4. Versterking van de adviserende rol van de Hoge Gezondheidsraad (1857-1884)

4.1. De Hoge Gezondheidsraad blijft op post

Dankzij een afgetekende liberale verkiezingswinst in 1857 kon de Hoge Gezondheidsraad net op tijd weer ademhalen. Tot 1867 leidden Rogier en Frère-Orban samen een homogeen liberale regering. Rogier beheerde opnieuw de portefeuille van Binnenlandse Zaken, zodat niet langer moest worden gevreesd dat de overheidsinstellingen voor openbare gezondheid zouden worden gereorganiseerd. Er kondigde zich een periode aan van relatieve politieke rust.

Toch was dit kabinet geen kopie van de vorige regering Rogier. Er was duidelijk minder aandacht voor volksgezondheid en openbare hygiëne. De vroegere ambities op het vlak van saneringen waren nagenoeg volledig verschrompeld. De raad moest zich dus niet meer bezighouden met het onderzoeken van de rapporten van de lokale gezondheids-comités en het begeleiden van de verbeteringswerken aan wegen en gebouwen. Zijn adviserende rol omtrent alles wat verband hield met volksgezondheid en hygiëne bleef wel gehandhaafd. In de periode die volgde hield de raad zich voornamelijk bezig met zieken-huisarchitectuur, kerkhoven, schoolhygiëne, besmettelijke ziekten, gevaarlijke, ongezonde en hinderlijke bedrijven en gedurende een korte periode met arbeiderswoningen.

4.2. De nood aan behoorlijke arbeidershuisvesting

Botsende visies

De beschikbaarheid van voldoende kwalitatieve arbeidershuisvesting was een oud probleem. De discussie over welke instantie hiervoor de nodige middelen ter beschik-king moest stellen, was absoluut niet nieuw. Sommige weldadigheidsburelen waren van mening dat ze de armen moesten bijstaan op dat vlak. Ze beschouwden het als hun plicht woningen te bouwen en ze kosteloos of tegen een minimale vergoeding ter beschikking te stellen van de arbeiders. Meer en meer stemmen gingen echter op dat een dergelijke hulpverlening de armoede net in de hand werkte. De tegenstanders vonden dat de weldadigheidsburelen op die manier hun geld in een bodemloze put stortten. Fundamenteel verbeterde er niets en bovendien stimuleerde het de armen allerminst iets aan hun situatie te veranderen. Ook de Hoge Gezondheidsraad was aan-vankelijk erg gekant tegen liefdadigheid en het plan van enkele weldadigheidsburelen om bouwprojecten voor nieuwe woningen op te zetten. De beloftes van de weldadig-heidsburelen klonken nochtans mooi. Duizenden mensen zouden met een nieuwe woning ook een nieuw leven krijgen: geen vuil, stank of ziekten meer. De armen zouden bovendien niet alleen gezonder worden, ze zouden hun huizen ook niet meer ontvluch-ten om tijd te spenderen in verderfelijke kroegen. De arbeider zou kunnen genieten van een echt gezinsleven, wat ongetwijfeld leidde tot zuinigheid en goed gedrag.

De raad beschouwde de argumenten van de weldadigheidsburelen echter als één grote utopie. De leden waren ervan overtuigd dat de oude huizen onmiddellijk weer ingenomen zouden worden door nieuwe arme gezinnen. Omdat de eigenaars van de slechte huizen hun prijzen zouden moeten laten dalen wegens de concurrentie met de nieuwe woningen, zouden die nog minder bereid zijn om verbeteringswerken uit te voeren. Hierdoor zou de gezondheid van de armen nog sterker achteruitgaan. De behoefte aan ondersteuning zou stijgen, terwijl de weldadigheidsburelen te weinig geld hadden omdat hun kapitaal sterk was verminderd door de bouw van de huizen. In plaats van de concurrentie aan te gaan met de eigenaars van ongezonde woningen vond de raad dat die laatsten moesten worden gedwongen om alleen huizen aan te bieden die in orde waren met de elementaire hygiënische regels. Hierbij was de onteigeningsprocedure een humane en rationele optie, maar ook via een systeem van fiscale beloningen hoopte de raad verbeteringen te realiseren. Toen onder minister Piercot de subsidies voor saneringen werden opgeschort, veranderde de raad van mening en ging hij wel het standpunt van de weldadigheidsburelen steunen.[72]

De naamloze vennootschap

In 1857 formuleerden de raadsleden Ducpétiaux, Arrivabene en Visschers een andere oplossing die de Hoge Gezondheidsraad volledig ondersteunde. Privé-personen waren niet bereid om degelijke en gezonde arbeiderswoningen te bouwen. Niet alleen kostte een dergelijke investering miljoenen, er waren ook te veel financiële risico's aan verbonden. Met het project *Société Bruxelloise pour la construction d'habitations ouvrières* hoopten de leden echter aan het vereiste kapitaal te kunnen komen om op grote schaal arbeiderswoningen te bouwen in Brussel. Hiervoor wilden ze een naamloze vennootschap (NV) oprichten. Iedere aandeelhouder kon een som geld in het project investeren zonder hierbij ernstige financiële risico's te lopen. Het project richtte zich naar arbeiders met een beetje spaargeld of arbeiders die volledig in hun eigen behoeften konden voorzien. Er kon dus winst worden gemaakt die men ofwel kon innen ofwel in nieuwe woningen of liefdadigheid kon investeren. Omdat er meer kwalitatieve woningen zouden komen, zou de overheid ook strengere eisen kunnen stellen aan de eigenaars van krotten. De overheid ging in 1857 echter niet in op de vraag van de Hoge Gezondheidsraad om de wet op naamloze vennootschappen toepasbaar te maken op bouwmaatschappijen.[73] Pas vanaf 1889 kenden dergelijke bouwmaatschappijen veel succes.

Het is trouwens nog maar de vraag in welke mate dit project in 1857 enige slaagkans had. De Hoge Gezondheidsraad was namelijk erg optimistisch bij de inschatting van de huishuur die een arbeider zich kon veroorloven. Dat was een typische beoordelingsfout van de gegoede klasse in het midden van de 19de eeuw. Een bedreven werkman met een eerlijke, nette en vlijtige vrouw en niet al te veel kinderen kon volgens de burgerij ruim rondkomen met zijn loon. Wanneer dat niet lukte, lag de schuld bij de arbeiders zelf. De arbeiders werden spilzucht, losbandigheid en een gemakzuchtige houding verweten. In werkelijkheid was het voor een arbeider haast onmogelijk om rond te komen, laat staan dat ze meer geld konden besteden aan een betere woning. Het huisvestingsprobleem van de arbeiders werd op de lange baan geschoven. In de daaropvolgende periode deed de raad slechts af en toe een uitspraak over de plannen van nieuw te bouwen arbeiderswoningen.

72 CSHP, *Deuxième rapport général*, Annex C, 24-26; Langerock, *De arbeiderswoningen in België*, 32.
73 CSHP, *Rapports*, 10/06/1857, 88-91; 2/01/1860, 266-268.

4.3. Ziekenhuisarchitectuur

Het hospitaal als sterfhuis

Een belangrijk thema voor de Hoge Gezondheidsraad in die periode waren de verzorgingsinstellingen. De 19de-eeuwse gasthuizen en hospitalen hadden nog altijd een kwalijke reputatie bij de bevolking, niet helemaal onterecht overigens. Het verblijf in een 19de-eeuws gasthuis of hospitaal was geen pretje. Zieken, gehandicapten, wezen en bejaarden werden ondergebracht in vochtige, koude gebouwen waar iedere vorm van sanitair comfort ontbrak. De zieken lagen in grote zalen met 20 tot 40 bedden; privé-kamers waren zeer uitzonderlijk. De betalende patiënten konden hooguit genieten van de luxe van een gordijn rond hun bed. Besmettelijke zieken werden niet of nauwelijks geïsoleerd. De gebrekkige ventilatie zorgde bovendien voor stankoverlast. De zalen werden in de wintermaanden verwarmd door een centraal geplaatste kolenkachel die naast wat warmte ook heel wat stof verspreidde. Pas vanaf 1850 begon de gasverlichting geleidelijk aan zijn intrede te doen. Voordien werden de ruimtes verlicht door rokende kaarsen of dampende olielampen. Kortom, het was te begrijpen dat een dergelijke instelling voor het volk synoniem was voor een sterfhuis. De erbarmelijke hygiënische omstandigheden maakten van de medische instellingen bovendien besmettingshaarden die effectief een gevaar vormden voor de volksgezondheid. De angst voor het hospitaal was dan ook diep geworteld bij de bevolking.[74]

Hospitalen en gasthuizen functioneerden in de 19de eeuw bovendien vaak als opvangcentra voor paupers en vormden zo een instrument om de sociale controle te bewaren. Het hospitaal als verzorgingsinstelling zou pas in het begin van de 20ste eeuw definitief aanvaard worden dankzij de nieuwe geneeskundige inzichten, de verbetering van de ziekenhuisinfrastructuur en de betere opleiding van het personeel.[75]

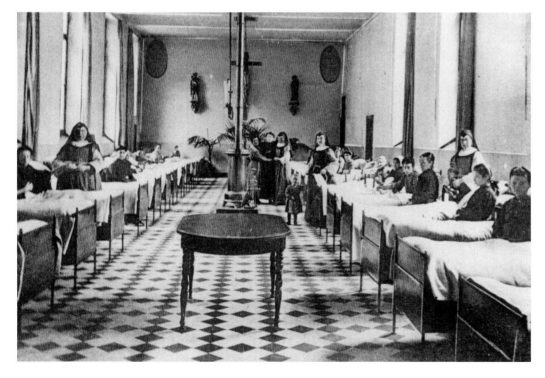

De meeste hospitalen in de 19de eeuw hadden grote ziekenzalen met 20 tot 40 bedden. De isolatie van besmettelijke zieken was nauwelijks mogelijk.

[74] Bruneel, "Ziekte en sociale geneeskunde: de erfenis van de verlichting", 26.
[75] Vermeiren en Hansen, "Het hospitaalwezen: ziekenzorg voor armen", 50-51 en 57.

Infrastructuurwerken

Vanaf het midden van de 19de eeuw baarde de slechte staat van de meeste gebouwen meer en meer zorgen. De toenemende specialisatie van het artsenberoep en de bevolkingstoename in de steden resulteerden bovendien in een chronisch plaatsgebrek in de hospitalen. Meer en meer werd duidelijk dat de infrastructuur- en hygiëneproblemen alleen konden worden opgelost door ingrijpende verbouwingswerken en nieuwbouw.

Op het eerste hygiënecongres legde Victor Uytterhoeven de vinger op de wonde: er bestonden geen uniforme regels voor de bouw van ziekenhuizen. Alles werd overgelaten aan de willekeur van de lokale overheden die maar weinig kennis hadden over gezondheid en hygiëne. De resultaten waren dan ook vaak bedroevend. De nieuwgebouwde hospitalen en gasthuizen kostten niet alleen te veel. De architecten maakten ook nog eens ernstige fouten op het gebied van hygiëne. Hierdoor kwam niet alleen het welzijn van de zieken, maar ook de gezondheid van de omwonenden in gevaar. Daarom pleitte de arts voor een algemeen programma voor de bouw van ziekenhuizen waaruit de lokale gemeentebesturen de nodige aanbevelingen konden putten.[76]

Dat net een lid van de Hoge Gezondheidsraad het probleem aankaartte, was allesbehalve toevallig. Met de oprichting van de raad was de Belgische gasthuis- en hospitaalbouw namelijk een nieuw tijdperk ingetreden. Binnen de raad was er een speciale hospitalencommissie opgericht die zich bezighield met de nieuwbouw-, restauratie- en uitbreidingsplannen van gemeentelijke hospitalen, gasthuizen en weeshuizen. De controle of die instellingen aan alle hygiënische normen voldeden, was zelfs één van de belangrijkste bezigheden van de Hoge Gezondheidsraad. Het merendeel van de rapporten handelde hierover.

De raad pakte de opvolging van de bouwdossiers grondig aan. Zowel de inplanting, oriëntatie, typologie, technische inrichting, bestek en meetstaat van de gebouwen werden uitvoerig bestudeerd. Die volgorde was belangrijk. Als de inplanting fout zat, kon men namelijk het verdere onderzoek al stopzetten.[77] De gemeenten waren dan ook verplicht om onderzoeksmateriaal over te maken. Een uittreksel uit het kadaster liet toe om de wijde omgeving (300 m) te onderzoeken; een algemeen plan moest een overzicht geven van de huidige gebouwen en de nieuwe gebouwen die er zouden komen; gedetailleerde plannen boden informatie aan over de verschillende etages, indelingen, afmetingen enz. Ook aan het ventilatie- en verwarmingssysteem, de riolering, latrines, baden en wasplaatsen werd veel aandacht besteed. In een bijgesloten nota moest de gemeente precies uitleggen welke bestemming de panden kregen, hoeveel mensen er zouden verblijven, hoe de beide seksen van elkaar zouden worden gescheiden, wie er precies zou worden verzorgd enz. Ten slotte moest er een kostenraming opgemaakt worden. Indien nodig brachten de commissieleden bovendien een plaatsbezoek.

Regelmatig klaagde de raad over de gebrekkige informatie en de daarmee gepaard gaande vertragingen. Uit de bronnen blijkt inderdaad dat de raad vaak een negatief advies gaf omdat er lacunes waren in de aangeboden informatie. Soms was het heel lang wachten op de nodige gegevens en werd een dossier verschillende keren teruggestuurd. De commissie uitte hierover haar ontevredenheid, omdat het meestal ging over dringende werken. Prijsstijgingen konden er bovendien voor zorgen dat het voorziene budget werd overschreden. Bij een negatief advies noemde de Hoge Gezondheidsraad in zijn rapport alle aanpassingen op die de architect in een nieuw plan moest uitwerken.

[76] Deltombe, *Rapport général*, 36-37.
[77] Van de Vijver, "Architectuur die heelt", 60.

Dat plan moest vervolgens opnieuw worden voorgelegd. Met een positief advies keurde de raad de plannen vanzelfsprekend goed. Al blijkt uit de praktijk dat dit zelden zonder bijkomende op- en aanmerkingen gebeurde.

Dat betekent echter niet dat de adviezen altijd even nauwkeurig werden opgevolgd. Eens de liefdadigheidsorganisaties of de gemeenten een positief advies in handen hadden, durfden zij de opgelegde voorschriften namelijk weleens over het hoofd te zien.[78] Verschillende keren maande de Hoge Gezondheidsraad de minister van Binnenlandse Zaken dan ook aan om de uitvoering van de werken strikter te controleren.[79] De raad zelf stond machteloos als zijn adviezen niet werden opgevolgd.

Het belang van gezonde lucht

Hoe moest een modern 19de-eeuws hospitaal er volgens de Hoge Gezondheidsraad uitzien? In 1852 vatte de raad de belangrijkste eigenschappen voor gasthuizen en hospitalen samen in een algemeen reglement. Het hospitaal moest op een plaats gelegen zijn waar snel hulp kon worden geboden, waar de zieken gemakkelijk konden worden getransporteerd en de verspreiding van besmettelijke ziekten werd verhinderd. Een gasthuis (waar bejaarden, gehandicapten, armen of wezen ondergebracht werden) lag bij voorkeur op het platteland of op zijn minst in een buitenwijk, zodat de bewoners frisse lucht konden inademen en de ruimte hadden om een wandeling te maken. Een eenvoudige, goedkope en functionele architectuur zonder franjes was het streefdoel. De gebouwen moesten stevig, veilig en vooral hygiënisch zijn.[80] Architecturale schoonheid was voor de raad geen prioriteit. Hygiëne primeerde op zuinigheid of architecturale pretentie.[81]

Vooral de ventilatie van de gebouwen was prioritair. In haast ieder rapport kwam het ventilatiesysteem uitgebreid aan bod. Het belang dat de raad hechtte aan zuivere lucht hing vanzelfsprekend nauw samen met het geloof in de miasmentheorie. De uitwasemingen die ziekten verwekten, moesten worden tegengewerkt met een doorgedreven ventilatie. De gebouwen werden zo georiënteerd dat de wind de miasmen wegblies en ze uit de buurt van de woonkernen hield. Open galerijen waren een absolute noodzaak en overdekte of ingesloten koertjes uit den boze. Bovendien werd er geadviseerd zoveel mogelijk te werken met afgeronde vormen, zodat de miasmen nergens konden blijven hangen. Een andere manier om de ziekmakende dampen kwijt te spelen was via een verwarmingssysteem dat de lucht ook onmiddellijk ververste. De Hoge Gezondheidsraad hield zich veel bezig met het testen van de verschillende machines en schreef zelfs een wedstrijd uit om het meest geschikte toestel te ontwerpen.[82]

Paviljoenbouw: het ideaaltype

De zogenaamde paviljoenbouw, waarbij de ziekenhuizen bestonden uit losse al dan niet met elkaar verbonden gebouwen, was het toonaangevende architectuurtype in de tweede helft van de 19de eeuw. Er was al veel geëxperimenteerd met verschillende vormen van constructie, maar aan elk type waren nadelen verbonden. In een gewoon vierkant gebouw liepen de zalen in elkaar over of lagen ze te dicht naast elkaar. In het dubbele koertype en het kruisvormige type konden de verschillenden soorten zieken dan weer moeilijk worden gescheiden. Het stervormige type kampte met problemen in het punt waarin de vleugels samenkwamen. Het paviljoentype daarentegen bood de mogelijkheid om de verschillende categorieën zieken helemaal gescheiden van elkaar te

[78] CSHP, *Deuxième rapport général*, 20-23.
[79] CSHP, *Rapports*, 26/11/1863, 172-13.
[80] *La Santé*, 10/10/1852, 69.
[81] Vandevijver, "Architectuur die heelt", 58.
[82] CSHP, *Rapports*, 28/12/1871, 371-391; 27/12/1877, 272-275.

De Hoge Gezondheidsraad stelde het ziekenhuis van Bergen voor als het prototype van het ideale hospitaal. Het had uitgestrekte en volledig geïsoleerde paviljoenen.

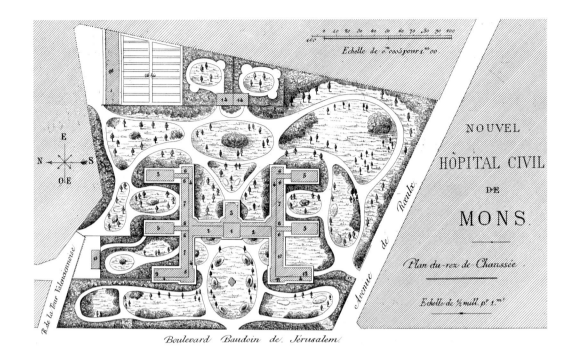

huisvesten.[83] De decentralisering van de gebouwen verminderde bovendien de kans op besmetting. Grote ramen in de twee lange zijden van de paviljoenen en de inplanting van de gebouwen op ruime afstand van elkaar garandeerden voldoende licht en een betere luchtverversing, twee voorwaarden die als essentieel werden beschouwd voor het genezingsproces.[84]

Met de bouw van het burgerlijk hospitaal in Bergen (1857-1869) ontwikkelde de Hoge Gezondheidsraad een Belgische standaard: een systeem van volledig geïsoleerde paviljoenen. Het hospitaal telde vier paviljoenen van twee bouwlagen. Via loopbruggen waren de paviljoenen verbonden met de dienstgebouwen. De isolatie van de paviljoenen vroeg wel veel ruimte. Hoewel het ziekenhuis maar 150 patiënten kon herbergen, namen de gebouwen een terrein van vijf hectaren in beslag. De Hoge Gezondheidsraad beschouwde het hospitaal van Bergen als het schoolvoorbeeld van ziekenhuisarchitectuur. Het hospitaal benaderde volgens de raad de perfectie op het gebied van hygiëne en isolatie.

Toen de raad in 1884 een nieuw bouwreglement opstelde voor hospitalen en gasthuizen, gold het hospitaal van Bergen nog altijd als voorbeeld, alhoewel het ondertussen ruim 15 jaar oud was.[85] Het nieuwe reglement, dat op 19 februari 1884 verscheen in het *Belgisch Staatsblad*, bleef het *système à pavillions* promoten als het toonbeeld van het perfecte ziekenhuis. De Hoge Gezondheidsraad herzag de oude instructie van 1852 en een eerdere instructie betreffende verwarming en ventilatie. Het resultaat was een erg uitgebreid reglement dat de ideeën van de Hoge Gezondheidsraad van de laatste drie decennia duidelijk consolideerde. Uitvoerige richtlijnen, gaande van de grootte van de bedden tot de aan te planten bomen en heesters die de instelling een minder gevaarlijk uitzicht moesten geven, hadden als doel de architecten een leidraad te bieden bij het uittekenen van de plannen. De ventilatie en verwarming van de gebouwen, en de strikte scheiding van de zieken bleven heilige principes. Zuinigheid, soliditeit en hygiëne stonden nog altijd centraal.[86]

[83] Vandevijver, "Architectuur die heelt", 59-60.

[84] Dehaeck en Van Hee, "Van hospitaal naar virtueel ziekenhuis", 18.

[85] Vandevijver, "Architectuur die heelt", 60; CSHP, *Rapports*, 1856-1860, 73, 74, 117; 1871-1876, 191-192.

[86] CSHP, *Rapports*, 30/10/1883, 360-374.

Materniteiten

Toch bleven de verzorgingsinstellingen hun slechte reputatie behouden. Zo vroeg *Le Scalpel* zich in 1879 nog af of het niet beter zou zijn om ze onmiddellijk af te schaffen. Uit de statistieken bleek immers duidelijk dat het veiliger was om thuis verzorgd te worden dan in een hospitaal. Bevallen in een materniteit gold al helemaal als gevaarlijk.[87] Ook de Hoge Gezondheidsraad ontpopte zich tot een felle tegenstander van kraamafdelingen in ziekenhuizen: *La mortalité est effrayante dans les maternité, si effrayante, à peu près huit fois plus considérable que pour les femmes assistées à domicile.*[88] De grote boosdoener was de gevreesde kraamvrouwenkoorts, die in het midden van de 19de eeuw ruim 20% van de vrouwen die in een hospitaal bevielen, het leven kostte. Tot aan de ontdekkingen in de bacteriologie kwam de ziekte heel frequent voor, omdat de artsen na een lijkschouwing hun handen niet of onvoldoende wasten en desinfecteerden. Aangezien het in veel ziekenhuizen de gewoonte was om 's ochtends eerst de lijken te ontleden en onmiddellijk daarna de pas bevallen moeders te onderzoeken, waren de jonge vrouwen een gemakkelijke prooi. De Hongaarse arts Ignaz Semmelweis (1818-1865) stelde nochtans in 1861 al dat een arts kon vermijden dat er "lijkstof" in het bloed van de vrouwen terechtkwam door de handen te wassen met chloorwater. Zijn aanbevelingen konden op weinig navolging rekenen. Het veelvuldig wassen van de handen met chloor was namelijk een erg onpopulaire, want vooral pijnlijke methode. Pas rond 1884 kon de stelling hard worden gemaakt dat de levensbedreigende bloedvergiftiging veroorzaakt werd door bacteriën.

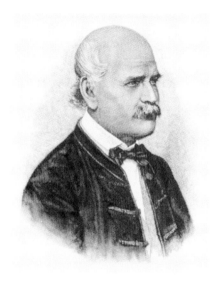

Ignaz Semmelweis slaagde erin om in 1861 in het ziekenhuis van Boedapest de gevreesde kraamvrouwenkoorts terug te dringen door zijn handen te wassen met bleekwater. Aanvankelijk kreeg hij weinig navolging.

Rekening houdend met het hoge sterftecijfer was het begrijpelijk dat de Hoge Gezondheidsraad geen voorstander was van kraamafdelingen in een ziekenhuis. De raad wilde eigenlijk het liefst het bestaan van kraamklinieken helemaal verbieden. Aangezien bevallingen nu eenmaal niet altijd zonder complicaties verlopen, hield de raad het bij een doorgedreven isolatie. Dat gebeurde naar het voorbeeld van een materniteit in het Gentse. Daar was al tien jaar geen enkel geval van kraamvrouwenkoorts opgedoken, terwijl de ziekte vroeger permanent aanwezig was geweest in het hospitaal. De raad zocht de verklaring voor het uitblijven van de koorts in de isolatie van het bevallingskwartier van de andere delen van het ziekenhuis. Het naleven van een onberispelijke hygiëne was echter de werkelijke reden van het succes in Gent.[89]

Tijdelijke hospitalen?

De Hoge Gezondheidsraad had het ook moeilijk met grote hospitalen. Hij gaf de voorkeur aan een klein ziekenhuis zoals dat van Bergen, waar de paviljoenen zich wijd uitstrekten over een groot terrein. Toen de raad de plannen keurde van het Antwerpse Stuivenberggasthuis (1878-1885) barstte de discussie los. Niet alleen ging het hier om een enorm groot hospitaal met een capaciteit van maar liefst 468 bedden, het kostenplaatje werd ook nog eens geraamd op drie miljoen fr., in die tijd een enorm bedrag. Was het nog wel nuttig om zoveel geld uit te geven aan een permanent ziekenhuis? Op het gebied van de hygiëne werd er namelijk zoveel vooruitgang geboekt dat een dergelijk ziekenhuis binnen een aantal jaren al achterhaald zou zijn. Houten barakkenkampen of andere soorten *hôpitaux volants* die snel konden worden opgericht en na enkele jaren konden worden afgebroken en vervangen, waren misschien een betere oplossing? Verschillende voorstellen van artsen en hygiënisten passeerden de revue. Met de revolutionaire ontdekkingen in de bacteriologie rond 1885 stopte die discussie vanzelf.[90]

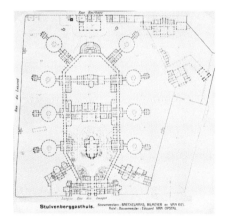

Naar aanleiding van de bouw van het enorme Antwerpse Stuyvenberghospitaal barstte de discussie los of het nog wel verantwoord was om te investeren in een permanent ziekenhuis waarvan de architectuur al snel achterhaald zou zijn.

87 *Le Scalpel*, 19/02/1879, 33.
88 CSHP, *Rapports*, 14-22/10/1875, 188.
89 CSHP, *Rapports*, 14-22/10/1875, 188-189.
90 CSHP, *Rapports*, 22/10/1875, 183-184.

Het Stuivenberggasthuis

De architect Frans Baeckelmans ontwierp het Antwerpse Stuivenberghospitaal, met als meest markante element de ronde paviljoenen die radiaal geplaatst werden ten opzichte van de dienstgebouwen. Met deze experimentele vorm toonde Baeckelmans zich een radicale volgeling van het advies van de Hoge Gezondheidsraad om de hoeken in ziekenzalen zoveel mogelijk af te ronden. Geheel conform de toen heersende theorie konden in de visie van de raad de miasmen achter scherpe hoeken en randen blijven hangen. Baeckelmans verwachtte daarom geen problemen toen de raad in 1875 zijn plannen onderzocht. De ronde zalen moesten het toezicht over de zieken vergemakkelijken, de luchtcirculatie bevorderen en voor een maximale lichtinval zorgen. De bedden in de ziekenzalen werden straalsgewijs rondom een dienstkamertje geplaatst, zodat de zieken elkaar niet konden besmetten en de verpleegkundige snel tot bij de patiënt kon komen.

De raad sprak zich echter negatief uit over de plannen, in eerste instantie over de grootte van het hospitaal. Het grote ziekenhuis, ontworpen voor een capaciteit van maar liefst 468 bedden, droeg allerminst zijn goedkeuring weg. De raad vroeg zich niet alleen af of het wel verantwoord was om een dergelijke mastodont van een ziekenhuis te ontwerpen. Hij had ook geen goed oog in de vernieuwende ronde vorm van de paviljoenen. Ronde ziekenzalen waren volgens de raad duur en moeilijk te verwarmen. Bovendien was een uitbreiding haast onmogelijk. Doordat de zieken in een kring lagen werden ze onophoudelijk met elkaars leed geconfronteerd, wat te belastend was voor het moreel. De vorm van de ziekenzaal leidde bovendien niet tot een betere

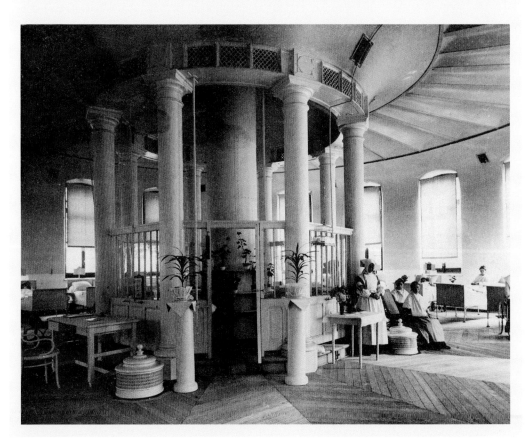

ventilatie. Een ander struikelblok vormden de binnenplaatsen. De gebouwen rond de binnenplaatsen hinderden de vrije luchtcirculatie, waardoor miasmen vrij spel kregen. Ook Baeckelmans' plan om een bevallingskwartier met 40 bedden in één van de paviljoenen in te richten, kreeg alleen maar negatieve kritiek.

De Hoge Gezondheidsraad weigerde de plannen goed te keuren. De raad verkoos een ziekenhuis zoals dat van Bergen, dat minder zieken herbergde en volgens de raad de perfectie benaderde op gebied van ventilatie en isolatie. Het aangepaste plan voor het Stuivenberghospitaal werd in 1876 wel goedgekeurd. Het ziekenhuisterrein was met een halve hectare vergroot waardoor de gebouwen verder van elkaar stonden. De materniteit lag op een apart terrein en de gesloten binnenplaatsen waren vervangen door open binnenplaatsen. De raad adviseerde wel de aanleg van ruime tuinen. Die trend was typisch voor de tweede helft van de 19de eeuw. Door de tuinen te verfraaien met bomen en struiken ademde het hospitaal een sfeer van leven en bekoorlijkheid uit die een einde moest stellen aan de diepgewortelde afkeer van het volk voor hospitalen. Hoewel de raad geen voorstander was van experimenten in de ziekenhuisarchitectuur, liet hij de ronde ziekenzalen schoorvoetend toe. In het buitenland kenden ronde ziekenzalen ondertussen een groot succes.[1]

[1] Beets-Anthonissen, "Antwerpen, Stuyvenberg", 96; CSHP, *Rapports*, 14 en 22/10/1875, 183-193; 30/11/1876.

4.4. Gevaarlijke, ongezonde en hinderlijke bedrijven

De Hoge Gezondheidsraad adviseerde dikwijls over de zogenaamde gevaarlijke, ongezonde en hinderlijke bedrijven. De voorschriften in verband met dergelijke bedrijven waren met een KB van 13 november 1849 verfijnd. De overheid stelde specifieke richtlijnen op ter bescherming van de industrie zelf, van de omwonenden en van de omgeving. Belangrijk was ook dat de regering voor de eerste keer aandacht besteedde aan de veiligheid van de arbeiders.

Drie categorieën bedrijven

Tot de gevaarlijke bedrijven behoorden alle bedrijven waar brand- of explosiegevaar was. Gasfabrieken, depots met ontvlambare stoffen en inrichtingen met stoommachines hoorden thuis in die categorie. Ongezonde bedrijven werden in drie categorieën opgesplitst. Bedrijven die 'uitwasemingen' uitstootten zoals zwavel werden als schadelijk beschouwd. De walmen die vetsmelterijen, Berlijns blauw- en lijmfabrieken uitstootten, werden dan weer veel minder schadelijk bevonden. De richtlijnen stelden dat de graad van schadelijkheid van de bedrijven afhankelijk was van specifieke (lokale) omstandigheden. Een bedrijf kon ook het stempel 'ongezond' krijgen wanneer er gevaar bestond voor de arbeiders of als het de omliggende vegetatie schade toebracht. Dat de conservatieve landbouwlobby een rol speelde in het opnemen van die laatste bepaling, is duidelijk. Een bedrijf werd als hinderlijk beschouwd als het materiële schade of hinder (*une forte gêne*) veroorzaakte. Stank en geluidsoverlast konden dus ook worden aangeklaagd. Respectievelijk de koning, de Bestendige Deputatie van de provincie en de gemeentebesturen verleenden vergunningen voor de drie categorieën.

De walmen die de fabrieken uitstootten werden dikwijls als gevaarlijk of hinderlijk bestempeld.

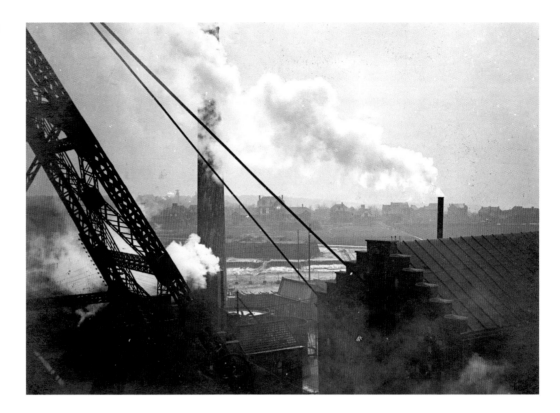

Onder invloed van de liberale regering Frère-Orban werd met het KB van 29 januari 1863 het verlenen van de vergunningen gedecentraliseerd. Het was de bedoeling om de aanvraag te vereenvoudigen voor de administratie en in de eerste plaats voor de industrie zelf. Vooral de behandeling van de vergunningsaanvragen waarvoor de koning toelating moest geven, nam immers veel tijd in beslag. De bedrijven werden niet langer in drie categorieën onderverdeeld. De gevaarlijke bedrijven die vroeger tot de eerste klasse behoorden, werden ondergebracht in de eerste klasse A. De vroegere tweede klasse kreeg nu het etiket klasse B. Bedrijven die tot de eerste klasse A of B behoorden, werden vergund door de Bestendige Deputatie van de provincie. De tweede klasse, de minder gevaarlijke inrichtingen, werd door het college van burgemeester en schepenen vergund. De centrale overheid had dus een zorg minder. De overheid moest alleen maar een oordeel uitspreken wanneer er een beroep werd ingediend tegen een beslissing van de Bestendige Deputatie. In principe betekende die decentralisering een achteruitgang voor het milieubeleid. De industrie kreeg namelijk vrij spel.[91]

Het is niet duidelijk of de minister van Binnenlandse Zaken systematisch de hulp van de Hoge Gezondheidsraad inriep wanneer er beroep werd aangetekend bij de Bestendige Deputatie. Wel is het zo dat de Hoge Gezondheidsraad zich dikwijls met dergelijke zaken inliet. Er was zelfs een speciale commissie (de *Commission des Établissements dangereux, insalubres et incommodes*) in het leven geroepen om de talrijke adviezen te kunnen bolwerken. Samen met de ziekenhuisarchitectuur en de adviezen betreffende kerkhoven was het onderzoeken van klachten in verband met gevaarlijke, ongezonde en hinderlijke bedrijven één van de belangrijkste bezigheden van de raad. De activiteit kwam tot uiting in uitgebreide rapporten.

[91] Verbruggen, *De stank bederft onze eetwaren*, 26-27.

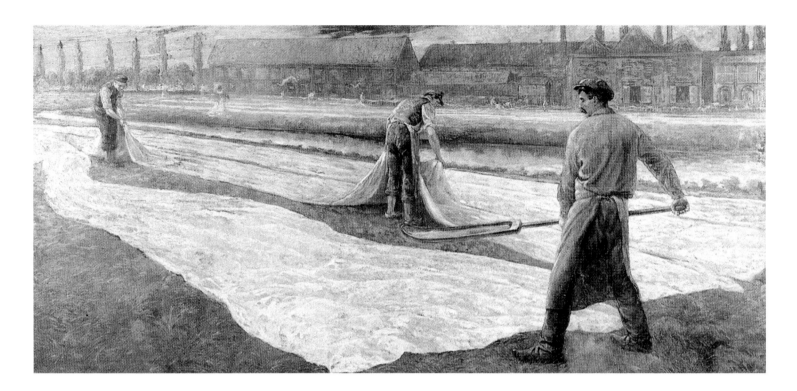

Economie versus gezondheid

De historicus Christophe Verbruggen kwam bij zijn onderzoek naar de reacties op de industriële pollutie in Gent tot de conclusie dat klachten over vervuiling meestal tot stand kwamen vanuit economische motieven. Vaak waren de opposanten ondernemers die hun economische activiteiten in het gedrang zagen komen door de activiteiten van concurrenten. Zo hadden brouwers en blekers bijvoorbeeld dikwijls een probleem met elkaar. De blekers namen het de brouwers kwalijk dat ze het rivierwater vervuilden, terwijl de brouwers verbolgen waren omdat de stank van het bleken hun bier bezoedelde. Die stelling kwam ook duidelijk naar voren in de dossiers die de Hoge Gezondheidsraad onderzocht. Klachten waren bijna altijd afkomstig van andere ondernemers. Getuigenissen van arbeiders kwamen er nauwelijks in voor. Nochtans hadden zij het meeste recht van klagen. De bedrijven die lawaai, stank en vervuiling veroorzaakten, werden haast altijd gebouwd in de nabijheid van arbeiderswijken. Zij werden ook het meest geconfronteerd met gevaarlijke arbeid. In de loodwitfabrieken bijvoorbeeld, konden de arbeiders ernstige loodvergiftigingen oplopen en ook de productie van lucifers was erg ongezond. Arbeiders konden hun stem echter niet laten horen. Ze hadden slechts één prioriteit: overleven.

Het zou interessant zijn om verder in te gaan op de wijze waarop de Commissie van Gevaarlijke, Ongezonde en Hinderlijke Bedrijven de zaken behandelde waarin beroep was aangetekend. Verbruggen stelde namelijk vast dat er in Gent een duidelijk verband bestond tussen het verlenen van vergunningen en de economische conjunctuur. In tijden van economische voorspoed was het voor de overheid eenvoudiger om vergunningen te weigeren; bij economische recessies toonde de overheid zich inschikkelijker. Zo weigerde het Gentse College van Burgemeester en Schepenen in de crisisjaren na 1874, toen de Belgische economie het bijzonder zwaar had, geen enkele vergunning.[92]

De stank van het bleken van linnen gaf vooral aanleiding tot klachten bij andere ondernemers. Dit schilderij toont hoe het linnen op het gras werd uitgespreid om het te bleken.

[92] Verbruggen, *De stank bederft onze eetwaren*, 112 en 122-123.

In het midden van de 19de eeuw formuleerden de lokale overheden weinig bezwaren tegen de oprichting van fabrieken in woonkernen. Zeker in tijden van economische crisis werden erg weinig vergunningen geweigerd aan gevaarlijke, ongezonde en hinderlijke bedrijven.

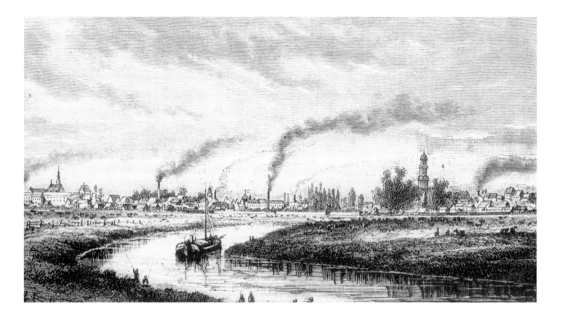

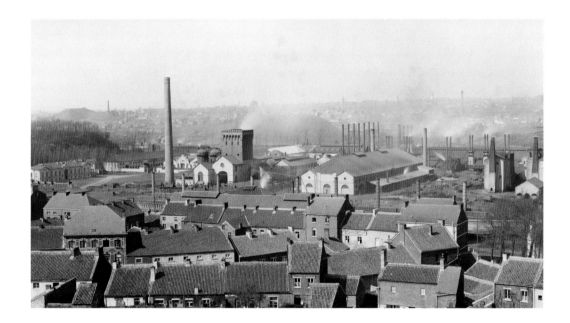

Uit de rapporten blijkt duidelijk dat ook de Hoge Gezondheidsraad zich niet zelden voor zware dilemma's zag geplaatst. Verbeteringen voor het milieu en de gezondheid van de arbeiders en de omwonenden hadden namelijk dikwijls negatieve consequenties voor de bloei van de economie. Zo werd de raad in 1861 gewaarschuwd dat er in verschillende kantateliers loodwit werd gebruikt voor het bleken van kant. Loodwit was een erg giftige stof. Aangezien verschillende kinderen ziek waren geworden, moest er worden ingegrepen. Maar moest de overheid het gebruik van loodwit nu volledig afschaffen of kon ze de maatregel beperken door het gebruik wel toe te laten in open lucht? In zijn rapport bevestigde de Hoge Gezondheidsraad dat het hier over een erg toxische stof ging. Besmetting kwam geregeld voor. Maar! Geen enkel

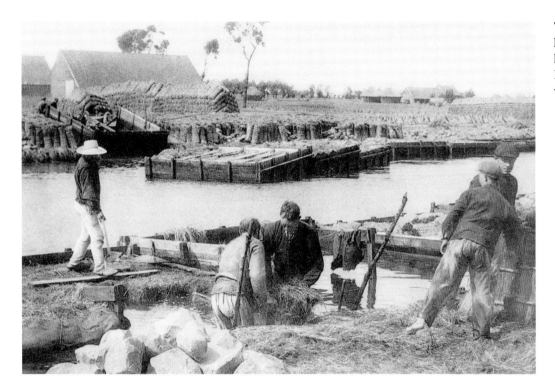

Tijdens het roten weekte het vlas in houten bakken in het Leiewater waardoor het zijn typische gouden kleur kreeg. Het rottingsproces veroorzaakte een weerzinwekkende stank.

materiaal bleekte het kant even mooi als loodwit. De handelaars vreesden voor een afname van de verkoop als de ateliers minder wit kant produceerden. De raad begreep de angst van de ondernemers en minimaliseerde het gezondheidsgevaar. De arbeiders wisten namelijk maar al te goed dat ze moesten opletten met loodwit en konden dus de nodige voorzorgen nemen. Bovendien was in open lucht werken inderdaad een optie. Zeker als men erop lette dat het niet altijd dezelfde personen waren die bleekten.[93] In deze zaak woog de gezondheid van de arbeiders zeker niet op tegen de belangen van de industrie.

Het roten van vlas

Dit was geen alleenstaand geval. Zo waren er heel wat klachten over het roten van vlas in of aan rivieren, grachtjes of kanalen. Het roten was een rottingsproces waarbij door inwerking van bacteriën of schimmels de vezelbundels van het vlas losten, een belangrijke stap in het productieproces van het geliefde linnen. Er waren al verschillende pogingen ondernomen om het vlas kunstmatig te roten, zowel chemisch door gebruik van kalk en soda, als fysisch met warm water of via een mechanisch procédé. Die systemen boden echter geen voldoening. Het was namelijk de ondergrond die de vezels de specifieke kleur en soepelheid gaf die erg gegeerd was. Met het advies om het water geregeld te verversen en nadien op het land te gebruiken, werd weinig rekening gehouden. Het waterpeil in de zomer was immers vaak erg laag. Nochtans bracht het roten van het vlas ernstige ecologische problemen met zich mee. Vooral het blauw-roten in stilstaand water was heel ongezond. Het veroorzaakte een geweldige stank die niet alleen hinderlijk was, maar geheel conform de miasmentheorie ook gevaarlijk werd geacht.[94]

[93] CSHP, *Rapports*, 7/10/1861, 31-36.
[94] Velle, *Hygiëne en preventie*, 114-117.

Watervervuiling

Vanaf het midden van de jaren 1870 steeg de aandacht van de Hoge Gezondheidsraad voor watervervuiling. De waterlopen fungeerden niet zelden als vergaarbakken voor huishoudelijk afval, menselijke uitwerpselen en sterk vervuild water afkomstig van fabrieken. Of zoals de raad ze omschreef : *comme des véritables égouts à ciel ouvert.*[1] De klachten waren navenant: water in alle kleuren van de regenboog, vissterfte, schuim en kwalijke geuren.[2] Het voorstel van minister Delcour om in 1877 een wedstrijd te organiseren waarbij men naar een oplossing zocht voor de vervuiling, wees de raad echter af. De fabrieken zouden zich hiertegen namelijk verzetten.[3] Bovendien beschikte de centrale overheid niet over de middelen en de macht voor een ernstig onderzoek naar de staat van het drinkwater.[4] De raad werkte wel aan een nieuwe wet (7 mei 1877), die het verouderde reglement inzake de niet bevaarbare waterlopen verving. Voortaan moesten deze waterlopen jaarlijks schoongemaakt worden. De kosten werden verdeeld onder de fabrikanten en de andere gebruikers. De gemeenten moesten uitzonderlijke werken of saneringen bekostigen. Zonder toestemming van de Bestendige Deputatie van de provincie mochten aan bruggen geen fabrieken of molens meer gebouwd worden. De nieuwe wet was een druppel op een hete plaat wegens te weinig sanctiemogelijkheden. Nergens werd bij wet verboden om afvalwater te lozen in een waterloop. Fabrikanten waren zelfs niet verplicht om het water te filteren of chemisch te behandelen.[5]

[1] CSHP, *Rapports*, 25/06/1874, 62.
[2] Vb. CSHP, *Rapports*, 30/09/1868, 149 en *Rapports*, 1874-1976, 125.
[3] CSHP, *Rapports*, 29/11/1877, 267-270.
[4] CSHP, *Rapports*, 31/10/1878, 312-313.
[5] Velle, *Hygiëne en preventieve gezondheidszorg*, 114-117.

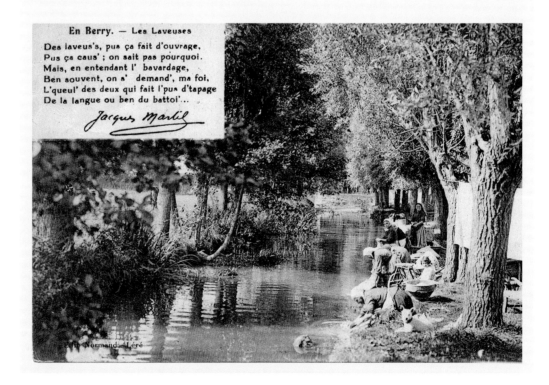

Het regende dan ook klachten. In 1867 werd de Hoge Gezondheidsraad voor een zwaar dilemma geplaatst. Een zekere mevrouw Daumerie, welgesteld waarschijnlijk want ze beschikte over een zomerhuis, klaagde over de "gevaarlijke" stank die het roten van vlas aan de oevers van de Moervaart in Moerbeke veroorzaakte. Ze vond het dan ook onbegrijpelijk dat de Bestendige Deputatie van Oost-Vlaanderen de heer Cambier toeliet om op grote schaal vlas te roten in de weiden van Moerbeke. De Hoge Gezondheidsraad begreep dat er ongerustheid heerste over de kwalijke geuren. Het verrotten van organisch materiaal veroorzaakte nu eenmaal walmen die schadelijk konden zijn. Vanuit het stand-punt van de gezondheid was het dus wenselijk dat de linnenindustrie ophield met roten in modderig water. Toch stond de raad voor een dilemma. Hij besefte namelijk dat een negatieve uitspraak in dit ene geval zou betekenen dat men het roten overal zou moeten verbieden. Een dergelijk verbod zou ernstige consequenties hebben voor de vele land-bouwers die de linnenproductie nodig hadden om te overleven. De raad voelde zich dan ook verplicht om de minister aan te raden om het roten niet te verbieden.[95]

Soms hield de Hoge Gezondheidsraad wel voet bij stuk en probeerde hij maatregelen door te drukken die allesbehalve populair waren bij de ondernemers. Maar zelfs dan moest de raad soms inbinden. Zo bleek dat er grote problemen waren met het transport van beenderen en huiden. Die werden namelijk gewoon in open wagons via het spoor vervoerd en verspreidden daardoor een misselijkmakende stank. Het ging om een wijdverspreid probleem, omdat heel wat industrieën hiervan gebruik maakten. De raad adviseerde de minister van Openbare Werken om een richtlijn uit te werken die dergelijke transporten alleen nog maar 's nachts in hermetisch afgesloten kisten toeliet. Het ministerie kreeg echter een stroom van klachten van handelaars te ver-werken. De raad voelde zich gedwongen om een toegeving te doen. Voortaan moesten gedroogde en gezouten botten niet meer in hermetisch afgesloten kisten worden ver-voerd. Een dekzeil volstond. De versoepeling was echter niet van harte, aangezien de leden ook dat een ongezonde bedoening vonden. Toch keurde de Hoge Gezondheids-raad het uiteindelijke rapport dat het Ministerie van Openbare Werken had uitgewerkt goed. Ook nu waren er echter problemen met het naleven van de regels. Een klein jaar later stelde een delegatie van de raad vast dat twee onbedekte wagons met stinkende gedroogde botten op klaarlichte dag in de buurt van het station van Vilvoorde stonden. De stank was ondraaglijk en het bleek niet de eerste keer te zijn. Daarom maande de Hoge Gezondheidsraad de minister aan om het reglement te verstrengen en sancties te koppelen aan de niet-naleving ervan.[96]

De steenbakkerijen

Dat stank dikwijls de aanleiding was voor klachten is ondertussen duidelijk. Maar ook wanneer de vegetatie te lijden had onder de activiteiten van een bedrijf werd er soms klacht ingediend. Het afsterven van de omliggende planten was samen met geurhinder bijvoorbeeld de aanleiding om een onderzoek te starten naar de vervuilende eigen-schappen van permanente en tijdelijke steenbakkerijen. De steenbakkerijen hadden in de 19de eeuw sommige plattelandsgemeenten laten evolueren tot industriële groei-kernen. Na de opening van het kanaal Brussel-Charleroi in 1832 en drastische veran-deringen in het productieproces schoten de steenbakkerijen als paddestoelen uit de grond. Tussen 1807 en 1857 vervijfvoudigde hun aantal van ongeveer 500 naar 2407.

[95] CSHP, *Rapports*, 31/10/ 1867, 53-56.
[96] CSHP, *Rapports*, 27/06/1872, 438-441; 30/01/1873, 509-511; 11/09/1873, 593-594; 25/06/1874, 71-74 en 112-114.

De kleiputten en de schoorstenen van de ovens domineerden het landschap. De steenbakkerijen trokken tal van verarmde plattelandsbewoners aan die de crisis in de landbouw ontvluchtten. De bevolkingsdichtheid nam dan ook sterk toe, waardoor de hygiëne er nog meer op achteruitging en buurten verkrotten. De huisvestiging was ronduit erbarmelijk. In de schaduw van de schoorstenen van de steenovens werden tal van nieuwe wijken gebouwd. Die bestonden uit aaneengesloten huisjes met één of twee kamers die nauwelijks konden worden verlicht of gelucht. Omdat er zo weinig mogelijk kostbare kleigrond verloren mocht gaan, werden de woningen zo dicht mogelijk bij de steenbakkerijen gebouwd. De bewoners moesten zich redden zonder bestrating, degelijke sanitaire voorzieningen, riolering of wateraanvoer. Bovendien ondervonden de bewoners ernstige hinder van de steenbakkerij zelf.

In 1863 werd een delegatie van de Hoge Gezondheidsraad op pad gestuurd om te kijken of de steenbakkerijen echt veel problemen opleverden. In een steenbakkerij in Boom stelde ze vast dat dat inderdaad het geval was. De ovens brandden continu en bliezen de rook slechts enkele meters hoog de lucht in waardoor de huizen onbewoonbaar waren en bomen en planten compleet werden vernietigd. Al vreesde de raad dat er tegenwind zou komen van de steenbakkerijen, toch adviseerde hij de minister van Binnenlandse Zaken om schoorstenen aan te bevelen met een hoogte van 30 tot 40 meter. Hun vrees was terecht. De eigenaars beweerden dat die schoorstenen te duur waren, waardoor ze de concurrentie met de steenbakkerijen die volgens het oude procédé werkten niet meer zouden aankunnen. Bovendien zouden de stenen van mindere kwaliteit zijn. Volgens de raad hield die argumentatie geen steek. Omdat de arbeiders met deze ovens veel sneller konden werken, zouden de ovens snel zijn terugverdiend. De hogere schoorstenen betekenden dus zowel voor de volksgezondheid als voor de economie een vooruitgang.[97]

Maar ook nu werd het advies onvoldoende opgevolgd en moest de Hoge Gezondheidsraad ijveren voor dwingende maatregelen. In 1870 stelde de raad voor om de hoogte van de schoorstenen te laten vastleggen in een reglement, zodat de natuur en de omwonenden minder schade ondervonden. En dat was nodig, zelfs als de woning en de natuur ver van de ovens lagen. De vegetatie leed vooral onder de hitte en de zwaveldampen en de arbeiders moesten leven in de walgelijke stank die vrijkwam bij het bakken van de stenen. De stank werd zo ver meegedragen door de wind dat het in principe eigenlijk onmogelijk was om een volledig doeltreffend reglement op te stellen. Toch stelde de raad voor dat tijdelijke steenbakkerijen op minstens 50 meter van een woonkern moesten liggen, terwijl de ovens van de permanente steenbakkerijen minstens 200 en maximum 500 meter verwijderd moesten zijn van de dichtste bewoning. Bovendien was iedere vorm van landbouw verboden op de terreinen.[98]

In de bronnen kan op zijn minst worden vastgesteld dat het voor de Hoge Gezondheidsraad soms moeizaam balanceren was tussen het belang van hygiëne en volksgezondheid enerzijds en de economische belangen anderzijds. Niet alleen bij de adviezen van de gevaarlijke, ongezonde en hinderlijke bedrijven was dat trouwens het geval. Zelfs bij een nakende cholera-epidemie kon de raad bijvoorbeeld geen absolute quarantaine van zeeschepen adviseren, ook al had het verleden aangetoond dat de ziekte het land kon worden ingebracht door de matrozen die aanmeerden. Gevaar voor een epidemie of niet, er moest worden gedacht aan de belangen van de handel.[99] De verschillende voorbeelden tonen aan dat economie dikwijls belangrijker was dan de gezondheid van het volk.

[97] CSHP, *Rapports*, 8/08/1863, 157-158.
[98] CSHP, *Rapports*, 27/05/1870, 242-245.
[99] CSHP, *Rapports*, 30/01/1868, 79-81.

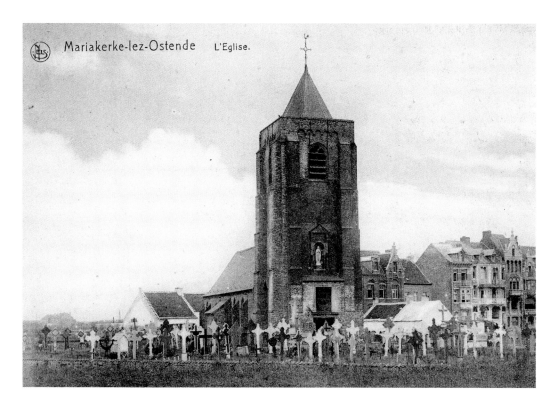

De Hoge Gezondheidsraad verzette zich met succes tegen de ongezonde gewoonte om de kerkhoven in te richten rond de kerk, in de buurt van woonkernen.

4.5. Begrafenissen en kerkhoven

In de strijd tegen de besmettelijke ziekten waren ook de kerkhoven een belangrijk thema. De traditionele gebruiken op het vlak van begraven en de inplanting van de kerkhoven waren voorwerp van grondige kritiek van de Hoge Gezondheidsraad. Conform de miasmentheorie werd gevreesd voor de ziektekiemen die opstegen uit de onhygiënische kerkhoven en de ontbindende lijken die het grondwater konden verontreinigen. De raad trok ten strijde tegen de gewoonte om de doden te begraven in kerkhoven rond druk-bezochte kerken of in de buurt van woonkernen.

Op de hygiënecongressen aan het begin van de jaren 1850 stelde de raad een uitge-breid reglement op betreffende de aanleg van kerkhoven. Een kerkhof moest ver genoeg verwijderd liggen van woonkernen en publieke gebouwen. Het mocht in geen geval gelegen zijn in de buurt van een openbaar gebouw of een waterput. Er moest rekening gehouden worden met de dominerende winden en de algemene staat van het terrein. De raad gaf de voorkeur aan grote terreinen met goed gedraineerde bodems, waarin miasmen geen kans maakten. De kerkhoven moesten voldoende groot zijn, zodat bestaande graven minstens tien jaar behouden konden blijven vooraleer plaats te maken voor nieuwe. In dezelfde optiek reglementeerde de raad de grootte en de diepte van de graven en hun onderlinge afstand. Hij maakte ook regels op voor het transport van lijken, het tijdstip van begraven en de inrichting van mortuaria.

De angst voor epidemieën was ook hier de doorslaggevende factor. Wanneer er bij-voorbeeld een cholera-epidemie heerste, werden uit vrees voor een directe besmetting de slachtoffers zo snel mogelijk begraven. Dat had tot het niet aflatende gerucht geleid dat er weleens mensen levend werden begraven. Daarom bepaalde de raad dat vooraleer

Dit kerkhof in Bergen kreeg wel de goedkeuring van de raad. Het lag ver genoeg verwijderd van het dorpscentrum, in de vrije natuur, waardoor miasmen geen kans maakten.

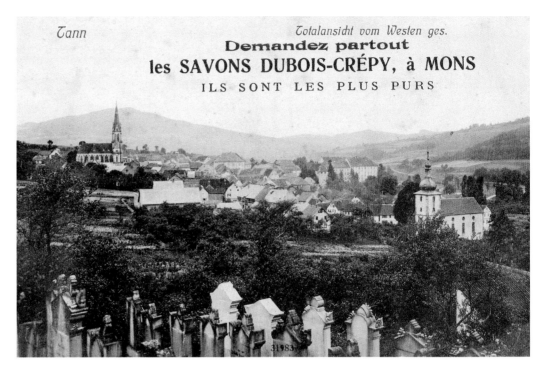

iemand kon worden begraven, een arts eerst de dood officieel moest vaststellen. Vervolgens mocht de begrafenis ten vroegste 36 uur nadien plaatsvinden en 48 uur in het geval van een plotse dood. Het gebruik van mortuaria moest voorkomen dat lijken te lang in familiale kring opgebaard lagen. Ongezonde kerkhoven moesten worden verplaatst. De gemeenten die dat weigerden, moesten hiertoe per KB worden verplicht.[100]

Regels voor het verplaatsen van een kerkhof

Kerkhoven werden in de 19de eeuw dikwijls verplaatst of verruimd. De gewoonte om de doden te begraven rond de kerk had als gevolg dat heel wat kerkhofjes uit hun voegen waren gebarsten. Door de bevolkingstoename en de hoge dodentol tijdens de epidemieën was extra ruimte een pure noodzaak. Soms moest een kerkhof worden verplaatst omdat het gevaar voor de omwonenden te groot was geworden.

Dat was vaak een delicate kwestie. Het verplaatsen van de lijken veroorzaakte immers veel commotie onder de bevolking. Er speelden niet alleen religieuze en persoonsgebonden kwesties, er werd ook gevreesd voor de gezondheid van de omwonenden en van de arbeiders die belast waren met het verplaatsen van de graven.

De Hoge Gezondheidsraad gaf op dit punt altijd zeer precieze en gedetailleerde instructies. De verplaatsing van graven moest gebeuren in een koele periode, door goed gevoede en gezonde arbeiders die dagelijks extra moesten worden gesterkt met een paar glazen geestrijke drank. Het drinken van "eau-de-vie" werd dus aanbevolen om besmettelijke ziekten te voorkomen, op zich een zoveelste illustratie van de gebrekkige 19de-eeuwse kennis over dit onderwerp. De commissie hamerde erop dat de arbeiders de lijken en kisten niet mochten aanraken en hun handen moesten wassen met zwarte zeep en water met fenylzuur. De stoffelijke resten moesten worden bedekt met ongebluste kalk. De grond moest tot vier meter diep – en nog dieper als er geurhinder was – worden afgegraven en afgevoerd naar een plaats ver van de bewoonde omgeving.[101]

[100] *La Santé,* 10/10/1852, 73-79.
[101] CSHP, *Rapports,* 7/09/1871, 334-339.

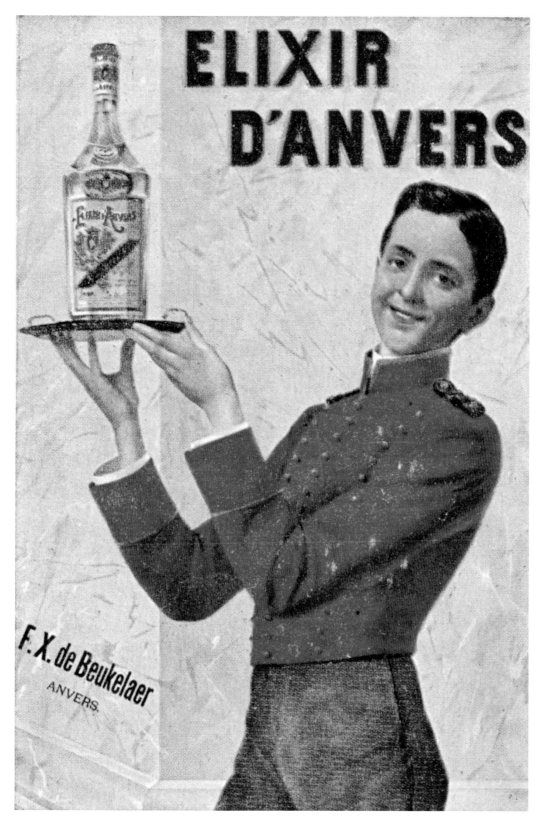

De sterk alcoholische drank Eau-de-vie werd onterecht beschouwd als een probaat middeltje om besmettelijke ziekten te voorkomen.

Belemmeringen voor een goede werking

De Commissie Gevaarlijke, Ongezonde en Hinderlijke Bedrijven van de Hoge Gezondheidsraad gaf dikwijls advies in verband met de aanleg van nieuwe kerkhoven en het vergroten of verplaatsen van oude kerkhoven. De commissie bestudeerde niet alleen de plannen van het kerkhof, maar onderzocht ook ter plekke de hygiënische staat van het terrein.

Elk jaar leverde de Hoge Gezondheidsraad hierover talrijke rapporten af. Toch werd de raad behoorlijk belemmerd in zijn werk. Ten eerste werd de raad niet systematisch om advies gevraagd. Pas wanneer een bepaalde instantie beroep had aangetekend in een bepaalde zaak of wanneer de provincie expliciet om een advies vroeg, trad de Hoge Gezondheidsraad in actie. Zo was er in 1864 geen advies aangevraagd over de bouw van het kerkhof in het Henegouwse Froidchapelle. Pas negen jaar nadien bezochten experten het kerkhof op vraag van de minister van Binnenlandse Zaken. Het regende namelijk klachten bij het provinciebestuur over de stank die in de zomer rond het kerkhof hing. Bovendien werd de oorzaak voor een difterie-epidemie bij 50 leerlingen van de meisjesschool in de buurt gezocht bij het kerkhof. Het onderzoek van de commissie wees uit dat de ondergrond van het kerkhof voor een groot deel uit leisteen bestond, waardoor de graven niet diep genoeg konden worden gemaakt, met alle gevolgen vandien. De raad adviseerde de minister om het kerkhof onmiddellijk te laten verwijderen en zelfs grond te onteigenen voor de aanleg van een nieuw kerkhof indien niet snel een ander terrein werd gevonden. Heel wat problemen hadden kunnen worden voorkomen indien er vooraf een onderzoek door specialisten had plaatsgevonden.[102]

Het gebrek aan een gedetailleerde wetgeving in verband met kerkhoven vormde een tweede belangrijke belemmering voor de Hoge Gezondheidsraad. Enkel het verouderde decreet dat dateerde uit de Franse Tijd en de gemeenten een verregaande autonomie verleende, was officieel van kracht. De raad streefde naar een nieuwe wet die de lacunes en onvolkomenheden van het decreet wijzigde.[103] De regering ging echter niet in op die wens. Net als bij de controle van de ziekenhuisarchitectuur en de saneringen in de steden kon de raad zijn reglementen niet afdwingen en was hij volledig afhankelijk van de medewerking van de gemeenten. De raad werd geconfronteerd met onverschilligheid, nalatigheid en/of onwetendheid van de gemeentebesturen. Niet zelden stelde de raad vast dat de regels inzake begrafenissen en het onderhoud van de kerkhoven met de voeten werden getreden. Zo was de commissie bijvoorbeeld niet te spreken over de wantoestanden die ze aantrof op het kerkhof van Namen. Daar werden zelfs de elementaire regels van het verouderde decreet overtreden. Het kerkhof moest wijken voor de komst van een nieuw treinstation, maar er bestond niet eens een plan van het kerkhof. De afstand tussen de graven was niet gerespecteerd en ook de diepte vormde een probleem. In plaats van een graf onmiddellijk te dichten, gooide men in afwachting van de volgende begrafenis gewoon een dunne laag zand over de doodskist. Er werden tot drie lijken boven elkaar begraven, waarbij het deksel van de laatste kist slechts 40 à 50 cm onder de grond zat.[104]

Pas in 1880 verbeterde de wettelijke situatie. Voor de eerste keer werden enkele regels die de Hoge Gezondheidsraad propageerde, ook effectief in een wettelijk kader gegoten. Het KB van 7 augustus 1880 schreef voor dat kerkhoven die in onbruik waren geraakt,

[102] CSHP, *Rapports*, 27/11/1873, 614-618.
[103] Decreet: 25 prairial van het jaar XII; CSHP, *Rapports*, 21/03/1859, 206-207.
[104] CSHP, *Rapports*, 28/10/1864, 205.

De mening van de raad over crematie

Over begraven of cremeren werd aanvankelijk niet echt een fundamentele discussie gevoerd, ondanks de miasmentheorie die de boventoon voerde. Tussen 1865 en 1868 richtte een besmettelijke runderziekte veel schade aan in de Belgische veestapel. Naar aanleiding hiervan ontwierp de veearts E. Dèle een controversiële crematie-installatie voor dieren. Hij argumenteerde dat de verbranding van de krengen de besmettelijke ziekten een halt toeriep, bodemverontreiniging voorkwam en dat slachters niet meer blootgesteld werden aan miltvuur. Dèle stelde dat crematie altijd beter was dan het ongezonde begraven, ook bij menselijke lijken. De gemeenten kampten namelijk dikwijls met plaatsgebrek, bodemproblemen en een tekort aan ongebluste kalk. De Hoge Gezondheidsraad liet zich niet uit over de problematiek, maar concludeerde wel dat niemand kon betwisten dat de crematie van krengen besmettelijke ziektes voorkwam. Omdat crematie te veel geurhinder veroorzaakte, bleef de raad echter opteren voor het begraven.[1]

Vanaf het midden van de jaren 1870 ontspon zich een maatschappelijk debat over crematie. In 1883 mengde de Hoge Gezondheidsraad zich hierin. Stas, Janssens en Crocq wezen in een rapport op de nadelen van het begraven, dat vooral in de steden een gevaar vormde. De mensen leefden te dicht bij de begraafplaatsen en liepen het risico om ziekteverwekkende miasmen in te ademen en verontreinigd grondwater te drinken. Bovendien nam het begraven van lichamen enorm veel ruimte in beslag. Crematie vermeed een traag en gevaarlijk ontbindingsproces. Het rapport lokte discussie uit onder de leden van de raad, maar uiteindelijk stemde de meerderheid toch voor.[2] Toch zou het nog jaren duren vooraleer crematies in België een feit waren. Met de toenemende polarisering tussen katholieken en vrijzinnigen werd de lijkverbranding – ongewild misschien – een politiek symbool. Pas op 21 maart 1932 kregen de gemeenteraden het recht om crematoria te bouwen die aan strikte richtlijnen moesten voldoen.[3]

[1] Velle, *Begraven of cremeren*, 23-24; CSHP, *Rapports*, 7/09/1871, 340-343.
[2] CSHP, *Rapports*, 10/03/1883, 284-287.
[3] Velle, *Begraven of cremeren*, 32, 57.

pas na vijf jaar mochten worden beplant. Het terrein mocht geen andere bestemming krijgen en in de eerstkomende vijftien jaar was geen enkele afgraving toegelaten. Na het verstrijken van die termijn was herbestemming enkel mogelijk nadat afgevaardigden van de Hoge Gezondheidsraad of de provinciale medische commissie hadden vastgesteld dat er geen enkel gevaar was voor de volksgezondheid. Hierbij ging de aandacht naar de graad van ontbinding van de lijken, de staat van de grond waarin ze rustten en de staat van het grondwater. Na een positief advies kregen de kerkhoven via een KB een herbestemming.[105] De Hoge Gezondheidsraad hield zich dus geregeld bezig met kerkhoven, maar was toch sterk ingeperkt door het gebrek aan wetgeving en de gemeentelijke autonomie. Vaak werd het advies van de raad pas ingewonnen nadat het kwaad grotendeels al was geschied.

[105] CSHP, *Rapports*, 19/12/1879, 360-362.

De eenvoudige gymnastiekoefeningen volgens de methode Docx konden ook door minder sportieve leerlingen uitgevoerd worden.

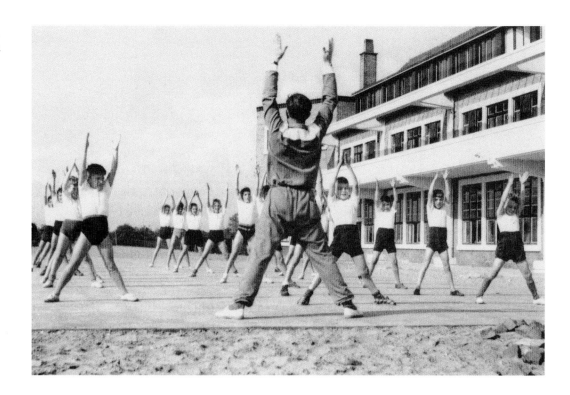

4.6. Hygiëne en gezondheid op school

Gymnastiekles in de scholen

De gezondheid van de schoolgaande jeugd vormde een ander aandachtspunt van de Hoge Gezondheidsraad. Aanvankelijk ging de belangstelling vooral uit naar de fysieke conditie van de jongeren. De raad hechtte veel belang aan een degelijk gymnastiek-onderwijs in de Belgische scholen. In 1857 kwam het onderwerp voor een eerste keer aan bod. De arts N. Theis, tevens secretaris van de raad, startte een onderzoek naar het toenmalige gymnastiekonderwijs. Hij werkte een trainingsprogramma uit dat op een goedkope manier de fysieke conditie van de schoolgaande jeugd moest verbeteren en de jongens voorbereidde op de latere militaire dienst. De raad adviseerde om het gymnastiekprogramma in alle graden van het onderwijs in te stellen.[106]

Naar aanleiding van het verschijnen in 1870 van de publicatie *Gymnastique hygiénique, thérapeutique et récréative sans instruments* van de hand van Guillaume Docx (1830-1895) maakte de Hoge Gezondheidsraad gretig gebruik van zijn initiatief-recht om de betreurenswaardige staat van het Belgische gymnastiekonderwijs aan te klagen.[107] De raad ijverde in navolging van Docx voor het invoeren van verplicht gymnastiekonderwijs. Hierbij opteerde hij voor gymnastiekonderwijs zonder al te veel franje, met behulp van slechts enkele eenvoudige toestellen. Er werden speci-fieke oefeningen uitgewerkt, aangepast aan de sekse en de leeftijd van de leerlingen. De nadruk lag op prijsbewustheid en eenvoud. Alle leerlingen moesten namelijk in staat zijn om de oefeningen uit te voeren. Bovendien mocht er vooral niet worden gedweept met persoonlijke prestaties.

[106] CSHP, *Rapports*, 27/05/1857, 84-85; 17/10/1862, 86-88.
[107] Infanteriekapitein Guillaume Docx promootte in zijn werk een rationele, verplichte schoolgymnastiek en was sterk gekant tegen toesteloefeningen.

Een betere opleiding van de leerkrachten

Docx' werk kon volgens de Hoge Gezondheidsraad echter alleen maar nuttig zijn indien er lessen werden getrokken uit het gymnastiekonderwijs in het buitenland. Vooral op het niveau van het lesgeven viel er heel wat te leren. Anders dan in landen als Zweden, Denemarken en Duitsland bestond er in België geen enkele pedagogische opleiding voor leraren gymnastiek. De grote fout was dat de overheid ervan uitging dat goede atleten ook goede lesgevers waren. Een waardeloze stelling, vond de Hoge Gezondheidsraad. Een goede gymnastiekleraar moest niet alleen sportief zijn en kunnen uitleggen hoe een sport moest worden beoefend, hij moest ook weten waarom de uitoefening van bepaalde sporten aanbeveling verdiende en wat de effecten ervan waren op het lichaam. Een zekere vertrouwdheid met fysiologie, anatomie en pedagogie was daarbij een absolute vereiste. Die kennis vergaarde een leerkracht niet op een sportveld maar op de schoolbanken.

Er was dus dringend nood aan een opleiding voor gymnastiekleraars op de normaalscholen. Voor de verdere professionalisering van het statuut van gymnastiekleraar was niet alleen een goede opleiding nodig. Er moest ook een einde komen aan de slechte verloning en de gewoonte om gymnastiek te geven buiten de lesuren. De hele houding ten opzichte van gymnastiek moest eigenlijk veranderen. In België werd gymnastiek nog te veel beschouwd als eenvoudig amusement of – in het beste geval – als een nuttig tijdverdrijf. Men kon beter een voorbeeld nemen aan het buitenland waar gymnastiek echt beschouwd werd als een wetenschap ter perfectionering van de mens. De raad pleitte voor een grondige hervorming van het gymnastiekonderwijs. Gymnastiek moest zonder uitzondering verplicht worden voor alle kinderen en in alle graden. Om dat te verwezenlijken wilde de raad dat de overheid een centrale gymnastiekschool zou oprichten waar de toekomstige leraren zich konden bekwamen in de theorie en de praktijk van het spel, de anatomie, fysiologie, dieetleer enz. Hun kennis moest worden getest door serieuze examens.[108]

De klachten van de Hoge Gezondheidsraad vonden gehoor bij de overheid. Drie specialisten, waaronder Docx, werden door de minister van Binnenlandse Zaken eind 1870 op werkbezoek naar gymnastiekscholen in Duitsland en Zweden gestuurd. Aan de hand van de opgedane kennis stelden ze een programma samen dat uiteindelijk aan de Hoge Gezondheidsraad ter goedkeuring werd voorgelegd. Het werk nam verschillende zittingen in beslag. Het resultaat vond zijn weerslag in verschillende KB's, die zowel de opleiding van de gymnastiekleraars als het gymnastiekonderwijs zelf reguleerden.[109]

De raad werd niet gevolgd in zijn stelling dat er nood was aan een gespecialiseerde normaalschool voor gymnastiek. De samenstellers van het programma waren ervan overtuigd dat dergelijke scholen nauwelijks leerlingen zouden aantrekken. Bovendien was minister van Binnenlandse Zaken Charles Delcour geen voorstander van één centrale school wegens te duur. Hij zag meer heil in een extra vak gymnastiek aan de bestaande normaalscholen. Elke normaalschool moest een gymnastiekleerkracht aanwerven die de nodige ervaring had opgedaan in Zweden of Duitsland. Daarnaast moesten de scholen over het nodige materiaal beschikken. Gymnastiek zou voortaan deel uitmaken van de ingangsexamens en het lessenpakket van de normaalscholen. Bij de eindexamens moest de opgedane kennis over het vak uitvoerig worden getest via een schriftelijk en een praktisch examen. De leerkrachten die al gymnastiek gaven vóór

108 CSHP, *Rapports*, 8/12/1870, 277-285.
109 KB 12 juli 1874, MB 12 mei 1875, KB 16 juni 1875, KB 17 juli 1875, KB 12 mei 1875.

Vanaf 1875 werden leerkrachten speciaal opgeleid om op een professionele, wetenschappelijk onderbouwde manier gymnastiekles te geven.

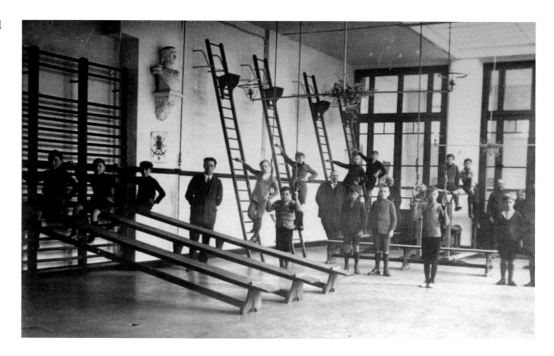

de nieuwe wetgeving van kracht werd, werden met het vooruitzicht op een beter loon gestimuleerd om een bijkomende opleiding te volgen. Gedurende een maand kregen ze les in pedagogie, anatomie, fysiologie en hygiëne. Wanneer ze slaagden in het eind-examen, ontvingen ze een certificaat dat recht gaf op een loonsverhoging. Met de wet van 1 juli 1879 werd gymnastiek verplicht in het officieel lager onderwijs. Op de middelbare staatsscholen was gymnastiek al sinds 1850 een verplicht onderdeel van het lessenpakket en waren de leerlingen verplicht het vak te volgen. Alleen met een dokters-briefje konden de kinderen hiervan vrijstelling krijgen. De Hoge Gezondheidsraad was in de wolken met de KB's die een grote lacune in het Belgische officiële onderwijs invulden.[110]

Schoolhygiëne

Niet alleen aan de lichamelijke fitheid van de schoolgaande jeugd werd gedacht. Minis-ter Delcour vroeg de Hoge Gezondheidsraad ook om een reglement op te stellen over de hygiëne op school. Vanaf 1874 werkte de speciaal hiervoor opgerichte *Commission pour l'Hygiène Scolaire* tot in de kleinste details een nieuw algemeen programma uit dat het oude reglement van 1852 verving. In november 1873 had de regering namelijk 20 miljoen fr. ter beschikking gesteld van de provincies en gemeenten voor het bouwen en inrichten van scholen. Het nieuwe programma moest garanderen dat de nieuwe scholen voldeden aan de voorschriften en dat er voldoende uniformiteit was.

De herziening nam veel tijd in beslag. De commissie vergaderde maar liefst 14 keer gedurende een drietal uur en bracht talloze bezoeken aan gasthuizen, scholen en hospi-talen om er systemen voor meubilair, ventilatie, verwarming, latrines enz. te bekijken. Ze deed ook een beroep op experten. De architect Blandot uit Hoei en de onderwijs-inspecteurs van de provincies Namen en Luik, de heren Dony en Kleyer, woonden de zes laatste zittingen bij. Dankzij hun jarenlange ervaring kenden zij de noden van de scholen op het gebied van hygiëne.

[110] CSHP, *Rapports*, 29/05/1873, 543-546. Laporte,"De lichamelijke opvoeding in het onderwijs in België", 49.

De raad beval deze ventilatiekachel van het merk "Mouly" aan om de klaslokalen optimaal te verwarmen en te ventileren.

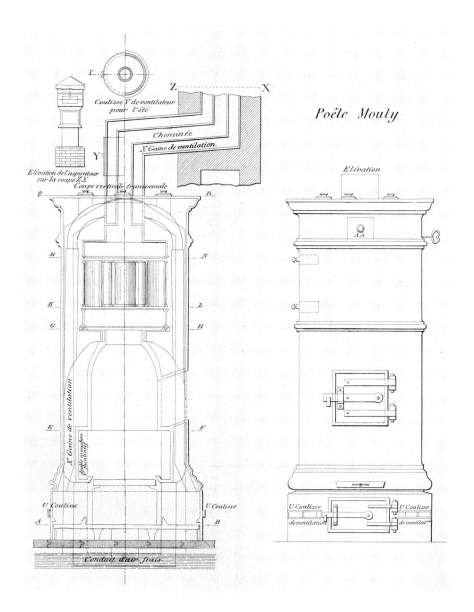

De samenwerking resulteerde in een zeer uitgebreid en gedetailleerd programma dat op 28 november 1874 in het *Staatsblad* werd gepubliceerd. Het programma bepaalde de aangewezen ligging en oriëntatie van de schoolgebouwen, de indeling van de school, de oppervlakte van de klassen, de manier waarop jongens en meisjes van elkaar gescheiden moesten worden, de verlichting, de inrichting van het sanitair, het meubilair enz… Alles was gedetailleerd beschreven: tot de kleur van de klassen (helder grijs kreeg de voorkeur, wit was uit den boze) en de plaats van het Christusbeeld toe.[111]

De pagina's waarin de ventilatie en verwarming aan bod kwamen, waren blanco gelaten. De commissie had immers nog geen overeenstemming bereikt over welk toestel het beste was. De volgende jaren stond dat onderwerp dan ook dikwijls op de agenda van de Hoge Gezondheidsraad. In de zitting van 3 juli 1874 had de raad de minister van Binnenlandse Zaken namelijk geadviseerd om een wedstrijd uit te schrijven voor verwarmings- en ventilatiesystemen. Vanaf dat moment werd de Hoge Gezondheidsraad bestookt door uitvinders die de ideale machine wilden presenteren. Het aantal

[111] CSHP, *Rapports*, 18, 30/06/1874, 2 en 3/07/1874, 75-83.

aanvragen nam zo sterk toe dat de Commissie voor Schoolhygiëne zich veeleer een permanent consultatiecomité voor industriëlen en hun kachels begon te voelen dan wel een orgaan dat advies verleende op het vlak van hygiëne. Wanneer een machine niet voldeed voor de raad, voerde de uitvinder een lichte wijziging uit en kon de machine weer de revue passeren. De Hoge Gezondheidsraad vroeg de minister daarom om opnieuw een wedstrijd te mogen organiseren waarbij vijf verschillende machines steeds in identieke omstandigheden werden getest. Hierdoor zou het eenvoudiger zijn om de voor- en nadelen van de machines te kunnen bepalen en vergelijken. Zolang er geen machine ontwikkeld was die perfect aan alle eisen inzake verwarming en ventilatie voldeed, raadde de commissie het gebruik van de ventilatiekachels van De Maeghd en Mouly aan.[112]

4.7. DE STRIJD TEGEN EPIDEMIEËN

De Hoge Gezondheidsraad hield zich aanvankelijk helemaal niet bezig met besmettelijke ziekten. Die taak was meer weggelegd voor de Koninklijke Academie voor Geneeskunde. De raad werd bij medische kwesties aanvankelijk alleen maar geconsulteerd als een intermediair orgaan. Zo waren er enkele discussies over wie er voor de verzorging van de zieken verantwoordelijk was. De kantons Waver, Geldenaken en Perwez klaagden bijvoorbeeld over arbeiders die in de overbevolkte steden tyfus opliepen, voor verzorging terugkeerden naar hun oude dorp en daar andere mensen besmetten.[113] De wet van 10 februari 1845 bepaalde immers dat arbeiders die naar de steden emigreerden, nadien voor bijstand minstens acht jaar afhankelijk bleven van de gemeente waar ze oorspronkelijk vandaan kwamen. Op die manier probeerde de overheid de plattelandsmigratie te beheersen en de kosten van de steden binnen de perken te houden.[114] Prostituees vormden sinds de wetten van 30 januari 1854 en van 9 oktober 1855 een uitzondering op de regel. Zij moesten hun syfilis laten behandelen in de stad waar ze werkzaam waren, een beslissing waarover Brussel en Leuven niet te spreken waren en die ook de Hoge Gezondheidsraad betwiste.[115] Pas in 1866, niet toevallig het jaar waarin er een cholera-epidemie woedde, begon de raad zijn aandacht te richten op de infectieziekten. Waarom het meer dan vijftien jaar duurde vooraleer de raad zich boog over dit thema, is onduidelijk. Het probleem van de steeds terugkerende epidemieën was nochtans prangend.

Zoals hoger al vermeld had de industrialisatie en de daarmee gepaard gaande plattelandsvlucht de druk op het stedelijk leefmilieu sterk doen toenemen. Het werd steeds moeilijker om de waterlopen rein te houden en het afval uit de steden te verwijderen. De consequenties waren zwaar. Vuile handen, verontreinigd water en honger waren verantwoordelijk voor de epidemieën die het land in de 19de eeuw systematisch teisterden. Infectieziekten zoals tyfus, difterie en vooral cholera richtten ware ravages aan onder de bevolking. Ook de pokken maakten nog veel slachtoffers. Vooral de arbeidersklasse en de armen kregen het zwaar te verduren. De krappe behuizing en het ontbreken van iedere elementaire vorm van hygiëne maakte van hen gemakkelijke slachtoffers.

In 1855 maakte Edouard Ducpétiaux een analyse van het bestedingspatroon van de Belgische gezinnen. Die wees uit dat amper 0,5 tot 1,65% van het totale budget van een arbeidersgezin naar lichaamsverzorging en geneeskundige hulp ging. Arbeiders

[112] CSHP, *Rapports*, 27/02/1879, 314-318.
[113] CSHP, *Rapports*, 1874, 7-8.
[114] Van Damme, "Onderstandswoonst, sedentarisering en stad-plattelands-tegenstellingen", 503-504.
[115] CSHP, *Rapports*, 1864, 209-212.

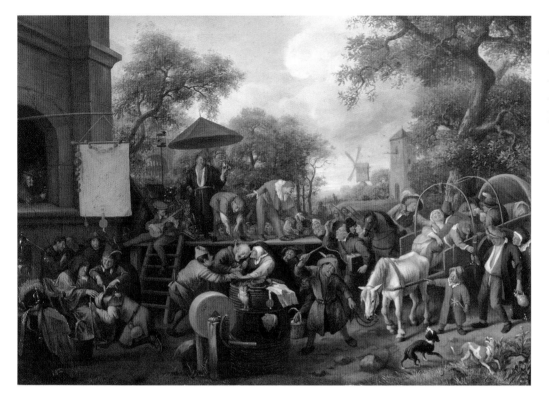

De populaire kwakzalver was op het einde van de 17de eeuw al het onderwerp van dit genreschilderwerk van Jan Steen. Ook in het midden van de 19de eeuw boezemden kwakzalvers het gewone volk vaak meer vertrouwen in dan hoogopgeleide artsen.

waren in de 19de eeuw in de eerste plaats bezig met te overleven. Het had weinig zin de volksklassen bewust te maken van de noodzaak van netheid, lichaamsverzorging en meer hygiëne. Ze konden zich immers nauwelijks een bord eten, proper water en een verwarmd huis veroorloven. Een stuk zeep was wel het laatste waaraan een arbeider dacht.[116]

Ook voor medische verzorging ontbrak het de meeste arbeiders aan financiële middelen. Een doktersconsultatie kostte een arbeider in het midden van de 19de eeuw bijna een volledig dagloon. Bovendien koesterde de man in de straat een groot wantrouwen tegenover artsen. Dat was niet alleen te wijten aan onwetendheid – vaak wist men niet eens dat er medische bijstand kón worden geboden – de mensen zaten ook vaak gevangen in bijgeloof en overgeleverde tradities. Het was in de eerste plaats de pastoor die de zieke bijstond in zijn lijden. Een eventueel herstel had men namelijk aan God of Maria te danken, niet aan een arts. Bij ziekte werd uitvoerig gegrepen naar gebeden, rozenkransen, bedevaarten en heiligen. Ook op wonderdokters en kwakzalvers werd vaak een beroep gedaan, aangevuld met de traditionele huis-, tuin- en keukenmiddeltjes die van generatie op generatie werden doorgegeven. Het gros van de bevolking legde zijn lot liever in de handen van kwakzalvers die een eenvoudige, begrijpbare taal spraken en met de nodige zin voor theater mirakels beloofden. Alleen in hoogste nood werd de hulp van een arts ingeroepen. Vaak was het dan al lang te laat.[117] Pas geleidelijk kwam er verandering in die patronen.

De pokkenvaccinatie

Een mooi voorbeeld van de achterdocht van het volk ten opzichte van de moderne geneeskunde waren de pokkenvaccinaties. De pokken richtten sinds eeuwen in golven ware ravages aan in onze contreien. De ziekte was een belangrijke doodsoorzaak: vóór

[116] Velle, *Lichaam en hygiëne*, 63 en 106.
[117] Devos, "Ziekte een harde realiteit", 127; Velle, *Lichaam en hygiëne*, 23.

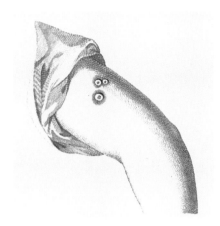

Edward Jenner ontdekte dat melkmeisjes die besmet raakten met de onschuldige koepokken, immuun werden tegen de levensbedreigende variant. De afbeelding toont de letsels die de koepokken veroorzaakten op de arm van een melkmeisje.

de 19de eeuw waren de pokken periodiek verantwoordelijk voor 10 tot 25% van de sterfgevallen. Wie de ziekte overleefde, was voor het leven getekend met littekens. In 1796 ontdekte de Engelse plattelandsdokter Edward Jenner (1749-1823) dat een inenting met koepokken de mens immuun maakte voor de pokken. Het betekende een mijlpaal in de strijd tegen de gevreesde ziekte: de weg lag open voor vaccinatie. Het Franse bewind onder Napoleon moedigde de vaccinatie sterk aan. Een systeem van beloningen, medailles en prijzen moest artsen stimuleren zoveel mogelijk te vaccineren. Veel medici vaccineerden gratis of tegen een minimale vergoeding. Armen die onderstand wilden, moesten zich laten vaccineren en ook voor kinderen was het verplicht om toegang te krijgen tot het onderwijs. Willem I (1772-1843) stelde een vaccinatieverplichting voor het leger in. Ook de Belgische regering bleef vaccinatie aanmoedigen, maar benadrukte dat de provincies en gemeenten hiervoor verantwoordelijk waren. De vaccinatiegraad hing dus af van de inspanningen die de plaatselijke overheden leverden om de bevolking te overtuigen van de doeltreffendheid van vaccinatie.

De vaccinatiecampagnes stootten immers op heel wat weerstand bij de bevolking. Zo waren er ouders die geloofden dat de kinderpokken een heilzame werking konden hebben op hun kind omdat de ziekte zogezegd alle kwalijke sappen uit het lichaam verwijderde. Andere tegenkantingen waren ingegeven door religieuze denkbeelden en vooroordelen. De geestelijkheid droeg de medische innovaties geen warm hart toe. Zelfs in het medisch korps ontstond twijfel over de deugdelijkheid van de vaccins. Het aantal vaccinaties verschilde daarom sterk van regio tot regio. De pokken werden dus niet meteen sterk teruggedrongen. In 1865 was er in België zelfs een nieuwe opstoot met bijna 6000 slachtoffers.[118]

De Hoge Gezondheidsraad was zich bewust van de ernst van de situatie en de noodzaak om de vaccinatiecampagnes beter te structureren. De raad nam zelf het initiatief om het ministerie van Binnenlandse Zaken tot handelen aan te zetten. In een rapport uit 1865 legde raadslid Uytterhoeven de vinger op de wonde: het geloof van bepaalde artsen in het vaccin wankelde. Die vertrouwenscrisis kon een ernstige bedreiging betekenen voor de volksgezondheid. Aan de basis lagen twee problemen. De artsen hadden niet altijd voldoende vaccins van goede kwaliteit voorhanden en de wetenschappers vreesden dat het vaccin zou immuniseren. Het verzwakte micro-organisme kon in de gastheer verder muteren en zijn immuniserende vermogen verliezen. Er bestond zelfs een minieme kans dat het micro-organisme zijn ziekteverwekkende eigenschappen herwon. Die problemen waren voor de Hoge Gezondheidsraad echter geen reden om aan de noodzakelijkheid van de vaccinatie te gaan twijfelen. *Nier le pouvoir anti-variolique du vaccin (du bon vaccin bien entendu) c'est nier la clarté du jour*[119], schreef Uytterhoeven in zijn rapport. De raad was het absoluut oneens met die groep van artsen die van mening was dat men de natuur zijn gang moest laten gaan en de pokken moest dulden als een noodzakelijk kwaad. *La variole ne préserve de rien, ni contre rien; elle défigure ou elle tue. La suppression de la variole est le plus grand bienfait qui ait été procuré à l'humanité.*[120]

De overheid moest er in de eerste plaats voor zorgen dat de artsen konden beschikken over voldoende kwalitatieve vaccins. Daarom pleitte de raad – in navolging van soortgelijke instituten in Napels en Lyon – voor de oprichting van een *établissement vaccinogène*. Dat instituut moest vaarzen fokken die beurtelings met koepokken werden

[118] Bruneel, "Ziekte en sociale geneeskunde: de erfenis van de verlichting", 26-28; Velle, "De overheid en de zorg voor de volksgezondheid", 141-143.
[119] CSHP, *Rapports*, 24/05/1865, 227.
[120] Ibidem.

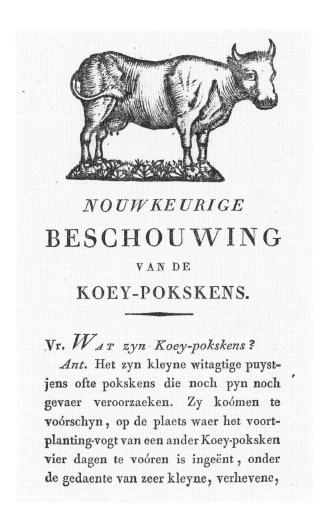

NOUWKEURIGE

BESCHOUWING

VAN DE

KOEY-POKSKENS.

Vr. *Wat zyn Koey-pokskens?*
Ant. Het zyn kleyne witagtige puyst-
jens ofte pokskens die noch pyn noch
gevaer veroorzaeken. Zy koómen te
voórschyn, op de plaets waer het voort-
planting-vogt van een ander Koey-poksken
vier dagen te voóren is ingeënt, onder
de gedaente van zeer kleyne, verhevene,

Omstreeks 1800 werd de koepokinenting in België ingevoerd. De Tieltse geneesheer Jaquemyns stelde in de *Nouwkeurige beschouwing van de Koey-poksens* uit 1809 de inenting voor.

besmet. Op die manier konden permanent vaccins van uitzonderlijk goede kwaliteit worden geproduceerd. De raad pleitte ervoor dat de vaccins gratis waren voor de bevolking en ijverde voor een betere opvolging van de vaccinaties door een meer efficiënte organisatie van de vaccinatiediensten. Een beter vaccin betekende namelijk niet dat de mens definitief beschermd was tegen de pokkenziekte; er waren ook regelmatige controles nodig om te zien of de vaccinaties geslaagd waren. Daarom ijverde de raad voor een algemeen reglement voor de gemeentelijke en provinciale autoriteiten inzake de controle op de vaccinaties.[121]

Het voorstel moest blijkbaar een tijdje bezinken bij de regering. Nadat ook de Academie voor Geneeskunde had aangeraden om het vaccin te verjongen (maart 1867) was de overheid eindelijk overtuigd.[122] Het *Institut vaccinal de l'Etat* werd opgericht op 11 juli 1868. Tegelijk werd het oude medaillesysteem opgeheven. De vrijgekomen middelen werden besteed aan de productie en distributie van hoogwaardige vaccins met betere resultaten. De regering was niet ingegaan op het voorstel van de raad om het *Institut vaccinal de l'Etat* in te richten in de veeartsenijschool in Anderlecht. Enkele jaren nadien kwam zij op die beslissing terug. De productie van vaccins moest worden opgedreven en de school was een ideale locatie om de gezondheid van de vaarzen voortdurend te controleren.[123] Het productiehuis voor dierlijke vaccins, dat in 1882 werd omgevormd tot het *Office vaccinogène central de l'Etat*, werd bij KB van 15 februari 1883

[121] Ibidem, 226.
[122] Velle, *De nieuwe biechtvaders*, 51.
[123] CSHP, *Rapports*, 27/05/1880, 13-17.

ingericht in de Rijksveeartsenijschool in Anderlecht. Met succes: in 1883 produceerde de vaccinatiedienst 44.863 dosissen pokkenvaccin; in 1889 was dat aantal al opgelopen tot 381.246 dosissen. Later zou het *Office vaccinogène* ook de vaccins tegen andere infectieziekten produceren.[124]

De Hoge Gezondheidsraad was altijd voorstander geweest van de vaccinatieplicht. De afwezigheid van een wet, en daardoor het ontbreken van een algemene en systematische vaccinatie, zorgde ervoor dat de pokken periodiek terugkeerden. Overheid en artsen bleven opboksen tegen de nalatigheid van de arbeidersklasse, het in gebreke blijven van de gemeentebesturen en her en der zelfs een systematische oppositie. Door het ontbreken van de vaccinatieplicht was het de taak van de provinciale medische commissies om onophoudelijk propaganda te maken voor de gratis vaccins.[125] De verplichte vaccinatie voor kinderen tussen 3 en 12 maanden kwam er pas na de Tweede Wereldoorlog, op een ogenblik dat de pokken nauwelijks nog slachtoffers maakten.[126]

De gevreesde cholera

'De blauwe dood' was gedurende heel de 19de eeuw een van de meest gevreesde ziekten. De darminfectie die de ziekte teweegbracht, was heel acuut en ging meestal gepaard met veel vochtverlies. Ook aan het bloed werd vocht onttrokken, waardoor de zieke een typische blauwe kleur kreeg. Wie besmet raakte, had ongeveer 50% overlevingskans. Het feit dat de ziekte zo plots opdook, zich razendsnel verspreidde en in een mum van tijd duizenden mensenlevens eiste, creëerde een ware angstpsychose onder de bevolking. Er heerste een totaal gevoel van onmacht, in de eerste plaats gevoed door de onwetendheid van de artsen zelf. Tijdens de hevige cholera-epidemie van 1866-1867 had de medische wetenschap nog altijd geen idee hoe de ziekte ontstond, laat staan hoe ze kon worden bestreden. De epidemie maakte nochtans meer slachtoffers dan ooit tevoren: 1 op de 111 inwoners bezweek aan de ziekte.[127]

Dat jaar hield de Hoge Gezondheidsraad zich voor de eerste keer bezig met het bestrijden van cholera. De raad stelde uitgebreide reglementen op met nuttige en helaas ook waardeloze tips voor de lokale administraties en het gewone volk om de ziekte te voorkomen. Uit een aantal maatregelen die de raad wilde doorvoeren, blijkt duidelijk dat de artsen geen idee hadden hoe ze cholera konden aanpakken. Zo moest erop worden toegezien dat de mensen hun voeten en rug altijd warm induffelden en diende al te koud drinkwater worden vermeden. Het was nog beter om het water eerst te mengen met een slok jenever of eau-de-vie. De raad benadrukte dat het zeer belangrijk was om niet bang te zijn voor de ziekte. Angst verhoogde immers de vatbaarheid voor cholera. Daarom adviseerde de raad ook om geen doodsklokken meer te luiden en voorzichtig te zijn met de verslaggeving in de pers. Paniek moest te allen tijde worden vermeden. 'Elixir tegen cholera' en andere nepproducten die apothekers en kwakzalvers verkochten, moesten worden geweerd. Die middeltjes creëerden immers een vals veiligheidsgevoel.

Sommige maatregelen boekten wel resultaat, al kwam de raad niet altijd vanuit de correcte redenering tot een juist advies. Zo adviseerde de Hoge Gezondheidsraad om hygiënisch om te gaan met de ontlasting van cholerapatiënten. Hij propageerde die idee vanuit de visie dat de kwalijke geuren die opstegen uit de ontlasting oorzaak waren van de besmetting.[128] Cholera werd natuurlijk niet verspreid door miasmen in de lucht, maar

[124] Velle, *De nieuwe biechtvaders*, 55; Kuborn, *Aperçu historique*, 29-30.
[125] CSHP, *Rapports*, 27/05/1880, 390-397.
[126] Velle, "De overheid en de zorg voor de volksgezondheid", 26-27.
[127] Devos, "Ziekte: een harde realiteit", 125.
[128] CSHP, *Rapports,* 1/08/1866, 301.

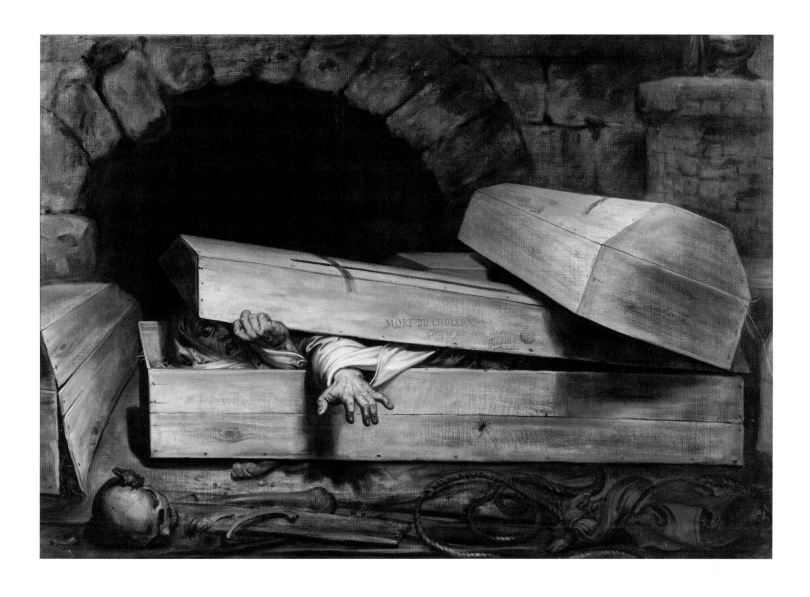

doordat er voorzichtigheid aan de dag werd gelegd, sorteerde het advies toch effect. Zo waarschuwde de raad om geen kleren aan te raken van cholerapatiënten en de aanvoer van vodden uit het buitenland aan banden te leggen. Hij wees ook op het belang van een goede hygiëne en het ontsmetten van huizen, riolen, beerputten, straten, kleren, lijken enz. Speciaal opgerichte gezondheidscomités moesten tijdens huisbezoeken op zoek gaan naar zieken en onhygiënische woningen en het volk inlichten over mogelijke preventieve maatregelen.[129]

De angst voor de cholerabesmetting was zo groot dat de bevolking de slachtoffers zo snel mogelijk wilde begraven. Velen vreesden echter dat schijndoden door dit snelle handelen levend begraven zouden worden. Het schilderij *De overhaaste begrafenis* van de Belgische schilder Wiertz uit 1854 weerspiegelt die angst.

Een nieuwe maatregel voor de saneringen: de onteigening per zone

Men probeerde alles om de ziekte te overwinnen. Waterlopen werden gedempt en arbeiderswoningen werden herkalkt of uitgerookt met chloor. De stadsbesturen lieten de beerputten reinigen met ijzersulfaat. De lijken van de slachtoffers werden zo snel mogelijk begraven om te voorkomen dat de ziekte zich verder zou verspreiden. Liefdadigheidsburelen werden ingeschakeld om de arme bevolking gratis geneesmiddelen, voedsel, schone kleren en beddengoed te verstrekken. Telkens opnieuw braken er echter

129 CSHP, *Rapports*, 1/08/1866, 297-305.

De wet van 1867 maakte het mogelijk om ongezonde arbeiderswijken te onteigenen en te slopen. Niemand hield echter rekening met het feit dat de arbeidersgezinnen die op straat werden gezet, nood hadden aan nieuwe woningen. Het huisvestingsprobleem werd nog nijpender.

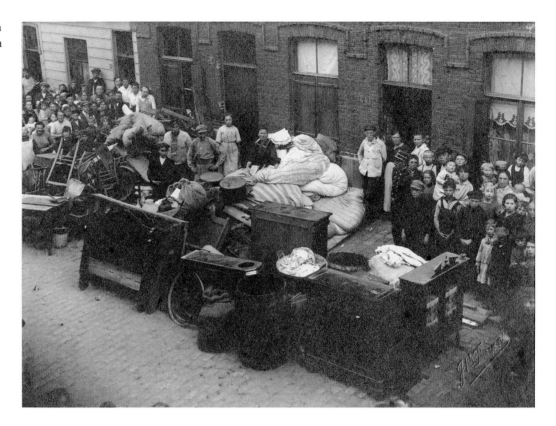

epidemies uit. Artsen stelden vast dat de ziekte ook in al ontsmette huizen weer de kop opstak. Het was echter ook duidelijk dat er in de rijkere stadsdelen veel minder slachtoffers vielen. Stilaan groeide het besef dat er een duidelijk verband bestond tussen het aantal doden en het hygiënepeil in de wijk. Er moest drastischer opgetreden worden.[130] Ook de Hoge Gezondheidraad wilde meer ingrijpende maatregelen invoeren. De raad wees de minister op het bestaan van de beluiken die met hun smerige kleine straatjes en huisjes een groot gevaar betekenden voor de volksgezondheid. Het was uitermate belangrijk dat er dringend werk gemaakt werd van saneringen.[131]

Saneren was al lang een thema dat periodiek terugkeerde in het gezondheidsbeleid. Het was bovendien een van de redenen waarom de Hoge Gezondheidsraad in 1849 was opgericht. Deze keer pleitte de raad voor echt grondige saneringen. De bewoning van ongezonde huizen en te kleine huizen moest simpelweg worden verboden. Meer zelfs, de wegenwerken die noodzakelijk waren voor het verbeteren van de volksgezondheid eisten de onteigening en de sloop van hele woonzones. De *expropriation par zone* was een innoverend idee. De toenmalige onteigeningen beperkten zich namelijk tot individuele woningen. Dergelijke onteigeningen volstonden echter niet. De gemeenten moesten hele zones kunnen opkopen om een buurt te saneren en op te waarderen. Alleen een wet kon hier soelaas brengen.[132]

De idee van de zone-onteigening kwam niet uit de lucht vallen. De raad haalde zijn inspiratie uit Frankrijk. Daar had Baron Georges Haussmann (1809-1891), de prefect van het Seinedepartement, grote bekendheid verworven met zijn radicale ingrepen in het Parijse stadsplan. Ongezonde buurten en kronkelige straatjes hadden er plaats gemaakt voor brede boulevards met statige herenhuizen. Hiervoor werden complete

130 Roose, *De kranten van Gent*, 6.
131 CSHP, *Rapports*, 31/10/1866, 329.
132 CSHP, *Rapports*, 31/10/1866, 328-336.

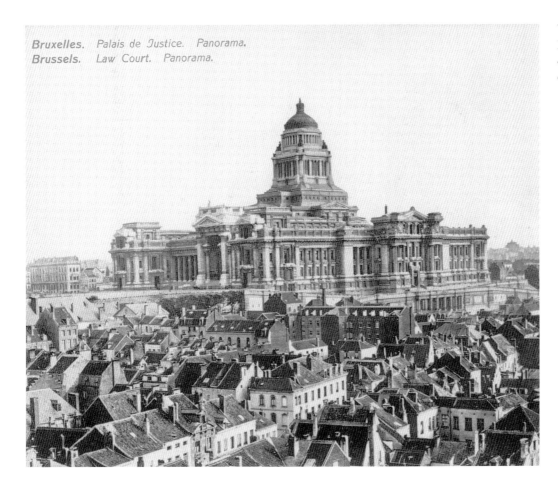

Bruxelles. Palais de Justice. Panorama.
Brussels. Law Court. Panorama.

Voor de bouw van het peperdure Brusselse Justitiepaleis werd een duizendtal arbeiderswoningen onteigend en afgebroken.

huizenblokken afgebroken. De brede boulevards hadden nog een ander belangrijk voordeel. Straattumult kon er gemakkelijk in de hand worden gehouden. De brede straten lieten immers de inzetbaarheid van het kanon toe en maakten snelle troepenverplaatsingen in de stad mogelijk.[133]

De voorstellen van de Hoge Gezondheidsraad werden omgezet in realiteit. De nieuwe onteigeningswet *Expropriation par zone* werd van kracht op 17 november 1867. De wet maakte mogelijk dat volledige zones op een vlugge en goedkope manier konden worden onteigend, gesloopt en gesaneerd. De meerwaarde van de vrijgekomen gronden vloeide terug naar de gemeentekas.[134] Dankzij de nieuwe wet konden de groezelige beluiken uit de stadskernen verwijderd worden. De scheiding tussen arm en rijk manifesteerde zich in alle facetten van het dagelijkse leven. De burgerij verschool zich achter het excuus van de humanitaire reflex. Ze waren zogezegd bezorgd over de gevolgen van de erbarmelijke woonomstandigheden van de arbeiders. In werkelijkheid deden ze er alles aan om zich af te schermen van de broeinesten van ziekten die ook hun leven bedreigden. Dankzij een betere infrastructuur kon het arbeidersprotest bovendien gemakkelijk en snel in de kiem worden gesmoord.[135] Bovendien bood de nieuwe wet de gemeenten de ruimte om grootscheepse projecten te realiseren. In de Brusselse Marollenwijk werd een duizendtal arbeiderswoningen onteigend en afgebroken om plaats te maken voor het Justitiepaleis dat tussen 1866 en 1883 werd opgetrokken. In Gent werd in 1881-1882 het beruchte beluik Batavia volledig afgebroken om het Instituut der Wetenschappen

133 Roose, *De kranten van Gent*, 8.
134 *Pandectes Belges*, XDCL, kol. 536.
135 Dhont, *Opgroeien in een beluik*, 85-86.

De overwelving van de Zenne in 1869 maakte deel uit van een omvangrijk saneringsplan dat Brussel moest bevrijden van onhygiënische arbeidershuizen en stinkende waterlopen.

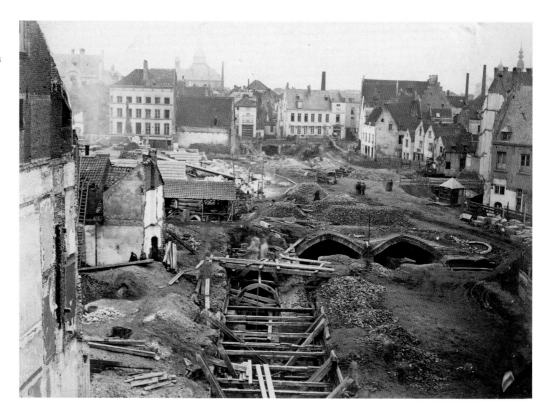

van de Rijksuniversiteit te kunnen bouwen. Nog grootschaliger was het Zollikofer-De Vigneplan (1880-1888) van architect Edmond De Vigne en ingenieur Edouard Zollikofer, dat tot doel had de arbeiderswijken in de omgeving van de Nederschelde te saneren en een rechtstreekse verbinding van het Gentse stadscentrum naar het Zuidstation te verzekeren.[136]

Eén belangrijke zaak had de Hoge Gezondheidsraad echter over het hoofd gezien. Waar moesten de onteigende arbeidersgezinnen een nieuw onderkomen vinden? De regering had geen alternatief voorzien voor de krottenwijken die werden gesloopt. Duizenden arbeiders kwamen op straat te staan en migreerden noodgedwongen naar andere overbevolkte volkswijken en woonkazernes. Zelfs leegstaande kloosters werden vertimmerd. In Gent werd bijvoorbeeld het voormalige Dominicanenklooster "Het Pand" onderverdeeld in een 200-tal eenkamerwoningen. Van het eens zo statige klooster restte niets meer dan een verkrotte woonkazerne.[137] Zo vormden zich echte paupergetto's waar de leefomstandigheden nog penibeler waren dan voorheen. Omdat de vraag naar goedkope woningen groter was dan het aanbod, schoten de huurprijzen bovendien omhoog. Hierdoor ontstond het fenomeen van de saneringsnomaden: arbeiders die van beluik naar beluik werden gedreven en uiteindelijk verbannen werden naar de buitenwijken.[138] Het feit dat men deze problemen op voorhand niet voldoende had ingeschat, lijkt onbegrijpelijk. In 1857 had de Hoge Gezondheidsraad immers al eens opgemerkt dat arbeiders door de saneringswerken moeite hadden om onderdak te vinden. De kleine arbeiderswoningen in Brussel hadden namelijk plaats gemaakt voor grotere en dus duurdere huizen. Er was steeds minder plaats voor mensen met lage lonen, terwijl de huurprijzen bleven stijgen. De raad had de problemen dus niet alleen kunnen voorzien, hij had ze al eens eerder vastgesteld.[139]

[136] Decavele, *Gentse torens achter rook van schoorstenen*, 13-16.
[137] Stichting Jan Palfeyn, *Gids, Het pand*, 40.
[138] Roose, *De kranten van Gent, Deel III, Dempen, slopen en saneren*, 3; Lis, "Proletarisch wonen in West-Europese steden", 26-27.
[139] CSHP, *Rapports*, 1857, 90-91.

Tot overmaat van ramp schoot de maatregel zijn doel voorbij. De cholera was niet verdreven. In 1883-1884 schreef de Hoge Gezondheidsraad alweer een nieuwe reeks maatregelen uit om een nieuwe cholera-epidemie te bestrijden.[140] Onnodig te zeggen dat de saneringspolitiek weinig of niets had opgeleverd.

Maatregelen tegen hondsdolheid

Hondsdolheid bij de mens was ook al in de jaren 1860 vrij zeldzaam. Maar gezien de verschrikkelijke doodstrijd die een besmette patiënt onderging, was het normaal dat de profylaxe van de ziekte de aandacht kreeg van de Hoge Gezondheidsraad. De raad stelde in 1868 uitgebreide maatregelen op ter voorkoming van hondsdolheid, nadat er verschillende gevallen waren vastgesteld in het land. Hij liet zich hierbij adviseren door twee experten van een veeartsenijschool. Honden dienden voortaan halsbanden te dragen zodat ze altijd konden worden geïdentificeerd. Zwerfhonden waren verboden. De gemeenten moesten tellingen organiseren en een nauwkeurig overzicht opstellen van het hondenbestand. Een hondenbelasting moest het houden van honden onaantrekkelijk maken. Bij twijfel of een hond gebeten was door een besmet dier, werd het beest altijd afgemaakt. De raad verspreidde vulgariserende publicaties die tot doel hadden de volkskennis over de precieze kenmerken van de ziekte te verhogen en de aangewezen preventiemaatregelen uiteen te zetten.[141]

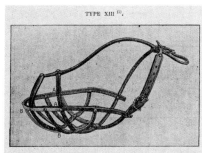

TYPE XIII ⁽¹⁾.

Cette muselière est constituée par de fortes bandes en cuir ovalisées et laminées, ènchevètrées et rivées les unes aux autres, formant à sa partie inférieure un quadrilatère d'une très grande résistance.

Le masque est en outre renforcé par deux pièces métalliques : un blindage horizontal A-A et une bande verticale B-B, fortement fixées aux bandes en cuir correspondantes.

Dit prototype muilkorf verhinderde bijtgedrag bij de hond en werd ingezet in de bestrijding van hondsdolheid.

[140] CSHP, *Rapports*, 6/08/1883, 334-346, 3; 16/07/1884, 449- 450.
[141] CSHP, *Rapports*, 29/07/1868, 115-127.

5. Aanzetten voor een nieuw gecentraliseerd beleid (1873-1884)

5.1. Op weg naar hervormingen

Op 30 januari 1873 verzocht dokter Eugène Janssens[142] de minister van Binnenlandse Zaken om aan de Hoge Gezondheidsraad de opdracht te geven een *Code d'hygiène publique* op te stellen. Hij was van mening dat de gemeentelijke reglementen te veel lacunes vertoonden om op een efficiënte manier meer hygiëne na te streven en doeltreffende preventieve maatregelen te nemen tegen epidemieën. Er was daarom dringend nood aan een overkoepelend reglement dat duidelijkheid schiep, de bestaande lacunes invulde en de administratie vereenvoudigde. Hij had een praktische gids voor ogen, waarin de gemeenten snel konden zien welke reglementen en instructies er golden op het gebied van hygiëne en volksgezondheid. De gemeenten moesten verplicht worden om de instructies van het reglement op te volgen.

De Hoge Gezondheidsraad was van mening dat, gezien zijn missie en jarenlange ervaring, hij de aangewezen instantie was om die opdracht tot een goed einde te brengen. De raad kon bovendien gebruik maken van de verslagen die hij door de jaren heen had opgesteld. Ze vormden een goede basis voor het beoogde naslagwerk. De bestaande reglementen over prostitutie, hospitalen en gasthuizen, gemeentewegen en scholen, riolen, beerputten, ongezonde, gevaarlijke en hinderlijke bedrijven, kerkhoven, epidemieën enz. konden als uitgangspunt dienen. Dat de provinciale medische commissies en de lokale gezondheidscomités al meermaals hadden laten weten dat ze beter geïnformeerd wilden worden over de verslagen van de Hoge Gezondheidsraad, bewees dat er nood was aan een uniforme regelgeving en een betere communicatie.[143]

Vragen naar meer centralisatie in het beleid

Vanaf 1874 vroeg de Hoge Gezondheidsraad bovendien om een centralisering van het volksgezondheidsbeleid. In een rapport aan minister van Binnenlandse Zaken Delcour benadrukte de raad dat de openbare gezondheid niet alleen een kwestie was van gemeentelijk belang. De raad vond dat de overheid op het gebied van de volksgezondheid daadkrachtiger moest kunnen optreden. Een hiërarchisch goed uitgebouwde, solide organisatie van de openbare hygiëne was noodzakelijk. De Hoge Gezondheidsraad schoof zichzelf naar voren als de beste kandidaat om die reorganisatie voor te bereiden.

De raad was vooral niet te spreken over de gebrekkige manier waarop zijn adviezen werden opgevolgd. Er waren dringend meer inspecties nodig om na te gaan of de regelgeving wel werd opgevolgd. De raad wilde beter op de hoogte worden gehouden over de algemene hygiënische situatie in het land.[144] De overheid ging echter niet onmiddellijk in op het advies van de Hoge Gezondheidsraad. Pas in 1879 kondigden er zich grondige hervormingen aan.

---

142 Eugène Janssens was de hoofdinspecteur van de Brusselse gezondheidsdiensten en hield zich als lid van de Hoge Gezondheidsraad voornamelijk bezig met schoolhygiëne.

143 CSHP, *Rapports*, 26/06/1873, 554-558; 29/04/1875, 171.

144 CSHP, *Rapports*, 30/04/1874, 45-46.

Jean-Joseph Crocq

Jean-Joseph Crocq was haast 20 jaar lang (1879-1898) een zeer gewaardeerd lid van de Hoge Gezondheidsraad, vermaard om zijn intelligentie en werkkracht. Naast zijn activiteiten als professor geneeskunde in Brussel zetelde hij nog in tal van andere medische commissies. In 1883 werd hij benoemd als voorzitter van de Koninklijke Academie voor Geneeskunde. Als liberaal senator (1877-1888 en 1892-1894) ijverde hij onder meer voor de reorganisatie van de gezondheidsadministratie, het afschaffen van vrouwen- en kinderarbeid in de mijnen, de introductie van de facultatieve crematie van lijken en de repressie van alcoholisme.[1]

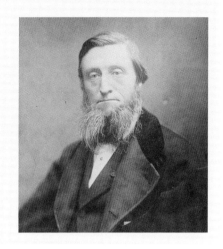

[1] Sondervorst, *Geschiedenis van de geneeskunde in België*, 177.
Velle, *Hygiëne en preventieve gezondheidszorg*, V.

5.2. De reorganisatie van de medische commissies (1879-1880)

De arts Jean-Joseph Crocq (1824-1898), senator en lid van de Hoge Gezondheidsraad, bracht in mei 1879 schot in de zaak. Zijn betoog in de senaat maakte zoveel indruk dat het zelfs integraal in het *Belgisch Staatsblad* en in de belangrijkste medische pers verscheen. Crocq liep niet hoog op met het gezondheidsbeleid. Hij was tevreden over het werk van de Hoge Gezondheidsraad, maar pleitte voor een dringende reorganisatie van de administratie op provinciaal en lokaal niveau. Het tegenargument over de kostprijs van een dergelijke reorganisatie wees hij af.[145] Als er geld was voor grote bouwprojecten – het Brusselse justitiepaleis stond in de steigers – dan moest er ook geld kunnen worden vrijgemaakt voor elementaire noden, aldus Crocq.

Hij zwakte het kostenplaatje af door te wijzen op de financiële voordelen op lange termijn. Crocq verwees hiervoor naar de hygiënist Edwin Chadwick (1800-1890), die wetenschappelijk had bewezen dat een goede hygiëne een mensenleven aanzienlijk kon verlengen. Minder epidemieën zou de sterfecijfers doen dalen. Dat sorteerde dan weer voordelen op zakelijk gebied. Rekening houdend met het feit dat ieder individu een kapitaal vertegenwoordigde van 5000 fr., zo stelde Crocq, vertegenwoordigden bv. de slachtoffers van de pokken in Vlaanderen al snel een behoorlijke som. Crocqs pleidooi miste zijn effect niet. Ook de liberale minister van Binnenlandse Zaken Gustave Rolin-Jacquemyns (1835-1902) stond niet bepaald achter de toenmalige organisatie van de gezondheidsadministratie. Omdat het zwaartepunt van de bevoegdheden vooral bij de gemeenten lag, ontbrak het volgens hem aan visie, eenheid en solidariteit. De Hoge Gezondheidsraad, de medische commissies en de gezondheidscomités bundelden hun krachten te weinig, waardoor de adviezen niet goed werden opgevolgd.[146] Nauwelijks enkele maanden na Crocqs toespraak vroeg Rolin-Jacquemyns de Hoge Gezondheidsraad om de reorganisatie van de Belgische gezondheidsadministratie voor te bereiden.

Nadat minister Rolin-Jacquemyns advies had ingewonnen bij de Hoge Gezondheidsraad en de Academie voor geneeskunde werd op 1 juli 1880 het nieuwe KB van kracht. De administratie werd via een strak hiërarchisch systeem beter georganiseerd.

[145] *Le Scalpel*, 27/04/1879, nr. 43.
[146] *Belgisch Staatsblad*, 10/03/1880.

De bedoeling was om de lokale informatie beter door te laten stromen tot de Hoge Gezondheidsraad. Op gemeentelijk niveau brachten correspondenten en lokale medische commissies verslag uit over de gezondheidssituatie. Die informatie werd overgemaakt aan de provinciale medische commissies, die ze verwerkten tot rapporten. De Hoge Gezondheidsraad ontving deze verslagen en verwerkte ze in een uitgebreid eindrapport. Voorzien van de nodige aanbevelingen en commentaar werd dat rapport bezorgd aan de minister van Binnenlandse Zaken.

Een nieuwe taak voor de medische commissies

Het takenpakket van de provinciale en lokale medische commissies, die waren opgericht op 31 mei 1818, werd dus hertekend. Het was vooral nodig om de wetgeving voor het provinciale niveau aan te passen. Zij bevatte veel lacunes, heel wat artikels waren ondertussen afgeschaft en nieuwe KB's waren verschenen. Het was dus tijd om orde te scheppen in de chaos en de missie van de provinciale medische commissies concreet te vertalen in één wet.

Voortaan moest een provinciale medische commissie bestaan uit minstens negen en maximaal elf leden. Daarvan moesten er minstens vijf leden arts zijn, twee leden apotheker en één lid dierenarts. De leden werden aangeduid door de koning voor zes jaar via een dubbele lijst met kandidaten. Eén lijst stelde de commissie zelf op, de andere werd samengesteld door de Bestendige Deputatie van de provincie. De voorzitter en de secretaris moesten worden aangesteld via een KB. Het was ook aangewezen om de arrondissementscommissarissen bij de vergaderingen van de provinciale medische commissies te betrekken, aangezien zij veel voeling hadden met de gezondheidsproblematiek in de dorpen. Net wegens die betrokkenheid mochten de commissarissen ook zelf problemen op de agenda plaatsen.

De lokale medische commissies, minimaal samengesteld uit vijf leden, werden ingericht in gemeenten die minstens drie artsen telden of twee artsen en één apotheker. Andere leden die geen arts of apotheker waren en competent waren bevonden door de Bestendige Deputatie van de provincie mochten eveneens deel uitmaken van de groep. De lokale commissie hield toezicht op alles wat te maken had met openbare hygiëne. Bij problemen stelde ze het gemeentebestuur op de hoogte. Wanneer er besmettelijke ziekten werden vastgesteld, moest ze zo snel mogelijk de provinciale medische commissie waarschuwen en haar voorzitter bijstaan met advies.

In gemeenten met te weinig artsen of apothekers nam een "correspondent" de rol van de lokale medische commissie voor zijn rekening. Aanvankelijk moest de correspondent een arts zijn, maar dat bleek niet houdbaar. Sommige landelijke gebieden telden immers zeer weinig artsen. In de provincie Luxemburg bijvoorbeeld bedienden in 1881 39 artsen samen 203 plattelandsgemeenten. Iedereen die bekwaam genoeg werd geacht door de Bestendige Deputatie van de provincie, mocht correspondent worden.[147] Om de zes maanden moesten de correspondenten en de lokale medische commissies een verslag opstellen voor de provinciale medische commissie. Dat werk moest de taak van de provinciale medische commissie verlichten. Er werd vaart achter gezet. De overheid wilde dat alle bestaande provinciale medische commissies binnen de twee maanden na het verschijnen van het KB integraal zouden zijn vernieuwd.

[147] CSHP, *Rapports*, 30/11/1882, 218.

De controle op de medische beroepen

Niet alleen de samenstelling van de provinciale medische commissies veranderde. Ook hun taken met betrekking tot hygiëne en volksgezondheid werden uitgebreid. Ze moesten niet alleen nagaan of de regelgeving inzake volksgezondheid werd opgevolgd, zij moesten ook een betere controle uitoefenen over de medische beroepen. Die taken waren op zich niet nieuw, maar zowel op het gebied van de opleiding als op het gebied van de controle op de beroepsuitoefening was er werk aan de winkel. Er waren bijvoorbeeld klachten dat de oude provinciale medische commissies de apothekers te weinig controleerden. Zo was het mogelijk dat een onopgeleide weduwe na het overlijden van haar man de apothekerszaak bleef uitbaten terwijl de provinciale medische commissie een oogje dichtkneep. Het regende ook klachten over charlatanspraktijken.

De provinciale medische commissies hadden als opdracht om drie gespecialiseerde leden aan te duiden die moesten oordelen over de opleiding van kandidaat-apothekers en -vroedvrouwen. Indien nodig mocht men ook specialisten aantrekken die niet tot de commissie behoorden. Kandidaat-apothekers werden verplicht om gedurende twee jaar een stage te volgen. De commissie verleende de certificaten waarmee ze hun stage moesten bewijzen en kon zo controleren of de stage daadwerkelijk was gevolgd.

Ook de aflevering van geneesmiddelen door apothekers, drogisten, dierenartsen en artsen werd gecontroleerd. Artsen mochten namelijk zelf medicatie uitdelen als er geen apotheker of drogist in de buurt woonde, wat natuurlijk de nodige discussies opleverde met de apothekers. De artsen klaagden er op hun beurt over dat de apothekers geneesmiddelen verkochten zonder voorschrift. Wanneer de commissie onrechtmatigheden vaststelde, maakte ze een rapport op en stuurde het rechtstreeks naar de minister.

Ten slotte werd ook het Permanente Comité van de provinciale medische commissie afgeschaft. Dat comité kwam vroeger samen als er dringende zaken behandeld moesten worden of wanneer het niet nodig was om de volledige commissie samen te roepen. In de praktijk was dit Permanent Comité verworden tot een gemakkelijkheidoplossing die al te vaak werd toegepast. De permanente comités beschikten echter niet altijd over de nodige competenties om adviezen te verlenen over bepaalde onderwerpen.[148]

5.3. De jaarrapporten van de Hoge Gezondheidsraad

Zowel de medische pers, de artsen als de politici waren gelukkig met de hervormingen en prezen minister van Binnenlandse Zaken Rolin-Jacquemyns. Toch rees er onmiddellijk ook kritiek. De vrees van *Le Scalpel* voor vriendjespolitiek bij de aanstelling van de commissieleden weerklonk ook bij sommige katholieke politici.[149] Met de schoolstrijd (1878-1884) had de vete tussen liberalen en katholieken een hoogtepunt bereikt. De levensbeschouwelijke strijd herhaalde zich ook in de kritiek op de reorganisatie van het gezondheidsbeleid. De katholieken vreesden namelijk dat de Bestendige Deputaties bij het aanstellen van de commissies te veel rekening zouden houden met de politieke kleur van de leden. Ze dachten dat de gouverneurs alles op alles zouden zetten om zoveel mogelijk liberale artsen in de commissies op te nemen. Het voorbeeld van de katholieke Hasseltse arts Laminne, die na 25 jaar bedankt werd voor bewezen diensten in de provinciale medische commissie van Limburg, voedde die vrees. Het systeem van de dubbele lijsten deed de gemoederen in het parlement hoog oplaaien. Rolin-Jacquemyns

148 CSHP, *Rapports*, 19/12/1879, 362-385; *Belgisch Staatsblad*, 10/03/1881.
149 *Le Scalpel*, 08/08/1880.

bleef het systeem echter verdedigen en benadrukte dat de meest bekwame mensen werden verkozen. Het beste bewijs hiervan vond Rolin-Jacquemyns dat het merendeel van de oude commissieleden opnieuw opgenomen was in de nieuwe commissies. Onder de leden die niet opnieuw gekozen waren, bevonden zich bovendien zowel liberalen als katholieken. Zij waren meestal uitgesloten omdat ze de nieuwe opdracht fysiek niet meer aankonden.[150]

Een algemeen stramien voor de rapporten

Rolin-Jacquemyns koesterde nog meer ambities. Op aanraden van de Hoge Gezondheidsraad liet hij een nieuw algemeen stramien ontwerpen voor de verslagen van de provinciale medische commissies. Het jaarlijkse rapport werd één van de belangrijkste nieuwe opdrachten van de provinciale medische commissie. De Hoge Gezondheidsraad hoopte via dit rapport veel meer precieze inlichtingen te ontvangen over de gezondheidssituatie van het land en zo korter op de bal te kunnen spelen. Problemen zouden gemakkelijker en sneller worden opgemerkt en aangepakt. Bovendien kon men dergelijke informatie ook gebruiken voor statistieken of een medische topografie van België waarbij men bijvoorbeeld in één oogopslag kon zien waar er het voorbije jaar besmettelijke ziektes hadden gewoed. Het verleden had aangetoond dat de lokale commissies erg wisselvallig presteerden. Het algemeen stramien waaraan de rapporten moesten voldoen, moest dit probleem verhelpen. Dankzij de uitgebreide vragenlijst wisten de lokale medische commissies en de correspondenten namelijk precies over welke punten de Hoge Gezondheidsraad ingelicht wilde worden.[151]

De Hoge Gezondheidsraad ging zeer ver in zijn informatiehonger, zo ver zelfs dat enkele provinciale medische commissies protesteerden. Ze zagen het nut in van de verslagen, maar vreesden dat het opstellen van de rapporten te veel tijd in beslag zou nemen. De Hoge Gezondheidsraad ging niet in op deze klacht en suste de commissies met de belofte dat de werkdruk zou meevallen vanaf het moment dat de lokale medische commissies en correspondenten zouden zijn ingewerkt.[152]

Een blik op het algemene stramien voor de rapporten van de provinciale medische commissie toont onmiddellijk aan waarom de commissies bedenkingen hadden bij het zien van alle vragen waarop de Hoge Gezondheidsraad een antwoord wilde. Een degelijk rapport bestond uit een administratief en een wetenschappelijk gedeelte. Voor het administratieve gedeelte vroeg de raad statistische gegevens betreffende de werking van de provinciale en de lokale commissies, het aantal sterfgevallen en het medisch personeel (vroedvrouwen, tandartsen, artsen, drogisten en apothekers). Hij stelde vragen over de examens die het medisch personeel moest afleggen, het schoolregime en de samenstelling van de jury die de diploma's aan het medische personeel uitreikte. Bovendien moesten de commissies verslag uitbrengen over de artsen en dierenartsen die medicatie mochten voorschrijven, de inspectie van drogisten, de apothekersstage en de overtredingen op de medische reglementen.

In het wetenschappelijke gedeelte moesten de provinciale medische commissies uitvoerig beschrijven welke onderwerpen er tijdens de vergaderingen aan bod waren gekomen, welke adviezen ze hadden gegeven en hoe de stemming hierover was verlopen. De commissie moest informatie geven over het aantal vaccinaties, de organisatie van de vaccinatiedienst en de hervaccinaties op scholen. De Hoge Gezondheidsraad

[150] *Annales parlementaires*, Chambre des représentants, 15/02/1881, 507.
[151] CSHP, *Rapports*, 1883, 390-397.
[152] CSHP, *Rapports*, 29/12/1883, 414-424.

vroeg ook tal van gegevens over de epidemieën: welke besmettelijke ziekten kwamen voor in de provincie en welke voorzorgsmaatregelen hadden de provinciale en lokale gezondheidscommissies genomen. De raad wilde gegevens over de staat van de wegen en de waterlopen, de kwaliteit en de herkomst van het drinkwater en de saneringen van de woningen. Verder vroeg de raad statistische gegevens op inzake mortaliteit en nataliteit, alcoholmisbruik en venerische ziekten en moesten de commissies verslag uitbrengen over de gevaarlijke, ongezonde en hinderlijke bedrijven, de gezondheidssituatie van de arbeiders in de werkplaatsen, de staat van de kerkhoven, mortuaria, ziekenhuizen, weeshuizen, crèches, de schoolhygiëne, de voedselhygiëne (met bijzondere aandacht voor voedselfraude) en de gezondheidssituatie op het platteland. Kortom, de raad wilde beschikken over een schat aan nieuwe informatie.[153]

De Hoge Gezondheidsraad verwerkte al die informatie in een lijvig jaarrapport bestemd voor de minister van Binnenlandse Zaken, dat bovendien jaarlijks gepubliceerd werd. Al van bij het eerste rapport was het duidelijk dat de raad gemakkelijker problemen kon opsporen en zo actiever het beleid kon beïnvloeden.

5.4. De professionalisering van medische beroepen

De eerste conclusie die werd getrokken uit de (vernieuwde) rapporten van de provinciale medische commissies was dat er nood was aan een degelijke opleiding voor drogisten, apothekers en vroedvrouwen.

Engeltjesmaaksters

Het imago van de vroedvrouwen had tijdens de 19de eeuw een ernstige knauw gekregen. Terwijl de vroedvrouw vroeger werd gewaardeerd voor haar vakkennis, klaagden de artsen nu steen en been over onwetendheid, onnodige interventies (onder meer met de verlostang), bevoegdheidsoverschrijdingen en een ontstellend gebrek aan hygiëne. Het beeld van de hooggekwalificeerde, zelfstandige en geëmancipeerde vroedvrouw had plaatsgemaakt voor dat van een slonzige vrouw die niet alleen kinderen ter wereld hielp, maar vaak ook een reputatie van "engeltjesmaakster" had.

De belangrijkste reden van de teloorgang van het vroedvrouwenberoep was de wetenschappelijke vooruitgang en de grotere beschikbaarheid van artsen. Met hun wetenschappelijke kennis wonnen ze geleidelijk aan het vertrouwen van de bevolking.[154] Hoewel de artsen beseften dat ze goed opgeleide vroedvrouwen nodig hadden, beschouwden velen van hen de verloskunde als een tak van de geneeskunde die uitsluitend uitgeoefend kon worden door mannelijke artsen. Ze brachten de vroedvrouwen voortdurend in diskrediet en ondermijnden hun positie. Vroedvrouwen mochten geen verlostang of andere instrumenten gebruiken, ze mochten niet vaccineren en moesten bij een moeilijke bevalling de hulp inroepen van een arts.[155] Ook de opkomende feministische beweging kende weinig sympathie voor de vroedvrouwen. De vroedvrouw belichaamde namelijk alle aspecten die de feministen verafschuwden. In plaats van het hulpje te zijn van de arts, wilden de feministen dat de vrouwen zelf arts konden worden.[156]

De Hoge Gezondheidsraad besefte dat er dringend nood was aan professioneel onderwijs voor vroedvrouwen. Al in het eerste jaarrapport vroeg de raad aan de regering om vroedvrouwenscholen in te richten. Bovendien vroegen de provinciale

153 CSHP, *Rapports*, 30/11/1882, 213-247.
154 Defoort en Thiery, "De vroedvrouwen", 215-218.
155 Velle, *De nieuwe biechtvaders*, 167.
156 Defoort en Thiery, "De vroedvrouwen", 217.

Deze prent toont duidelijk hoe de vroegere goede reputatie van de vroedvrouw in het midden van de 19de eeuw volledig was verdwenen. De "wijze vroedvrouw" was verworden tot een slonzige "engeltjesmaakster".

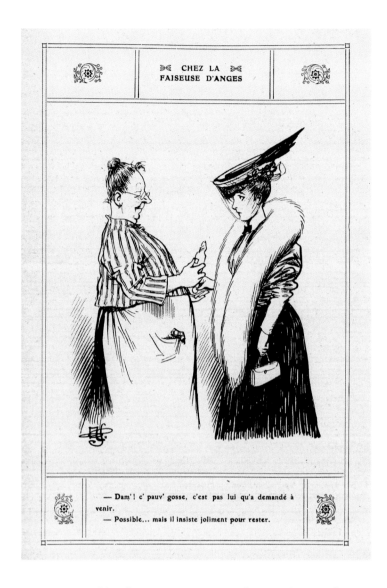

CHEZ LA
FAISEUSE D'ANGES

— Dam'! c' pauv' gosse, c'est pas lui qu'a demandé à venir.
— Possible... mais il insiste joliment pour rester.

medische commissies om één algemeen examenreglement. Ze werden namelijk geconfronteerd met vroedvrouwen die verschillende commissies afschuimden in de hoop er één tegen te komen die minder zware eisen stelde om het diploma voor vroedvrouw toe te kennen.

Te weinig vroedvrouwen

De provinciale medische commissie van Antwerpen wees er bovendien op dat er te weinig vroedvrouwen waren in de plattelandsgemeenten. Hun afnemende aantal was echter geen alleenstaand fenomeen. De meeste vroedvrouwen trokken namelijk naar de steden en grote bevolkingscentra om hun beroep te combineren met een tweede baan.[157] Dat was ook nodig, want vroedvrouwen werden uitermate slecht betaald. Paul Defoort en Michel Thiery gaven het voorbeeld van vroedvrouwen die in 1910 een jaarinkomen hadden van 65 à 70 fr. Wetende dat een kilo boter 3 fr. kostte, is het duidelijk dat het hier om niet meer dan een bijverdienste ging.[158] Het artsenkorps zag de vroedvrouw echter niet graag in de steden opereren, omdat ze daar hun marktpositie bedreigde.[159]

157 CSHP, *Rapports*, 30/11/1882, 215-216.
158 Defoort en Thiery, "De vroedvrouwen", 218.
159 Velle, *De nieuwe biechtvaders*, 168.

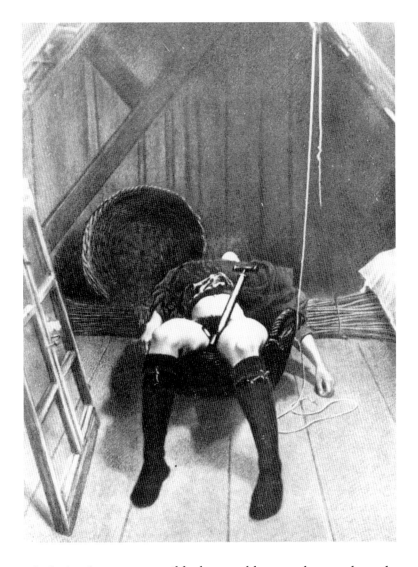

Deze afbeelding illustreert de gruwelijke gevolgen van een abortuspoging in onhygiënische omstandigheden. Volgens het artsenkorps maakten de totaal onkundige vroedvrouwen zich hieraan schuldig.

De commissie in Antwerpen wilde het probleem oplossen door de gemeenten en weldadigheidsburelen een budget te laten voorzien op basis van het aantal geboortes in de streek. Hiermee konden de vroedvrouwen betaald worden die in arme gezinnen kinderen op de wereld hielpen. Alleen zo kon men voorkomen dat onervaren en ondeskundige vrouwen gevaarlijke, illegale bevallingen uitvoerden. De Hoge Gezondheidsraad ging in zijn advies nog een stapje verder. Volgens de raad kon de overheid een nog beter resultaat bereiken als de commissies alleen maar beurzen zouden toekennen aan leerling-vroedvrouwen die zich wilden engageren om zich te vestigen in streken met een tekort aan vroedvrouwen.[160] We weten dat onder andere de provincie Antwerpen vroedvrouwen bijstond met subsidies, maar in de wetgeving vonden we geen spoor terug van een dergelijke regelgeving.

Het oprichten van vroedkundescholen

In 1883 uitte de raad nog maar eens zijn ontevredenheid over het gebrek aan uniformiteit in de examens voor vroedvrouw. Vroedvrouwen moesten bijvoorbeeld opnieuw examens afleggen wanneer ze naar een andere provincie verhuisden. Deze keer ging de regering wel in op de vraag om scholen voor vroedvrouwen op te richten.

[160] CSHP, *Rapports*, 30/11/1882, 216.

Het taboe van de vrouwelijke arts

Isala Van Diest was de eerste Belgische vrouw die een dokterspraktijk opende, in Brussel. Zij kreeg hiervoor de toestemming met het KB van 24 november 1884. Naar aanleiding van de voorbereiding hiervan vroeg minister van Binnenlandse Zaken Rolin-Jacquemyns aan de Hoge Gezondheidsraad of het opportuun was om in de wet expliciet te vermelden dat vrouwen geneeskunde mochten studeren. De raad oordeelde echter dat geneeskunde een "mannenberoep" was. Zelfs als ze de moeilijke studies aankon, was het artsenberoep te zwaar voor een vrouw vanwege haar slechte gestel en gevoelige psyche.[1] Een vrouwelijke arts kon zich bovendien niet met huisbezoeken en literatuur inlaten zonder dat haar "natuurlijke" taken als moeder, echtgenote en huisvrouw in het gedrang kwamen. Een vrouwelijke arts was m.a.w. verplicht om afstand te doen van het huwelijk en het moederschap, wat een tegennatuurlijke situatie creëerde. Meisjesstudenten werden vanaf 1880 weliswaar toegelaten aan de meeste Belgische universiteiten, maar de raad wilde dat allerminst aanmoedigen. De raad adviseerde om het feit dat vrouwen voor arts mochten studeren, niet expliciet in de wet te vermelden. *Ou bien elle n'a pas la but, et alors pourquoi la proposer?*[2] Het KB van 24 november 1884 kreeg een onopvallend plekje in het Staatsblad en maakte doelbewust geen melding van de mogelijkheid voor vrouwen om de artsenopleiding te volgen. Integendeel, het KB benadrukte dat Van Diest haar diploma had behaald aan de universiteit van Bern. Haar vergunning kon bovendien altijd ingetrokken worden.[3] Pas op 10 april 1890 formuleerde een nieuw KB uitdrukkelijk dat vrouwen toegelaten werden in alle academische graden en tot de beroepen van arts en apotheker. In 1893 studeerde Clémence Everart als eerste vrouwelijke arts af aan een Belgische universiteit.[4]

[1] CSHP, *Rapports*, 25/09, 19 en 30/10/1883, 349.
[2] Ibidem, 351
[3] *Moniteur belge*, 27/11/1884.
[4] Hansen, "De vrouwelijke artsen", 225-227.

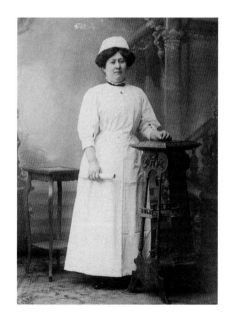

Maria Theresia Somers legde in 1873 het examen vroedkunde nog af voor de Antwerpse provinciale medische commissie. Tien jaar later werden er in België echter professionele vroed-vrouwenscholen opgericht die zorgden voor een herwaardering van het beroep.

Twee KB's van 30 december 1884 regelden de oprichting van vroedvrouwenscholen en uniforme examens nadat de regering uitvoerig advies had ingewonnen bij de Hoge Gezondheidsraad. Vrouwen van 18 tot 30 jaar konden zich inschrijven bij een school op voorwaarde dat ze geslaagd waren voor het toelatingsexamen. In dat examen moesten ze bewijzen dat ze konden lezen en schrijven en noties hadden van rekenkunde. Hierna volgden ze twee jaar praktijk- en theorielessen aan een vroedkundeschool die verbonden was aan een kraaminrichting of die een eigen kliniek had. Artsen gaven de vrouwen les in anatomie, fysiologie, hygiëne en verloskunde. Na twee jaar moesten de leerlingen examen afleggen bij de jury van de provinciale medische commissie. Vrouwen die bij een arts of een vroedvrouw met minimaal vijf jaar ervaring minstens twee jaar praktijkervaring hadden opgedaan, mochten ook deelnemen aan het examen. Men moest minstens vijftien bevallingen hebben gedaan onder leiding van deze arts of vroedvrouw. Wanneer men slaagde in de schriftelijke en praktische proeven, behaalde de vroedvrouw haar diploma.

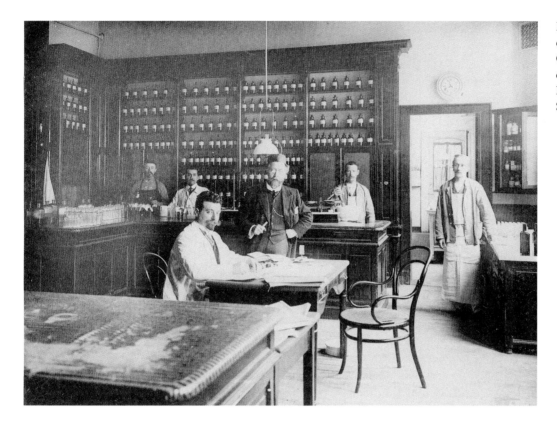

Door een praktijkproef in te lassen op het examen voor apotheker hoopte de Hoge Gezondheidsraad een einde te stellen aan de inbreuken op de apothekersstage. Deze foto toont de apotheek van het Stuyvenberggasthuis.

Examens voor tandartsen en apothekers

Ook voor tandartsen, drogisten en apothekers werd met het KB van 30 december 1884 een soortgelijk uniform examenprogramma ingevoerd, al vond de Hoge Gezondheidsraad dat drogisten eigenlijk veredelde verkopers waren. Ook voor hen was het de bedoeling dat ze allemaal op dezelfde wijze beoordeeld werden door de provinciale medische commissie. Zowel drogisten als apothekers moesten twee jaar verplicht stage volgen vooraleer ze toegelaten werden tot het examen. De provinciale medische commissie moest controleren of de drogisten en apothekers daadwerkelijk stage liepen.

Het examen voor tandartsen bestond uit de beginselen van de anatomie, fysiologie en pathologie van de mondholte, de diagnose en de behandeling van tandziekten en de tandprothese. De kandidaat moest eerst een schriftelijke proef doorlopen en daarna blijk geven van praktijkkennis door een patiënt of een lijk te behandelen. Apothekers moesten hun theoriekennis bewijzen in een schriftelijk examen en moesten tijdens de praktijktest vier medicamenten bereiden. De praktijkproef kwam er op aanvraag van de Hoge Gezondheidsraad. Die stelde namelijk vast dat er erg veel geklaagd werd over de gebrekkige praktijkkennis van jonge apothekers. Er waren namelijk te veel inbreuken op de verplichte stage. Door het bekwaamheidsattest pas te verlenen als de student geslaagd was voor het praktijkexamen hoopte de raad dat te verhinderen.[161]

161 CSHP, *Rapports*, 25/09 en 30/10/1883, 348-356.

6. Naar een prominentere rol voor de Hoge Gezondheidsraad (1884)

De betekenis van de Hoge Gezondheidsraad voor de openbare hygiëne was niet altijd even groot in de eerste decennia na 1849. Hoe ambitieus de Hoge Gezondheidsraad in 1849 ook aan zijn taak begonnen was, na de eerste drukke jaren verviel de raad in een routine. Slechts heel af en toe kwamen nog nieuwe thema's aan bod. De raad hield zich hoofdzakelijk bezig met ziekenhuizen, kerkhoven en gevaarlijke, ongezonde en hinderlijke bedrijven. Volksgezondheid was immers nog altijd geen echte prioriteit voor de beleidsmakers. Vanaf het einde van de jaren 1860 en vooral vanaf de jaren 1870 hield de raad zich echter meer en meer bezig met vernieuwende thema's inzake volksgezondheid en openbare hygiëne.

Ook toen baron Charles Liedts in 1877 na meer dan een kwarteeuw de fakkel doorgaf aan François Dubois-Thorn, de gouverneur van Brabant, waaide er een nieuwe wind door de Hoge Gezondheidsraad. Terwijl Liedts zich terugtrok uit het openbare leven stortte de raad zich op de hervormingen van het gezondheidsbeleid. De raad nam meer initiatieven (zoals het progressieve advies inzake crematie, de verbetering van de opleiding van medische beroepen, de vraag om een vereenvoudigde gezondheidswetgeving, het vaccinatie-instituut en de onteigening per zone) en durfde de overheid meer tegenwind te bieden. Toen de regering bijvoorbeeld naar aanleiding van de nakende cholera-epidemie van 1884 enkele preventiemaatregelen van de Hoge Gezondheidsraad niet volledig naar de letter opvolgde, tikte de raad haar op de vingers. Diezelfde dag nog stuurde de minister een omzendbrief die de provincies aanmaande om de adviezen van de Hoge Gezondheidsraad op te volgen.[162] De raad stond meer op zijn strepen.

De prominente rol die de Hoge Gezondheidsraad toebedeeld kreeg in het kader van het hervormde gezondheidsbeleid was veelbelovend. In de verslagen die de raad de minister van Binnenlandse Zaken toestuurde over het werk van de provinciale medische commissies ontpopte de Hoge Gezondheidsraad zich tot een overheidsorgaan dat de vinger op de wonde kon leggen.

Het nieuwe elan van de Hoge Gezondheidsraad vertaalde zich ook in een nieuwe wettelijke basis. Op 30 december 1884 volgde een nieuw KB dat handelde over de organisatie van de raad.[163] Door de hervormingen in het gezondheidsbeleid was het namelijk noodzakelijk om de bevoegdheden en de missie van de Hoge Gezondheidsraad beter te bepalen. Voortaan moest de raad alles onderzoeken wat kon bijdragen aan de vooruitgang van de publieke hygiëne. Hij werd belast met de studie en verwerking van de jaarlijkse rapporten van de provinciale medische commissies. Bovendien moest de raad de bevoegde minister adviseren inzake het gezondheidsbeleid, de profylaxe van ziektes, saneringsmaatregelen, bouwprojecten van hospitalen en gasthuizen, de gevaarlijke, ongezonde en hinderlijke bedrijven, vragen in verband met arbeiderswoningen, kerkhoven, riolen, drinkwater, saneringen aan de openbare weg en de waterlopen, enz...

---

[162] *Pasinomie*, 09/11/1884; CSHP, *Rapports*, 18/11/1884, 479-483; *Pasinomie*, 18/11/1884.
[163] Zie *Belgisch Staatsblad*, 6/01/1885.

Het KB stelde dat de raad 18 leden moest tellen. De inspecteur-generaal van de buurtwegen en de waterlopen, de inspecteur en de directeur-generaal van de gezondheidsdienst en de inspecteur van de gevaarlijke, ongezonde en hinderlijke bedrijven maakten ambtshalve deel uit van de Hoge Gezondheidsraad. De andere leden, waaronder minstens vijf dokters, een apotheker, een veearts en een architect, werden benoemd door de koning. Oud-leden konden tot erelid worden benoemd. De bevoegde minister van Binnenlandse Zaken en Onderwijs moest het huishoudelijk reglement van de raad goedkeuren.[164] Een eerder KB van 14 april 1883 bestendigde met de nodige vertraging de gewoonte om jaarlijks een ondervoorzitter te laten kiezen door de leden van de Hoge Gezondheidsraad.

Eindelijk was de Hoge Gezondheidsraad nu ook wettelijk gezien klaar om nieuwe uitdagingen te trotseren. En die zouden er komen. Eind 1884 stond de Hoge Gezondheidsraad aan het begin van jaren vol onrust, sociale omwentelingen en medische ontdekkingen.

[164] Het reglement van de raad bleef jammergenoeg niet bewaard. Zie ook Kuborn, *Aperçu historique*, 189.

DEEL 2

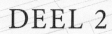

Sociale problematiek en wetenschappelijke ontdekkingen (1885-1913)

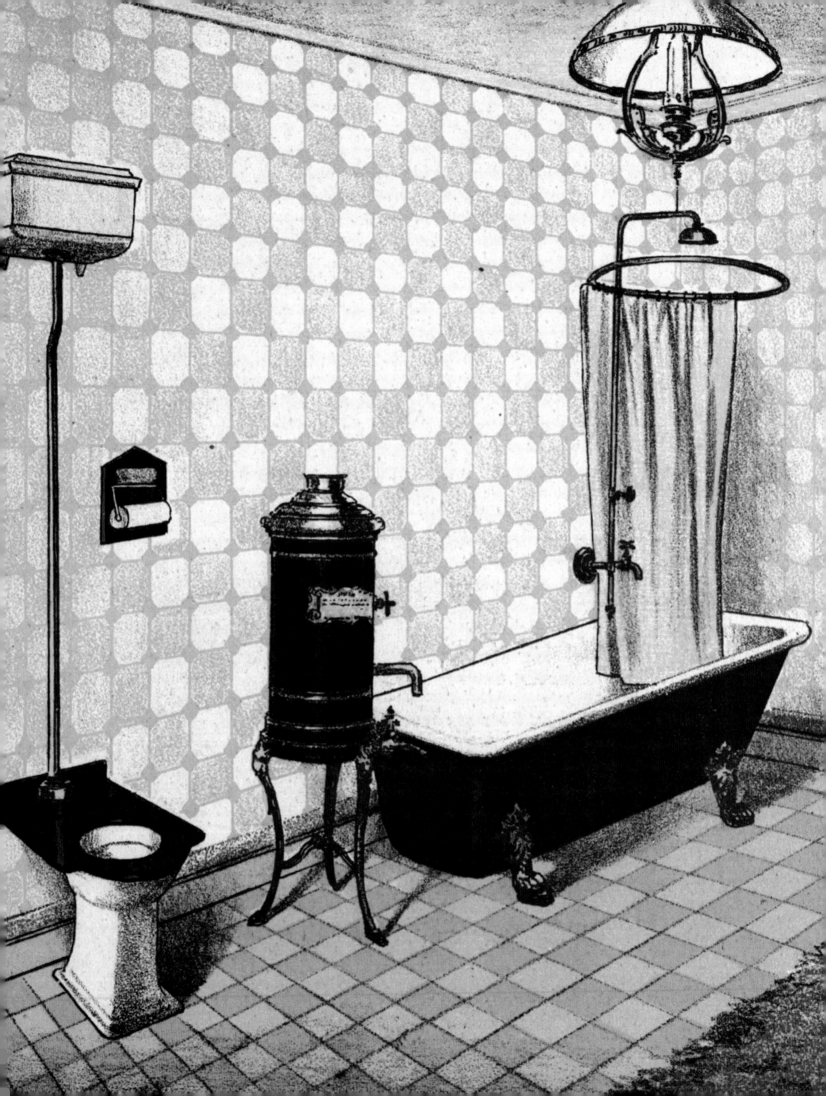

1. De problemen van de arbeiders op het voorplan

De decennia voor en na 1900 vormen in vele opzichten een scharnierperiode en een belangrijk kantelmoment in de hedendaagse geschiedenis. Er voltrok zich een belangrijke politieke transformatie. Door de verruiming van het kiesrecht kregen steeds grotere groepen van de samenleving ook een politieke vertegenwoordiging. Ondanks de tweede industriële revolutie bleven de leef- en arbeidsomstandigheden van de arbeiders nog altijd zeer precair. Onder druk van de arbeidersbeweging kwam hierin langzaam verandering. Dat emancipatieproces stond ook centraal in de werkzaamheden van de Hoge Gezondheidsraad. Daarnaast waren er de wetenschappelijke ontdekkingen in de geneeskunde die een heel andere aanpak in de gezondheidszorg introduceerden.

1.1. WILDE STAKINGEN IN 1886

Vanaf de jaren 1873-1874 tekende zich in de kapitalistische economie een zware en lange depressie af. Verschillende Europese landen voerden een protectionistische politiek. De sluiting van de traditionele afzetmarkten bracht de Belgische industrie ernstig in de problemen.[1] De prijsdalingen leidden tot (nog) lagere lonen en massale ontslagen. In 1886 bereikte de economische crisis een dieptepunt. Vooral de Waalse mijnbouw werd erg hard getroffen. Maar liefst de helft van de Waalse mijnen was verlieslatend. Er was onvoldoende werk, waardoor de arbeidersgezinnen het hoofd niet meer boven water konden houden. Overal in de mijnstreken bedelden vrouwen.[2] De herdenking van de 15de verjaardag van de Parijse Commune in 1886 gaf aanleiding tot een blinde collectieve uitbarsting van woede en geweld onder de Waalse arbeiders.[3]

Het begon in Luik. Daar braken op 18 maart 1886 wilde stakingen uit onder de mijnarbeiders. Het leger probeerde de onlusten met harde hand te bedwingen. De stakingsgolf sloeg echter al snel over naar Charleroi dat op 25 maart de fakkel overnam. De stakingen groeiden uit tot gewelddadige opstanden. Gewapend met stokken of houwelen trokken de arbeiders naar de fabrieken en de huizen van de industriëlen. Ruiten sneuvelden, afsluitingen werden omvergetrokken en hier en daar werd geplunderd. Woedende arbeiders vernielden onder meer de glasfabriek en het kasteel van de steenrijke industrieel Baudoux en staken de gebouwen in brand. Kandelaars, meubilair en beddengoed werden naar buiten gegooid en gestolen. De menigte dronk champagne uit de voorraadkamers van het kasteel en danste verkleed in de jurken van mevrouw Baudoux rond de vlammenzee.

Er brak paniek uit onder de burgerij. De regering besloot de grote middelen in te zetten. Een grote troepenmacht werd samengetrokken rond Charleroi om de opstand hardhandig te bedwingen. De interventies van het leger eisten tientallen doden en honderden gewonden. Daarna volgde een zware repressie: veel arbeiders werden veroordeeld en hun leiders vervolgd. Het was de gewelddadigste en massaalste stakingsgolf die

[1] Witte, *Politieke geschiedenis van België*, 105-ev.
[2] Verhaeghe, "De ordehandhaving bij de sociale onlusten in maart-april 1886 in Luik en Henegouwen", 699-700.
[3] De Commune was een Parijse volksopstand die in maart 1871 een revolutionaire regering aan het bewind bracht. In mei werd ze bloedig neergeslagen.

Honger en werkloosheid leidden in 1886
tot stakingen in Wallonië.

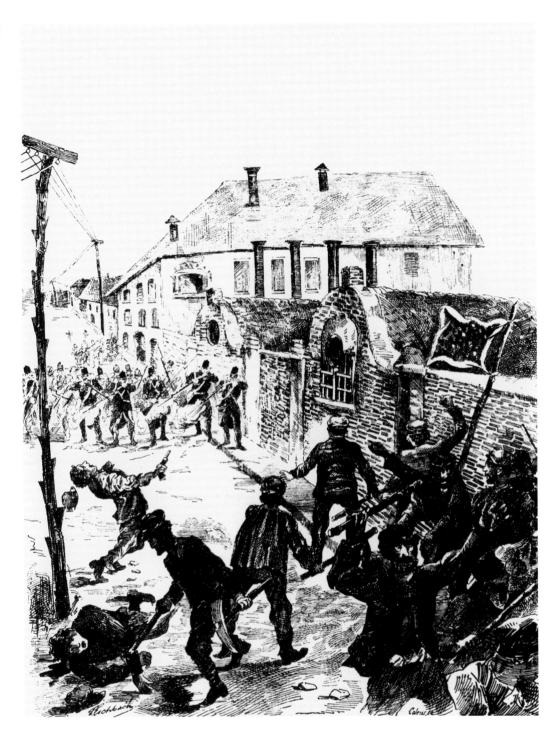

Wallonië ooit heeft gekend. De omvang van de opstand en de diepgewortelde gevoelens
van wanhoop en haat bij de arbeiders maakten een diepe indruk op de burgerij. Ook bij
de politici zinderde de schokgolf na. Eindelijk gingen hun ogen open voor het arbei-
dersleed. Het probleem kon niet langer genegeerd worden.[4] Onder druk van de revolutionaire gebeurtenissen besloot de regering Beernaert het "arbeidersprobleem" aan een
onderzoek te onderwerpen. Er werd een parlementaire commissie van de arbeid opgericht, waarna de eerste sociale wetten volgden.

[4] Deneckere, *Sire, het volk mort*, 656-658.

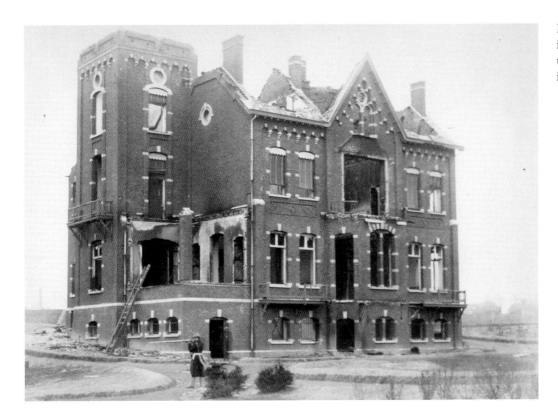

De glasfabriek en het kasteel van de rijke industrieel Baudoux brandden volledig uit tijdens de zware arbeidersrellen in 1886.

1.2. ARBEIDERSHUISVESTING: ADVIEZEN EN WETGEVING

De gebeurtenissen van 1886 maakten ook op de leden van de Hoge Gezondheidsraad een diepe indruk. De raad was er zich van bewust dat het arbeidersprobleem prioritair aandacht verdiende en focuste in eerste instantie op de huisvestingsproblematiek. Het was geen nieuw terrein voor de raad. Vanaf zijn oprichting in 1849 was het thema meermaals aan de orde geweest. Vooral in zijn strijd tegen de epidemieën had hij al verschillende adviezen uitgesproken in verband met saneringen.[5] Nu was voor het eerst ook de sociale bekommernis duidelijk aanwezig: door de woonomstandigheden van de arbeiders te verbeteren, hoopte de raad bij te dragen aan de sociale rust.[6]

1.2.1. Een grootscheeps onderzoek (1886-1887)

Informatieverzameling

Emile de Beco, directeur-generaal van de Gezondheidsdienst en van rechtswege lid van de raad, schreef in april 1886 een rapport waarin hij pleitte voor een grootschalig onderzoek naar de woonomstandigheden van armen en arbeiders. Hij was van mening dat de raad het aangewezen orgaan was om dit onderzoek te voeren. In zijn opinie was de huisvestingsproblematiek immers onlosmakelijk verbonden met hygiëne. De raad moest zich voor die taak laten bijstaan door externe deskundigen. De andere leden van de Hoge Gezondheidsraad keurden de Beco's rapport unaniem goed en erkenden het belang en de hoogdringendheid van de motie.[7] Ook minister van Binnenlandse Zaken en Openbaar Onderwijs Joseph Thonissen deelde de mening dat het onderzoek naar de arbeidershuisvesting perfect aansloot bij de opdrachten van de raad. Hij beloofde de nodige fondsen vrij te maken indien het budget van de raad door het onderzoek zou

[5] Cf. De hygiënecongressen (1851-1852), de saneringsplannen tijdens de regering van Rogier (1849-1852) en de onteigening per zone (1867).
[6] Studiecentrum voor volkswoningbouw, *De tuinwijkgedachte*, 245.
[7] CSHP, *Habitations ouvrières*, 27/04/1886, 1-6.

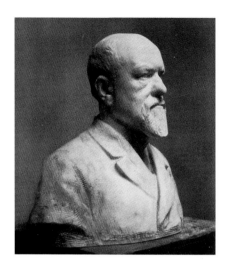

Emile de Beco was de initiatiefnemer van een grootschalig onderzoek naar de huisvesting van arbeiders.

worden overschreden. De raad mocht ook een beroep doen op het personeel van zijn departement. Op 30 april 1886, nauwelijks een maand na het beëindigen van de stakingen, werd binnen de raad een speciale commissie van zeven leden samengesteld om het onderzoeksprogramma op te stellen.[8]

De Hoge Gezondheidsraad wilde vier thema's onderzoeken: de wetgeving, de prototypes van de huizen en de hygiënische voorschriften, de actuele staat van de arbeiderswoningen en de maatschappijen die arbeiderswoningen bouwden en verkochten. Vier afzonderlijke commissies bereidden per onderwerp vragenlijsten voor die aan de provinciale en lokale medische commissies zouden worden voorgelegd. Op die manier probeerde de raad niet alleen een beeld te krijgen van de algemene toestand, maar ook lacunes op te sporen in de wetgeving. Hij wilde een antwoord krijgen op tal van vragen. Welk woonbeleid voerden de gemeenten? Hoe pakten de gemeenten de onteigeningen per zone aan en welke resultaten hadden die opgeleverd? Kon de centrale overheid een gemeente dwingen om bij een zone-onteigening ook grond voor nieuwe arbeiderswoningen te voorzien? Hoe kon de gemeente het best de tussenkomst van liefdadigheidsinstellingen regelen? Konden verschillende gemeenten hun weldadigheidsburelen laten fusioneren? Wat hadden de naamloze vennootschappen en de coöperatieve maatschappijen al gerealiseerd en hoe konden ze verder worden aangemoedigd?

De Hoge Gezondheidsraad stond zeer positief tegenover naamloze vennootschappen die arbeiderswoningen bouwden. Zowel particulieren als bedrijven konden hierin zonder al te veel financiële risico's kapitaal investeren. In 1888 telde België een zevental dergelijke vennootschappen, die allemaal hun beklag deden over de wettelijke beperkingen waaraan ze onderworpen waren. In plaats van zelf een oplossing voor te stellen, legde de raad het initiatief bij de naamloze vennootschappen zelf. Ze mochten een voorbeeldproject uitwerken dat niet gehinderd was door wettelijke voorschriften, maar dat zowel de arbeidersbelangen als die van de investeerders diende. De raad hoopte hieruit voldoende concrete voorstellen te kunnen puren om de wetgeving te wijzigen.[9] Door de wet van 9 augustus 1889 (zie infra) kon de Algemene Spaar- en Lijfrentekas de NV's leningen toekennen aan een uiterst lage rentevoet. Dat verbeterde hun financiële positie aanzienlijk.

De ongeveer tezelfdertijd opgerichte parlementaire Commissie voor Arbeid verzamelde eigenlijk informatie over dezelfde problematiek. Ook die commissie stuurde vragenlijsten rond over de staat van de arbeiderswoningen en hield hoorzittingen over de initiatieven van ondernemers en naamloze vennootschappen. Volgens minister Thonissen zouden de Hoge Gezondheidsraad en de Commissie voor Arbeid echter niet in elkaars vaarwater komen. Hoewel er geen wisselwerking was met de Hoge Gezondheidsraad, trokken beide instanties dezelfde conclusies.[10]

De resultaten: schrijnende toestanden

Heel wat provinciale en lokale medische commissies reageerden niet of onvoldoende op de onderzoeksopdracht van de raad. Vooral Oost-Vlaanderen stuurde weinig resultaten: de raad ontving slechts 27 reacties op een totaal van 63. Van de andere 297 provinciale en lokale medische commissies ontving de raad slechts 131 ingevulde vragenlijsten. De partiële antwoorden waren echter voor de raad voldoende om in maart 1888 een overweldigende conclusie te trekken: het was rampzalig gesteld met de Belgische arbeidershuisvesting. Duizenden woningen waren ongezond, zo erg dat een deel ervan

[8] Ibidem, brief 30 april 1886, 7-8.
[9] CSHP, *Habitations ouvrières*, 1887-1888, 9-33; Steensels, *Proletarisch wonen*, 20-21.
[10] Steensels, *Proletarisch wonen*, 18-19.

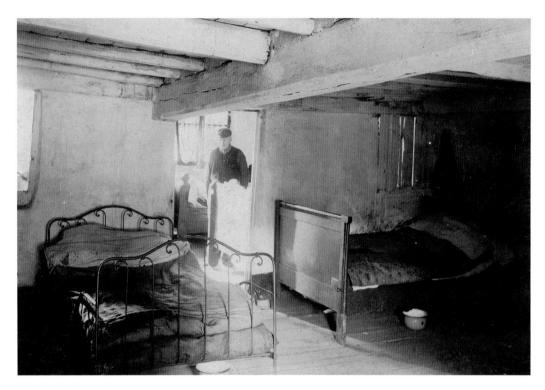

Deze woonkazerne in het Gentse was het laatste toevluchtsoord voor wie zelfs te arm was om een klein beluikhuis te huren. Verstoken van hygiëne en iedere vorm van privacy leefden de bewoners er in schrijnende omstandigheden.

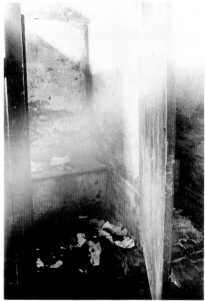

Het sanitair van arbeiderswoningen beperkte zich dikwijls tot enkele "gemakken" op de binnenkoer, gedeeld door verschillende gezinnen.

zelfs niet meer voor sanering in aanmerking kwam. In de rapporten werd niet zelden gedetailleerd verslag gedaan van de vaak weerzinwekkende taferelen die de commissieleden hadden aangetroffen tijdens hun onderzoek.[11]

Zo was er bijvoorbeeld de situatie in Hemiksem. Op de gelijkvloerse verdieping van de piepkleine huizen bevonden zich een kleine slaapkamer en een kamer die dienst deed als keuken, werkplaats en ontspanningsruimte. Op zolder sliepen dikwijls 8 tot 10 kinderen, jongens en meisjes samen. Niet zelden werd de kelder onderverhuurd. De huizen hadden een gemeenschappelijk koer met toiletten. Die stonden zo dicht bij de woningen dat de deur wegens de stank voordurend gesloten moest blijven. Afval slingerde overal rond. Tuberculose en scrofulose[12] eisten vele slachtoffers onder de bewoners. Verschillende woningen moesten eigenlijk onbewoonbaar worden verklaard, maar het gemeentebestuur deinsde hiervoor terug uit schrik voor klachten van de eigenaars. Een ander voorbeeld betrof de mensonterende toestanden in Mechelen. De commissieleden waren verbouwereerd toen ze de vieze tweekamerwoningen in de armenstraatjes aanschouwden. Moeder en vader sliepen met hun kroost in hetzelfde bed in een troosteloze slaapkamer. In de andere kamer, die onder meer als keuken werd gebruikt, kweekten de gezinnen konijnen en geiten. Lijken van gestorven familieleden bleven in huis tot op de dag van de begrafenis. Epidemieën kwamen nog veelvuldig voor.[13]

De commissieleden waren het eens over één zaak: er was dringend nood aan een betere wetgeving in verband met arbeiderswoningen. In alle ingestuurde rapporten werd geklaagd over vuile, stinkende arbeidersbuurten en de onwil van de gemeentebesturen om hiertegen maatregelen te treffen. Heel wat commissies merkten bovendien op dat het de gemeenten dikwijls ook aan de nodige basiskennis ontbrak over hoe de ideale arbeiderswoning er vanuit hygiënisch oogpunt moest uitzien.

[11] CSHP, *Rapports*, 24/04/1888, 187-188.
[12] Scrofulose is een ontsteking van de lymfeklier die doorzweert naar de huid; vooral verzwakte kinderen waren hiervoor vatbaar.
[13] CSHP, *Rapports*, 28/02 en 2/03/1888, 20-21 en 24.

Nieuwe bouwvoorschriften (1887)

De Hoge Gezondheidsraad besloot daarom een nieuw programma op te stellen met gedetailleerde voorschriften voor de bouw van arbeiderswoningen. Die opdracht stelde de raad voor een dilemma. De huizen moesten namelijk niet alleen beantwoorden aan de hygiëne-eisen, ze moesten vooral goedkoop zijn. Het ideaal, een eigen woning voor ieder gezin, was financieel niet haalbaar, onder meer wegens de hoge grondprijzen in de steden. Ook de hoge huurprijzen voor de individuele woningen vormden voor de meeste arbeidersfamilies een te hoge barrière. Daarom ondersteunde de raad schoorvoetend de optie om in de steden ook meergezinswoningen te bouwen. De hoge kostprijs van een huis leidde ook tot andere toegevingen. Het was onmogelijk om een goedkope arbeiderswoning te bouwen die voldoende ruim was en over alle moderne, hygiënische voorzieningen beschikte. De bouwvoorschriften werden daarom afgezwakt, zodat enkel de meest elementaire noden waren ingevuld.

De kleine huizen en dichtbevolkte buurten in de steden bleven bij de raad echter kritische vragen oproepen. Hij oordeelde dat dergelijke woonomstandigheden een gevaar betekenden voor het morele gedrag en de gezondheid van de arbeiders. De raad stelde daarom ook een alternatief voor: de promotie van de bouw van ruime arbeiderswoningen op het platteland. De grondprijzen waren goedkoper en er was voldoende frisse lucht en rust voor de arbeiders na hun lange en zware werkdagen. De huisvesting op het platteland moest aantrekkelijk worden gemaakt door de prijzen van het openbaar vervoer naar de steden en de industriële centra te verlagen. Het is niet duidelijk of dit idee ook in de praktijk enige navolging vond.

De Hoge Gezondheidsraad publiceerde de bouwvoorschriften waaraan een "fatsoenlijke arbeiderswoning" moest voldoen in 1887. Aangezien een plattelandswoning andere voorwaarden stelde dan een huis in de stad, stelde de raad twee verschillende programma's op. Omdat veel gemeentebesturen vaak een lakse houding aannamen, wilde de raad dat de meeste regels in verband met de bouw en het onderhoud van arbeidershuizen afdwingbaar zouden zijn. Op die manier kreeg de centrale overheid meer vat op het woningbeleid in de gemeenten. Bouwheren werden dan verplicht om woningen op te trekken die voldeden aan enkele algemene hygiëneregels. De huizen moesten gelegen zijn in een gezonde omgeving en voorzien zijn van een koer of een tuintje. Als er geen drinkwaterdistributiesysteem aanwezig was, dienden de woningen in de buurt te liggen van een pomp die genoeg schoon water leverde. Op het platteland mocht een huis maximaal door twee gezinnen gedeeld worden, al genoot het principe van één huis per gezin de voorkeur. In de stad mochten maximaal acht gezinnen één huis delen, steeds op voorwaarde dat alleen de inkomhal en de trap gemeenschappelijk waren. Ieder huis moest minstens over één toilet beschikken. Bij een gemeenschappelijke woning beval de raad één toilet aan per gezin. De beerput moest zo ver mogelijk van het huis verwijderd liggen. Voor de rest kregen bouwers de volledige vrijheid. De raad sprak zich niet uit over de gewenste grootte van een huis, maar hechtte wel belang aan een goede ventilatie. Via de organisatie van prijzen voor orde en netheid hoopte de overheid de bevolking te stimuleren om hun woningen schoon te houden. Een speciale inspectiedienst moest de arbeiderswoningen regelmatig controleren. Wanneer een woning werd onteigend, moest de gemeente voor een andere woning

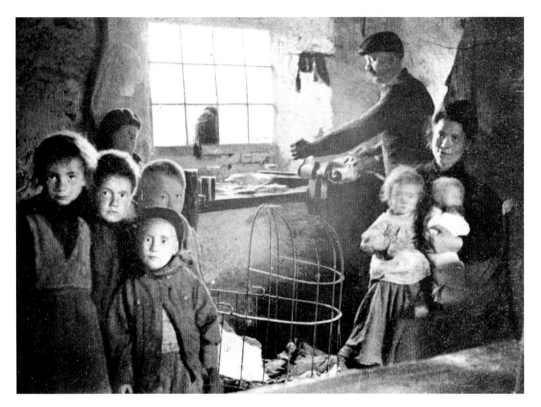

Bij het opstellen van de bouwvoorschriften voor arbeiderswoningen in 1887 besefte de raad maar al te goed dat het financieel onmogelijk was om woningen te bouwen die qua ruimte beantwoordden aan de vereisten van kroostrijke gezinnen.

zorgen. Gemeenten in geldnood ontvingen hulp van de centrale overheid om woningen te saneren.[14] De overheid maakte het hygiënereglement echter niet afdwingbaar. De staat van de woningen bleef dus afhangen van de goede wil van de bouwheren en de lokale overheden.

De raad vond het enorm belangrijk dat zoveel mogelijk arbeiders ook effectief eigenaar van hun woning konden worden. De redenering was eenvoudig: wie een woning bezat, droeg er meer zorg voor. Die grotere zorg had niet alleen positieve gevolgen voor de gezondheid van de bewoners. De arbeider zou voortaan ook meer thuisblijven bij vrouw en kinderen in plaats van geld te verspillen in bruine kroegen en andere verwerpelijke etablissementen. De raad was van mening dat de eigendomsverwerving het best kon worden gestimuleerd door de arbeiders te laten genieten van fiscale voordelen bij de aankoop van een woning. Naamloze vennootschappen en coöperatieve maatschappijen die goedkope arbeiderswoningen bouwden, moesten hierbij worden betrokken.[15]

1.2.2. De wet van 1889 op de arbeidershuisvesting

De regering was de idee van de eigendomswerving genegen. Zowel de Commissie voor Arbeid als de Hoge Gezondheidsraad hadden de regering hierover trouwens hetzelfde advies gegeven. De wet op de *Habitations ouvrières et institutions de comités de patronage* van 9 augustus 1889 wilde de arbeidershuisvesting in al zijn aspecten omvatten en werkte hiervoor een hele reeks administratieve en fiscale bepalingen uit. De ideeën van de Hoge Gezondheidsraad werden grotendeels gevolgd. Grosso modo

[14] CSHP, *Habitations ouvrières*, 64.
[15] Steensels, *Proletarisch wonen*, 22; CSHP, *Rapports*, 24/04/1888, 187-188.

bevatte de wet drie luiken. Vooreerst bepaalde de wet de oprichting van *Comités de patronage des habitations ouvrières*. Die beschermingscomités moesten zich op arrondissementeel niveau bezighouden met alles wat verband hield met de arbeidershuisvesting. Daarnaast startte de overheid met de toekenning van fiscale voordelen aan arbeiders die een woning wilden verwerven. De derde belangrijke vernieuwing betrof de mogelijkheden die de Algemene Spaar- en Lijfrentekas (ASLK) toegewezen kreeg voor het toekennen van hypotheken voor de bouw van arbeiderswoningen.

De beschermingscomités

Elk arrondissement moest minstens één beschermingscomité voor arbeiderswoningen oprichten, bestaande uit minimaal 5 en maximaal 18 leden. Die waren deels door de Bestendige Deputatie en deels door de regering benoemd. De comités waren verantwoordelijk voor het bevorderen van de bouw, de verhuur en de verkoop van gezonde arbeidershuizen. Ze moesten alles bestuderen wat te maken had met de hygiëne van arbeiderswoningen en -wijken en maakten propaganda voor sparen, levensverzekeringen, kredietmaatschappijen en mutualiteiten. Naast die vrij algemene bevoegdheden kregen de beschermingscomités ook de opdracht om prijzen voor orde en netheid te organiseren en erop toe te zien dat de gemeentelijke administraties hun plichten in verband met de arbeidershuisvesting naar behoren vervulden. Vooral dat laatste was een bijzonder moeilijke taak. De beschermingscomités hadden namelijk geen sanctierecht. Bij een onteigening per zone had het beschermingscomité het recht om de regering te adviseren over de voorwaarden voor de herverkoop van de gronden. Maar ook hier sprak de wet duidelijk over een advies. De beschermingscomités hadden slechts één belangrijk machtsmiddel. Zij kenden de zogenaamde *certificats d'ouvrier* toe. De arbeiders hadden een dergelijk certificaat nodig om van fiscale vrijstellingen te kunnen genieten bij de aankoop van een woning.

Het arbeiderscertificaat: de poort naar een eigen woning

De arbeiderscertificaten vertellen iets over de mate waarin arbeiders bereid waren om een eigen huis te verwerven en of ze hiervoor ook effectief het geld hadden. In de periode 1892 tot 1900 reikten de 54 beschermingscomités in totaal 60.064 certificaten uit. Er waren echter grote verschillen. Vanaf 1897 steeg het aantal certificaten sterk; drie vijfde van het totale aantal certificaten werd uitgeschreven tussen 1897 en 1900. Namen, Henegouwen en Luik namen in negen jaar tijd meer dan 75% van de uitgereikte certificaten voor hun rekening, terwijl Antwerpen, West- en Oost-Vlaanderen samen niet eens 10% vertegenwoordigden. De Hoge Gezondheidsraad stelde in 1893 al dat dit voornamelijk te wijten was aan het feit dat de arbeiders in de Waalse industriegebieden beter verdienden. In Vlaanderen was de landbouw nog erg belangrijk, hoewel de opbrengsten amper volstonden om een gezin te onderhouden.[1] Ook de mate waarin de beschermingscomités zich inzetten om de kennis over de fiscale voordelen te verspreiden, speelde volgens de raad een rol.[2]

[1] CSHP, *Rapports*, 1893-1894, 196; Steensels, *Proletarisch wonen*, 25-30.
[2] CSHP, *Rapports*, dl XII, 107.

Fiscale voordelen

De regering voerde ook de fiscale voordelen in die de Hoge Gezondheidsraad had gevraagd. Naamloze vennootschappen of coöperatieve huisvestingsmaatschappijen werden vrijgesteld van zegelrechten en registratiekosten. Eigenaars van arbeiderswoningen moesten niet langer de eerste drie schijven op de personenbelasting betalen. De registratiekosten op de aankoopakten werden verminderd met ongeveer de helft en de belasting op hypotheken werd verlaagd voor maatschappijen en voor die arbeiders die een arbeiderscertificaat van het beschermingscomité konden voorleggen. Het arbeiderscertificaat vormde m.a.w. de kern van het hele systeem van gunsttarieven, maar meteen ook zijn grote zwakte. De geldigheid van de certificaten werd door de fiscus immers dikwijls aangevochten, waardoor de arbeider in één klap al zijn rechten kon verliezen. Wie viel er namelijk onder de noemer "arbeider"? Aanvankelijk was de afbakening erg streng. Kleine bedienden of staatsambtenaren van de laagste categorie kwamen niet in aanmerking. Het loon speelde bij de toekenning namelijk geen enkele rol. Sommige arbeiders verdienden zelfs meer dan de minst betaalde ambtenaren zoals postbodes en boswachters. Arbeiders waren diegenen die tegen een dagloon handenarbeid verrichtten voor de rekening van een ander. Bij ziekte verdiende de arbeider namelijk geen loon, terwijl het maandloon van de ambtenaar – hoe laag ook – bleef doorlopen.[16]

Gemakkelijker lenen om te bouwen

Minister van Financiën Frère-Orban had in 1865 de Algemene Spaar- en Lijfrentekas (ASLK) opgericht. De belangrijkste doelstelling was de kleine man aan te moedigen om te sparen. De wet van 1889 kende aan de ASLK de mogelijkheid toe om hypotheekleningen te verlenen voor de bouw van arbeiderswoningen. Het lenen van geld aan arbeiders was evenwel alleen maar toegestaan via solvabele tussenpersonen. Enerzijds kon de ASLK onmogelijk in het hele land de wekelijkse of maandelijkse stortingen van de arbeiders ontvangen en anderzijds wilde de overheid vermijden dat arbeiders tegelijkertijd spaarders en kredietafnemers zouden zijn. Zowel krediet- als bouwmaatschappijen mochten als tussenpersoon fungeren. Naargelang de aard van het project kende de ASLK aan die maatschappijen verschillende voorschotten toe. De spaarkas bood de leningen aan een verlaagde intrest van 2,5% aan, op voorwaarde dat de maatschappijen zich ertoe verbonden zelf geen huizen te bezitten. De maatschappijen mochten echter geen leningen toestaan aan arbeiders die niet minstens 1/10de van de waarde van hun huis konden aanbetalen. Na advies te hebben ingewonnen bij het beschermingscomité mocht de ASLK geld lenen voor de bouw of de aankoop van een arbeidershuis. Dat advies was echter niet bindend. De leningen konden worden gekoppeld aan een soort levensverzekering. Wanneer de ontlener kwam te overlijden voordat het huis was afbetaald, werd het dan toch onmiddellijk eigendom van de nabestaanden.

Niet iedereen kon geld lenen bij de ASLK. Voor de aankoop van een arbeidershuis leende de kas – meestal via een maatschappij – enkel aan arbeiders en kleine bedienden. Voor de bouw van een arbeidershuis leende zij ook aan andere personen. Het stond niet vast hoeveel interest de maatschappijen konden vragen op het geld dat ze verder leenden aan de arbeider. De ASLK raadde de maatschappijen echter aan om 4% intrest te vragen. De spaarkas ging ervan uit dat 1 tot 1,5% winst de maatschappijen in staat zou stellen een reserve op te bouwen, zodat zij na enkele jaren hun transacties zonder de steun van de spaarkas zouden kunnen voortzetten.

16 Steensels, "De tussenkomst van de overheid in de arbeidershuisvesting", 31-36.

Een aarzelende start

Hoewel de wet van 9 augustus 1889 dat niet vermeldde, verplichtte de overheid de beschermingscomités van de arbeiderswoningen jaarlijks verslag uit te brengen aan de Hoge Gezondheidsraad. De raad vatte op zijn beurt de verslagen samen en publiceerde jaarlijks een uitgebreid rapport met conclusies.

De meeste comités kenden een wat trage en rommelige start. In het eerste werkingsjaar 1890 werden er 54 comités opgericht; een aantal daarvan begon pas in september, meer dan een vol jaar nadat de wet van kracht werd. De meeste comités wijdden hun eerste zittingen aan de organisatie van hun bureau en de bepaling van het huishoudelijk reglement en het budget. Al snel bleek echter dat er meer aan de hand was dan alleen de typische kinderziekten. Heel wat beschermingscomités klaagden over chronisch geldgebrek en een te uitgestrekt werkgebied.[17] De Hoge Gezondheidsraad was op zijn beurt niet te spreken over de chaotische rapporten waarin iedere uniformiteit ontbrak. De verslagen toonden aan dat er heel grote verschillen bestonden tussen de comités onderling. Heel wat comités deden hun best om hun taken naar behoren uit te voeren en brachten uitvoerig verslag uit over de problemen in hun arrondissement. Dat leverde vanzelfsprekend nuttige informatie op en een aantal comités kon ook echt een verbetering van de hygiëne van de arbeiderswoningen realiseren. Maar er waren ook comités die minder bekommerd waren om de arbeidershuisvesting en onvolledige rapporten – of zelfs helemaal geen rapporten – doorstuurden naar de raad.

De Hoge Gezondheidsraad probeerde dat probleem op te lossen door het opstellen van een programma met een vaste vragenlijst voor de beschermingscomités. De raad had immers positieve ervaringen met een dergelijk stramien voor de provinciale medische commissies. Minister van Landbouw, Industrie en Openbare Werken De Bruyn, die in 1894 ook de bevoegdheid had over volksgezondheid, maakte het programma bekend in een omzendbrief van 3 oktober 1894. De vragenlijst betrof voornamelijk informatie over de woningen zelf. Hygiënische wantoestanden in een straat of een wijk moesten gemeld worden in een apart verslag. De Hoge Gezondheidsraad wilde gegevens verzamelen over de samenstelling van het huishouden (identificatie, aantal kinderen, beroep en salaris), de woning (aantal delen, de hygiënische staat), en de directe omgeving van de woning (tuin, beerput, gierput...). Bovendien vroeg de raad aan de comités om de oprichting van krediet- en bouwmaatschappijen extra aan te moedigen en om de arbeiders zoveel mogelijk tot sparen aan te zetten. De arbeiders moesten leren om in hun eigen onderhoud te voorzien. Het besef moest bijgebracht worden dat ze ziekten konden vermijden door hun woningen netjes te houden. Op die manier verkleinde de kans dat ze terugvielen op steun van het weldadigheidsbureau. De raad oordeelde dat commissieleden die zich niet met volle overtuiging aan hun taken wijdden, dienden te worden vervangen.[18]

Pas action sans sanction!

De daaropvolgende jaren losten de beschermingscomités de verwachtingen van de raad beter in. Ze bleven in hun werking wel belemmerd door twee belangrijke hinderpalen: de fiscus en de gemeenten. De belastingsdiensten weigerden immers regelmatig de arbeiderscertificaten die de comités hadden toegekend. Die certificaten gaven de arbeiders recht op fiscale vrijstellingen bij de bouw van een huis.[19] De Hoge Gezondheidsraad

[17] CSHP, *Rapports*, 26/11/1891, 246-268.
[18] CSHP, *Rapports*, 13/12/1894, 370-371.
[19] CSHP, *Rapports*, 1894, 196.

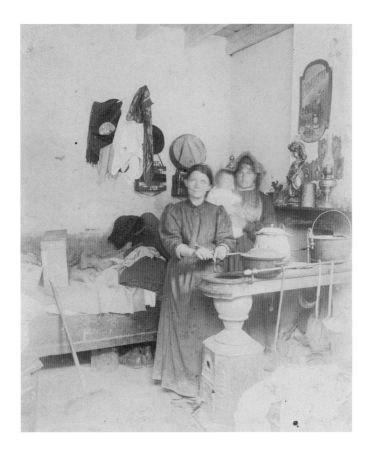

De krappe huisvesting dwong veel arbeidersgezinnen om in dezelfde kamer te leven, te koken en te slapen.

vond het ook onrechtvaardig dat goed verdienende arbeiders een certificaat konden verwerven, terwijl bijvoorbeeld ambtenaren met een lager loon dat niet konden. De raad adviseerde dan ook om het begrip "arbeider" te verruimen, zodat ook vissers, kleine landbouwers en lagere ambtenaren konden genieten van fiscale voordelen. De overheid ging echter niet onmiddellijk in op die vraag. De gunstige fiscale regeling werd pas op 11 februari 1903 uitgebreid.[20]

De gemeenten vormden de tweede en belangrijkste hinderpaal. Ook nu weer werd de Hoge Gezondheidsraad geconfronteerd met hun verregaande autonomie. De gemeenten konden de adviezen van de beschermingscomités gewoon negeren, soms wegens een gebrek aan inkomsten, soms gewoon uit slechte wil. De comités hadden immers geen enkele mogelijkheid tot sanctie. De raad drong daarom sterk aan op een wet die de beschermingscomités de mogelijkheid gaf om gemeenten met een goed huisvestings-beleid te stimuleren en andere te sanctioneren. Alleen zo kon men vermijden dat de beschermingscomités gedemotiveerd geraakten. *Pas action sans sanction* werd het credo.[21]

Ondertussen moesten de beschermingscomités vaak machteloos toezien. Een rapport uit 1903 geeft het voorbeeld van de situatie in Luik, waar de huurprijzen zeer hoog waren. De rue Neuf Pavé telde vier overbevolkte woonkazernes. De kamers waren verhuurd aan 74 huishoudens die samen 373 personen telden. Twee van de kazernes waren in erg slechte staat. De kapotte ramen waren dichtgemaakt met papier, de vloer was afgedekt met karton. 41 Gezinnen leefden in een tweekamerappartement; de andere gezinnen leefden, kookten, wasten en sliepen in dezelfde ruimte. De kazer-nes beschikten niet over een drinkwaterdistributiesysteem. Drie kazernes maakten

[20] CSHP, *Rapports*, 30/06/1898, 54-113; 29/11/1900, 140-141.
[21] CSHP, *Rapports*, 29/11/1900, 142.

gebruik van de openbare fontein aan de straatkant; de vierde van een waterput, vlakbij de toiletten. Eén kazerne beschikte over slechts drie toiletten voor 100 mensen. Het beschermingscomité was niet te spreken over de hygiënische wantoestanden in de kazernes en raadde de gemeente aan om een onteigening per zone door te voeren. De gemeente ging echter niet in op die vraag, wat de nodige frustratie opleverde bij het comité.[22]

Ook in Gent was er weinig verbetering merkbaar. De beschermingscomités en de technische dienst van de stad Gent deden tussen 1899 en 1904 een onderzoek naar de toestand van de beluiken. Het totale aantal beluiken daalde wel: van 670 in 1899 tot 613 in 1904. Het aantal "verbeterbare en slechte beluiken"[23] steeg echter in tegenstelling tot de "goede beluiken".[24] Nergens in de bronnen stond vermeld dat de beschermingscomités het recht verwierven om te sanctioneren.

1.2.3. Een vernieuwd bouwreglement in 1907

In 1907 stelde de raad een nieuw bouwreglement op voor de arbeiderswoningen dat de voorschriften uit 1887 verving. In de loop van de voorbije twee decennia was duidelijker geworden aan welke hygiënische eisen een goede woning moest voldoen. Bovendien maakte het oude reglement onvoldoende onderscheid tussen de plattelandswoning, de stadswoning en de collectieve woningen. Naast de gebruikelijke bepalingen inzake waterdistributie, riolering, sanitair, woonindeling enz… – die na 20 jaar uiteraard technisch verbeterd waren – kwamen verschillende nieuwe onderwerpen aan bod.

Inplanting en ideaaltype

Voor het eerst wierp de Hoge Gezondheidsraad de vraag op of het niet beter was om de arbeiderswoningen verspreid in de stad te bouwen. In plaats van de tot dan toe volledig gescheiden (woon)werelden van arbeiders en burgerij, werd de mogelijkheid van een "vermenging" van beide klassen geopperd. Het was een op zijn minst opmerkelijk idee dat toch getuigde van de aanwezigheid van progressieve ideeën binnen de raad. Toch bleek het plan moeilijk realiseerbaar. Door de hoge kostprijs van de grond was het noodzakelijk om woningen van meerdere verdiepingen te bouwen, wat volgens de Hoge Gezondheidsraad nefast was voor de ventilatie en de verlichting van de lagere etages. Blijkbaar liet de oude angst voor miasmen – en de daaruit voortvloeiende manie om de woningen tot in het extreme te ventileren – nog altijd sporen na.

Daarom greep de raad terug naar het plan om arbeiderswoningen te bouwen in de periferie van de stad. Hij schoof het platteland naar voren als de ideale plek om nieuwe woningen te bouwen voor arbeiders die het slachtoffer waren van onteigeningen. Aangezien de grond net buiten de stad veel goedkoper was, kon men grotere terreinen aankopen. Zodoende was er plaats voor bredere lanen, speelruimte voor de kinderen en woningen met tuintjes. Verlaagde tarieven op de tramlijnen tijdens de pendeluren moesten de toegankelijkheid verhogen. De raad wilde bovendien dat er niet langer kelders en zolders gebouwd werden in een arbeiderswoning. Kelders werden immers al te vaak gebruikt als keuken of als dierenstal, een gewoonte die de raad wilde bestrijden. Hij argumenteerde dat er betere en goedkopere manieren bestonden om de gelijkvloerse verdieping te beschermen tegen grondvochtigheid. Hetzelfde gold voor zolders, die voor

[22] CSHP, *Rapports*, 10/12/1903, 400-401.
[23] Het is onduidelijk welke de precieze criteria waren voor het onderscheid tussen beide soorten.
[24] "Goede beluiken": 61% in 1899 tegen 54% in 1904; "verbeterbare beluiken": 16% in 1899 tegen 22% in 1904; "slechte beluiken": 21% in 1899 tegen 23% in 1904. Balthazar, *Onderzoek naar de Gentse beluiken*, 13.

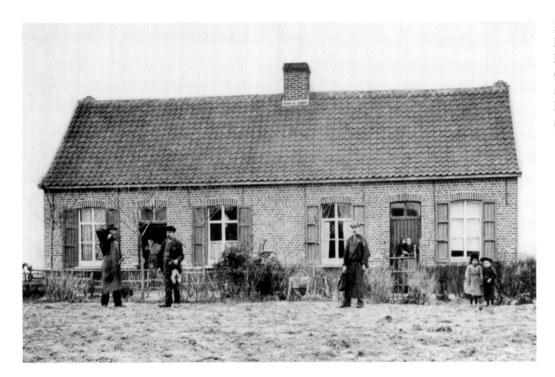

Dankzij de lagere grondprijzen kon de kostprijs van arbeiderswoningen op het platteland lager gehouden worden. Goede lucht, tuintjes en voldoende speelruimte voor de kinderen maakten het leven van de arbeidersgezinnen aangenamer.

de raad enkel geschikt waren als droogplaats voor het linnengoed. Meestal werd de zolder echter gebruikt als slaapplaats voor de kinderen, terwijl hij daar door het gebrek aan ramen absoluut niet geschikt voor was. Wanneer de gemeente een openbare was-plaats opende, konden zolders worden verboden.

De Hoge Gezondheidsraad pleitte voor de bouw van niet al te ruime woningen. Het verleden had immers uitgewezen dat arbeidersgezinnen extra ruimtes onderver-huurden zonder een aanpassing van het sanitair. Bovendien kon het niet de bedoeling zijn dat arbeiders een burgerwoning gingen betrekken. Hoewel de raad de typische Oost- en West-Vlaamse gelijkvloerse boerenhuisjes toeliet, opteerde hij wegens de grondprijzen toch voor vierdelige woningen met één etage, zonder kelder of zolder. In dit type woning bevond zich gelijkvloers de slaapkamer van de ouders en de keuken. Boven moest een afzonderlijke jongens- en meisjesslaapkamer ingericht worden. Als er geen openbare wasplaats in de buurt was, moest er nog een kleine linnenkamer met kolenkachel en badkuip aan het huis worden toegevoegd.

Collectieve huisvesting

Voor gezinnen die dergelijke huisjes niet konden betalen, voorzag de raad ook een vorm van collectieve huisvesting waarin meerdere gezinnen konden wonen. Vanzelf-sprekend was dit niet de ideale woonvorm. De raad was echter van mening dat hij hier-over beter een advies kon formuleren dan de gemeenten voor deze woonvorm vrij spel te geven. Naast de algemene bepalingen inzake bouw en indeling, beperkte de raad het aantal verdiepingen bijvoorbeeld tot vier. Ook bejaarden, zwangere vrouwen of zieken moesten immers nog de etages kunnen bereiken. Om vochtproblemen en geurhinder te voorkomen, moest er een apart gebouw voorzien worden om het linnen te wassen. In deze wasplaats konden ook douches worden geïnstalleerd, aangezien de lichaams-hygiëne niet bepaald gestimuleerd werd in een dergelijke kazerne. Ten slotte adviseerde de Hoge Gezondheidsraad om woningen voor vrijgezellen te voorzien. Hiermee wilde hij een einde stellen aan het probleem van de gezinnen die ongetrouwde fabrieksarbeiders tegen een vergoeding onderdak aanboden in hun veel te kleine huizen. In dergelijke "vrijgezellenwoningen" zouden de arbeiders zich veel meer thuis voelen dan in de onpopulaire onderkomens die de fabrieken inrichtten als woonplaats voor hun arbeiders.[25] De volgende jaren oordeelde de Hoge Gezondheidsraad inderdaad vaker over de plannen van de arbeidershuisjes die de gemeenten wilden bouwen. Toch bleef de raad om meer overheidsinterventie vragen omdat de reglementen niet nauwkeurig genoeg werden opgevolgd. Het is zeker overdreven te stellen dat de wet van 1889 en de bijsturing van het reglement voor arbeiderswoningen in 1907 tot onmiddellijke en meetbare resultaten hebben geleid. De beschermingscomités voor de arbeiderswoningen konden alleen maar succes boeken via de arbeiderscertificaten. Bij al hun andere taken werden zij afgeremd door vaak lakse gemeentebesturen en het eigenbelang van de eigenaars van de woningen. Voor de arbeiders veranderde er dus niet veel. Zij bleven wonen in hun vieze, overbevolkte huisjes en konden bij onteigening alleen maar hopen dat de gemeente voor een vervangwoning zorgde. Toch was er iets veranderd. De interesse van de burgerij voor de huisvestingsproblematiek was gewekt. Het aantal congressen waarop het probleem uitgebreid aan bod kwam, groeide.[26] Bovendien nam ook het verzet tegen de nalatigheid en de slechte wil van de gemeenten toe. Geleidelijk aan werd een klimaat gecreëerd waar er meer ruimte was voor overheidsinterventie.[27]

1.3. DE EERSTE SOCIALE WETTEN

1.3.1. Leven om te werken

Tot het einde van de jaren 1880 bestond er in België geen enkel vorm van arbeidswetgeving of sociale bescherming. Alles berustte op een onderlinge regeling tussen de werkgever en de werknemer. Door het overaanbod aan werkkrachten had in de praktijk de werkgever alle macht in handen. Hij stelde eenzijdig het fabrieksreglement op dat de loon- en arbeidsvoorwaarden bepaalde. Ontevreden arbeiders mochten opstappen. Onder het motto van de liberale vrijheid leidde het systeem tot ernstige uitbuitingen.

Arbeiders in de industrie werkten gemiddeld twaalf tot dertien uur per dag; in bepaalde sectoren zeven dagen op zeven. Vrouwen- en kinderarbeid was veralgemeend. In de zware metaalindustrie werden kinderen pas vanaf twaalf à veertien jaar aangeworven, terwijl de textielnijverheid al kinderen aanvaardde vanaf elf – soms zelfs vanaf negen – jaar. Jonge arbeiders waren opvallend sterk vertegenwoordigd in de totale arbeiderspopulatie. Naargelang de sector behoorde 1/5de tot 1/3de van de arbeiders tot de leeftijdscategorie van 12 tot 21 jaar. Jonge arbeiders waren gegeerd omdat zij goedkoop waren. Ouders stuurden hun kinderen zo snel mogelijk naar de fabriek om het gezinsinkomen aan te vullen. Er stond ook geen beperking op vermits er geen leerplicht was. De vicieuze cirkel van ongeletterdheid en armoede was hiermee rond.[28]

Vrouwen en kinderen werkten doorgaans even lang als mannen. Hoewel ze meestal in de lichtere industrieën waren tewerkgesteld, was het werk vaak onmenselijk inspannend. De automatisering en mechanisering stond in het midden van de jaren 1880 nog

[25] CSHP, *Rapports*, 31/10/1907, 450-500.
[26] Onder meer in 1895, 1898 en 1910 werden er (inter)nationale congressen inzake arbeiderswoningen georganiseerd in Brussel.
[27] Steensels, *Proletarisch wonen*, 35.
[28] Denys, *Bijdrage tot de studie van de sociaal-economische toestand van de arbeiders rond 1886*, 184-185, 319-320.

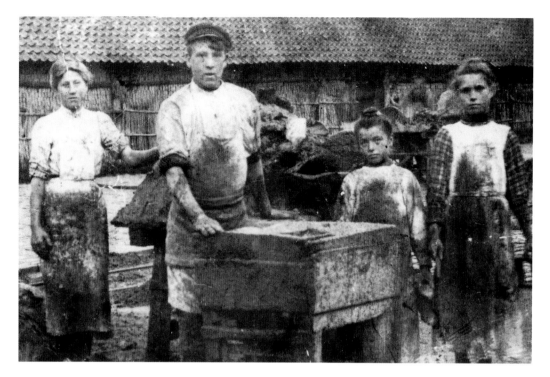

Vrouwen en kinderen werkten doorgaans even lang als de mannen. Dit gezin uit de Rupelstreek werkte in de steenbakkerij. De kinderen voerden de zogenaamd "lichtere klussen" uit, zoals het afdragen van de stenen. Het werk was ontstellend vermoeiend.

in zijn kinderschoenen, fysieke kracht was nog altijd belangrijk. Bulderende machines, stank en stof maakten de werkdagen tot een hel. In de wolspinnerijen bijvoorbeeld, een industrietak waar veel vrouwen en kinderen werkten, was het 's winters bitter koud, terwijl de hitte in de zomer ondraaglijk was door de stoom die constant in de werkplaats werd geblazen om de luchtvochtigheid op peil te houden. De vochtige hitte van de stoom en het stof genereerden allerlei klachten. Veel werknemers leden aan de zogenaamde 'waterkanker'. Omdat ze haast continu met hun handen in warm water en slijk moesten wroeten, kregen ze kloven in hun handen die op den duur gingen zweren. Ongevallen waren niet uitzonderlijk met de onbeschermde machines, de oneffen, vette vloeren en de schietspoelen die onverwachts uit het getouw konden schieten. Sommige afdelingen stonden bekend voor hun gevaarlijke machines of het ongezonde werk dat er verricht werd. De kaardmachine in de katoenspinnerij – een machine die de katoenvezels uit-rekte en evenwijdig legde – werd bijvoorbeeld "de duivel" genoemd omdat er verschrik-kelijke ongelukken mee gebeurden.

Vrije tijd was quasi onbestaande. Ook op zondag gingen heel wat arbeiders, min-stens een gedeelte van de dag, aan de slag. De gevolgen van de lange werkdagen lieten zich ook voelen in het gezinsleven van de arbeiders. Het 19de-eeuwse ideaalbeeld van de vrouw als moeder en echtgenote die zorgde voor familiale warmte en een onberis-pelijk huishouden was voor de arbeidersvrouw een verre droom. Na een lange werkdag kwam ze vuil en bestoft thuis en moest ze nog eten maken, kleren wassen en voor de kinderen zorgen. Heel wat taken werden dan ook tegen wil en dank verwaarloosd. Jonge kinderen werden noodgedwongen aan hun lot overgelaten of aan de buren, grootouders of het oudste kind toevertrouwd. Mannelijke arbeiders zochten dikwijls een verzetje in bruine kroegen. Alcoholisme gold als een van de ergste kwalen van het laatste kwart van de 19de eeuw.[29]

[29] De Wilde, *Witte boorden, blauwe kielen*, 170-173.

Deze kaardmachines werden in de katoenspinnerij "de duivels" genoemd vanwege de dramatische ongevallen die ermee gebeurden.

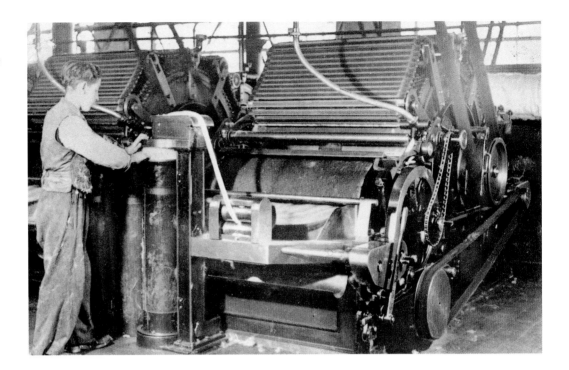

Toen de economische crisis vanaf ca. 1880 steeds harder toesloeg, werden nog meer jonge kinderen tewerkgesteld. Door de gedaalde lonen konden de arbeidersgezinnen steeds moeilijker hun hoofd boven water houden. Zelfs kinderen van zes tot acht jaar werden in het productieproces ingeschakeld.[30]

De gewelddadige rellen van 1886 maakten de hogere klassen duidelijk dat ze de problemen van het arbeidersproletariaat niet langer konden negeren. Na de eerste schoolstrijd had de katholieke partij in 1884 een absolute meerderheid veroverd in het parlement. Het besef groeide dat er een einde moest komen aan de laisser-faire-houding die het overheidsbeleid onder het mom van een liberale economie al die jaren gekenmerkt had. Toch zag de regering Beernaert de gebeurtenissen aanvankelijk met lede ogen aan. Ze besefte dat er iets móest gebeuren, maar huiverde voor staatsinterventie in sociale aangelegenheden. In het parlement zetelden bovendien – zowel aan liberale als aan katholieke zijde – uitsluitend personen die baat hadden bij niet-gereglementeerde arbeid. De sterker wordende Belgische Werkliedenpartij en de christen-democratische vleugel binnen de Katholieke partij dwongen de conservatieve katholieken echter tot toegevingen. De roep om de invoering van het algemeen stemrecht klonk steeds luider. Het sociale debat kwam in een stroomversnelling. Vanaf 1889 werden de eerste sociale wetten gestemd.[31]

1.3.2. Hygiëne en veiligheid op het werk (1886-1899)

Als reactie op de stakingen van 1886 verschenen op 27 december 1886 en 31 mei 1887 twee KB's die de uitvoering van de wet op de gevaarlijke, ongezonde en hinderlijke bedrijven uit 1863 wijzigden. Er was voortaan meer aandacht voor de veiligheid van de werknemers, maar van een echt gezondheidsbeleid was geen sprake.[32] De Hoge Gezondheidsraad, die niet geraadpleegd was bij de voorbereiding, vond het een gemiste kans. *Le législateur belge aurait complètement négligé de veiller à ces intérêts primordiaux*

[30] Denys, *Bijdrage tot de studie van de sociaal-economische toestand van de arbeiders rond 1886*, 184-185, 319-320.

[31] Witte, *Politieke geschiedenis van België*, 115. Deferme, "Geen woorden, maar daden", 138 en 163.

[32] De wet van 5 mei 1888 herinnerde aan de KB's die in 1886 en 1887 de veiligheid van de arbeiders regelden en vroeg om de organisatie van de arbeidsinspectiedienst.

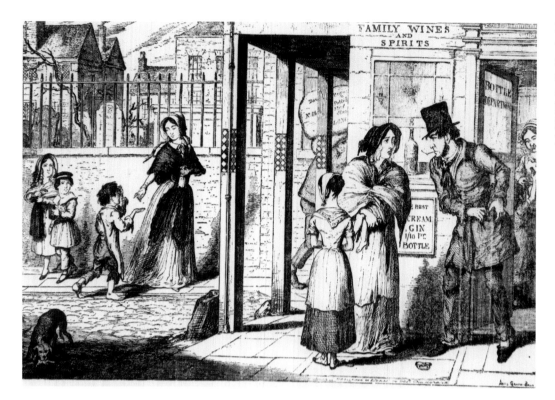

Deze afbeelding toont "de geschiedenis van de fles". Een werkloze alcoholist laat uit armoede zijn eigen kinderen bedelen en besteedt het geld aan het kopen van nieuwe drank. Alcoholisme werd beschouwd als een van de belangrijkste kwalen van het laatste kwart van de 19de eeuw.

de la classe des travailleurs![33], zo stelde de raad. Met de stakingen nog vers in het geheugen begreep de Hoge Gezondheidsraad niet hoe het mogelijk was dat de wetgeving hierover nog altijd lacunes vertoonde. De raad was van mening dat de maatregelen alleen de buren van de gevaarlijke, ongezonde en hinderlijke bedrijven tegemoet kwamen; voor de bescherming van de arbeiders die er werkten was er nauwelijks aandacht.

Pas op 31 mei 1894 stond het onderwerp opnieuw op de agenda van de Hoge Gezondheidsraad. De concrete aanleiding was de nakende oprichting van de Arbeidsdienst (*Office de Travail*, 14/11/1894). Minister van Landbouw, Industrie en Openbare Werken Léon De Bruyn verzocht de raad om een eerste wetsontwerp omtrent hygiëne in de werkplaats te beoordelen en bijkomende voorschriften op te stellen die de hygiëne in de werkplaatsen moesten garanderen, evenals de veiligheid en gezondheid van de arbeiders in gevaarlijke, ongezonde of hinderlijke bedrijven. Het algemeen reglement moest een gids zijn voor de inspecteurs die deze bedrijven controleerden en een werkinstrument voor de bedrijfsleiders. Dankzij de voorschriftenbundel zouden ze perfect op de hoogte zijn van wat de overheid van hen verlangde.

Op 30 augustus stelde de Hoge Gezondheidsraad zijn rapport voor. De voorschriften handelden enerzijds over de hygiëne op de werkplaats, anderzijds over de preventie van werkongevallen. De werkplaats moest voldoende ruim, zo proper mogelijk en gemakkelijk te ventileren zijn, zonder hierbij onrealistische eisen te stellen aan de fabriekseigenaars. In die zin relativeerde de raad het wetsontwerp dat minister De Bruyn in 1894 voorgelegd had en dat streefde naar een perfecte hygiëne in de werkplaatsen. Een onberispelijke hygiëne was nu eenmaal onmogelijk in een gebouw waar continu werd gewerkt. Met adviezen die informeerden over het schoonmaken van de

[33] CSHP, *Rapports*, 30/08/1894, 309.

De Arbeidsdienst

De Arbeidsdienst, opgericht op 12 november 1894, waakte over de correcte uitvoering van de arbeidswetgeving en reikte ook suggesties aan voor mogelijke verbeteringen. De dienst controleerde de gezondheidstoestand van de arbeiders, de hygiëne op de werkvloer en verzamelde allerhande statistische informatie over alles wat de arbeid aanbelangde, onder meer over stakingen, lonen en arbeidsongevallen. Zowel de arbeidsinspectie als de inspectie van ongezonde bedrijven werd bij de oprichting van het eerste Belgische Ministerie van Industrie en Arbeid (25-29 mei 1895) naar dit departement overgeheveld. De arts D. Gilbert werd op 15 november 1895 benoemd tot hoofd van de medische arbeidsinspectie, een dienst die eveneens ressorteerde onder de Arbeidsdienst. Een autonome dienst voor medische arbeidsinspectie werd pas opgericht met het KB van 25 juni 1919. Met de komst van dit nieuwe overheidsorgaan diende de Hoge Gezondheidsraad zich niet langer bezig te houden met arbeidershygiëne en gevaarlijke, hinderlijke en ongezonde bedrijven. Na de oprichting van de arbeidsdienst verdwenen deze thema's uit het werkveld van de raad.[1]

[1] Velle, "De centrale gezondheidsadministratie", 178-179.

werkplaatsen en het sanitair, de luchtventilatie, het nuttigen van voedsel enz... probeerde de Hoge Gezondheidsraad een zo goed mogelijke hygiëne na te streven. Ter preventie van werkongevallen, moest er in de eerste plaats op gelet worden dat de arbeiders zich niet konden bezeren aan de machines. Putten, kelders en reservoirs met bijtende vloeistoffen moesten worden afgeschermd door deksels, een hek of een reling. Alle heftoestellen, liften en machines moesten vermelden hoeveel gewicht ze konden dragen. Vooral de stoommachines baarden de Hoge Gezondheidsraad zorgen. Die moesten in goed verlichte lokalen worden geplaatst waar alleen bevoegde arbeiders toegang hadden.[34]

De Hoge Gezondheidsraad benadrukte nog eens extra dat het niet zijn bedoeling was om het werk van de kleine handelaars en de industrie te belemmeren. Ze hadden het al zwaar genoeg. Zowel de bazen als de arbeiders zouden de voordelen voelen van een meer veilige en gezonde werkomgeving. Belangrijk hierbij was dat zowel de arbeiders als de bedrijfsleiders konden worden beboet als er inbreuken op de hygiëne en veiligheid werden vastgesteld. De arbeiders moesten namelijk niet alleen tegen hun bazen worden beschermd, maar ook tegen zichzelf. Ook nu weer valt op dat de Hoge Gezondheidsraad bij de discussie over het algemeen reglement niet de allerhoogste eisen stelde aan de hygiëne in bestaande bedrijven. Zo wees de raad op het feit dat de arbeiders beter in natuurlijk daglicht konden werken, maar dat dit helaas niet altijd mogelijk was. De grote steden waren namelijk zodanig volgebouwd dat de gewoonte was ontstaan om de werkplaatsen achteraan in de gebouwen of zelfs ondergronds te installeren. In dergelijke ruimtes was er nauwelijks daglicht en bood kunstlicht de enige oplossing. Net zoals sommige werkplaatsen niet perfect konden worden geventileerd, moest men tolereren dat in bepaalde werkplaatsen te weinig natuurlijk licht binnenscheen.

[34] CSHP, *Rapports*, 30/08/1894, 304-318.

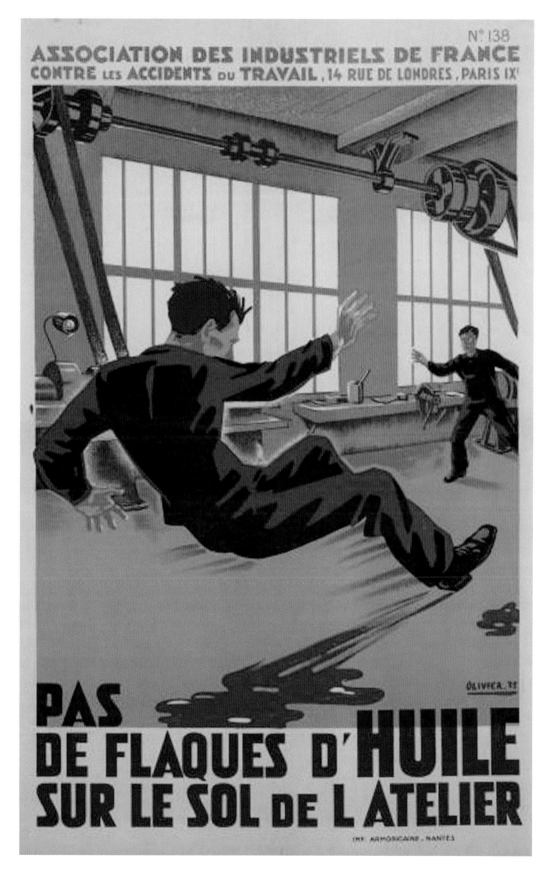

Op het einde van de 19de eeuw werd er meer aandacht besteed aan de veiligheid op de werkvloer.

De foto van deze mijnwerkers spreekt boekdelen over de ongezonde werkomstandigheden in de mijnen.

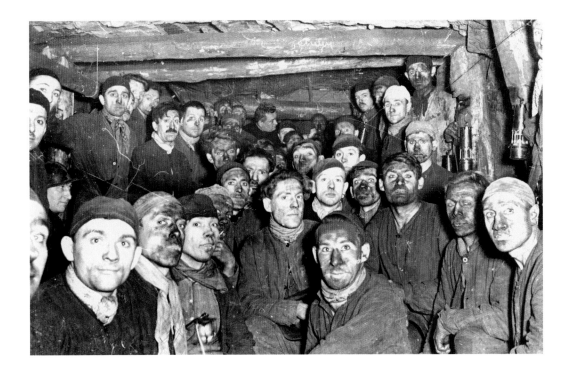

Voor nieuwe werkplaatsen was de raad wel strenger. Die moesten aan alle eisen voldoen op het vlak van ventilatie en verlichting. In de winter moesten de lokalen verwarmd worden. De ruimtes mochten absoluut niet vochtig zijn, omdat de arbeiders anders reuma en longaandoeningen konden oplopen. De werkplaatsen moesten schoon zijn en goed onderhouden. In lokalen waar het personeel ongezond werk uitvoerde, moest speciale werkkledij worden gedragen, die in het bedrijf bleef. Werknemers moesten kunnen beschikken over wasgelegenheid. Daarom vroeg de raad om voldoende en onberispelijk sanitair dat dagelijks werd gereinigd. Er moest altijd schoon drinkwater beschikbaar zijn in de onderneming. De bedrijven moesten de arbeiders verbieden om sterke drank te drinken, aangezien beschonken arbeiders hun hoofd niet bij hun werk hielden en ongelukken konden begaan. Het drinken van bier liet de raad dan weer wel toe omdat dit in sommige regio's blijkbaar een diep ingewortelde gewoonte was.

Met het KB van 21 september 1894 trad het reglement dat de raad had voorbereid in verband met de hygiëne van de werkplaatsen en de bescherming van de arbeiders tegen arbeidsongevallen uiteindelijk in werking.[35] Tijdens de voorbereiding had de Hoge Gezondheidsraad aangegeven dat bedrijven die niet tot de categorie "gevaarlijke, ongezonde en hinderlijke bedrijven" behoorden, nog steeds ongemoeid werden gelaten. Niet alle ondernemers sprongen echter even goed om met die vrijheid. De raad kende genoeg voorbeelden van fabrieken waar de arbeiders in een stinkende, vieze of onveilige omgeving werkten. De hygiëneregels die de overheid voorschreef aan de gevaarlijke, ongezonde en hinderlijke bedrijven, moesten daarom ook gelden voor de "gewone" ondernemingen. De overheid ging in op het advies van de Hoge Gezondheidsraad.

De situatie werd rechtgezet met de wet van 2 juli 1899, die een einde maakte aan dit onlogische onderscheid. Alle bedrijven moesten nu beantwoorden aan de regels van het

35 CSHP, *Rapports*, 31/07/1902, 105-129.

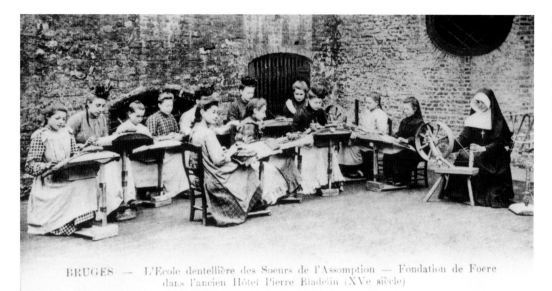

BRUGES — L'Ecole dentellière des Soeurs de l'Assomption — Fondation de Foere dans l'ancien Hôtel Pierre Bladelin (XVe siècle)

Série 11 N. 162.

Omdat de Brugse kantscholen niet onder de noemer industrie vielen, veranderde de wet van 1889 niets aan de heersende wanpraktijken. Jonge meisjes bleven onder het mom van onderwijs twaalf uur per dag onbetaald kantklossen.

algemeen reglement en werden gecontroleerd door de Staat. Alleen bedrijven waarin uitsluitend familieleden of huisgenoten werkten, vielen buiten de nieuwe regeling. Het toezicht op de hygiëne en de veiligheid van de arbeidsplaats behoorde vanaf 1895 tot de bevoegdheid van de in 1894 opgerichte Arbeidsdienst.[36]

1.3.3. Vrouwen- en kinderarbeid

De wet van 1889

Pas met de wet van 13 december 1889 werden in België de eerste beperkingen op vrouwen- en kinderarbeid van kracht. Dat was in vergelijking met andere geïndustrialiseerde landen relatief laat. Voortaan mochten kinderen jonger dan twaalf jaar niet meer in de industrie werken. Voor jongens onder de 16 jaar en meisjes onder de 21 jaar was nachtwerk verboden. Meisjes mochten ook niet ondergronds in de mijnen werken. Het was verplicht regelmatige rustpauzes in te bouwen en een werkdag mocht maximaal 12 uur tellen. Jongeren, meisjes en vrouwen mochten maximaal zes dagen per week werken. De koning kon op al deze bepalingen echter uitzonderingen toestaan.

De grootste kritiek[37] op de wet was dat hij enkel gold voor de industrie en dus niet voor de handel, de agrarische sector en de huisnijverheid. Net in die twee laatste sectoren waren de misbruiken het grootst: kinderen klopten er uiterst lange werkdagen tegen erg lage lonen. In 1896 waren er volgens een telling georganiseerd door de overheid nog steeds 21.201 kinderen jonger dan veertien jaar tewerkgesteld.[38] De kinderen ontvingen soms zelfs helemaal geen loon voor hun werk. Een typisch voorbeeld waren de kantscholen waar meisjes vanaf negen jaar – onder het mom van onderwijs – twaalf uur per dag onbetaald kant klosten. De wet van 1889 veranderde niets aan die wanpraktijken. De kinderarbeid in de kantscholen zou pas verdwijnen met de schoolwet van 1914 (van kracht in 1919), die de leerplicht tot 14 jaar instelde.

[36] Velle, "De centrale gezondheids-administratie", 179.
[37] Zowel de misnoegde industriëlen als de socialisten uitten hun ontevredenheid.
[38] Janssens, *Vrouwen- en kinderarbeid en sociale wetgeving*, 12; *Recensement général des Industries et des métiers*, 10/1896, deel XVIII.

Het verbod op ondergrondse arbeid voor vrouwen

In de mijnen was alleen het beroep van houwer exclusief mannelijk. Al het andere werk werd ook door vrouwen en kinderen verricht. Ze schepten en sorteerden steenkool, duwden zware mijnwagens, bedienden de pompen en herstelden rijwegen. Het KB van 1 januari 1889, dat pas effectief van kracht werd in 1892, verbood om kinderen en vrouwen nog langer tewerk te stellen in ondergrondse mijnen en groeven. Ook nu voorzag de wet uitzonderingen om de economie niet te veel te schaden. Vrouwen en meisjes die in 1892 reeds ondergronds werkten, mochten dat blijven doen. Op de valreep besloten meerdere mijndirecties om nog zoveel mogelijk meisjes in dienst te nemen, zodat ze verzekerd waren van voldoende vrouwelijke arbeidsreserves. Vrouwenarbeid was namelijk interessant voor de werkgevers. Het loon van een arbeidster bedroeg nauwelijks de helft van dat van haar mannelijke collega. Sommige vrouwen ontdoken het verbod door zich voor te doen als man. Het aandeel van de vrouwen in de steenkoolmijnen daalde van 12,3% in 1880 naar 7% in 1896. In 1911 werd ondergrondse mijnarbeid voor alle vrouwen verboden.[1]

[1] Roels, "In Belgium, women do all the work", 45-86.

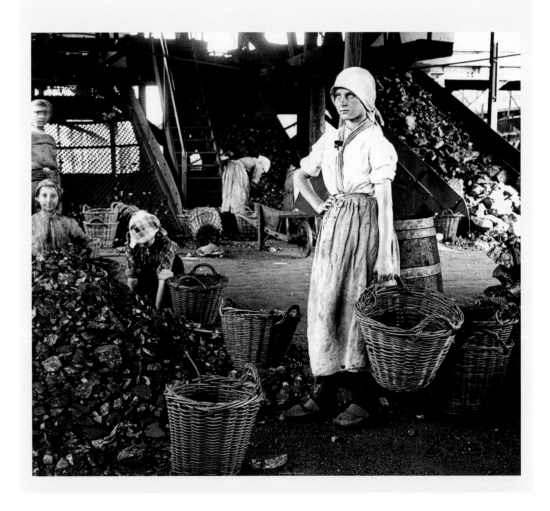

Beperkingen op arbeidsduur en rusttijden

De Hoge Gezondheidsraad sprak zich in de jaren na 1889 niet uit over de toepassing van de wet. Pas in 1893 kwam het thema vrouwen- en kinderarbeid opnieuw op de agenda van de raad. Met het KB van 26 december 1892 vaardigde de regering een aantal maatregelen uit in verband met de arbeidsduur en de rusttijden. Per industrietak werd gepreciseerd hoe lang de kinderen, jongeren en vrouwen mochten werken en hoeveel pauze de bedrijfsleiders hen moesten toestaan. Minister van Landbouw, Industrie en Openbare Werken Léon De Bruyn wilde hiermee de arbeiders beschermen tegen uitputting en gevaarlijk en ongezond werk. Naargelang de zwaarte van het werk werden de werktijden verminderd. De raad was van mening dat dit een noodzakelijke humane maatregel was, maar waarschuwde meteen voor overdrijvingen. De vrijheid om te werken mocht alleen maar worden beperkt als het echt noodzakelijk was. De raad was van mening dat de overheid al erg ver was gegaan met haar verbod op industriearbeid voor kinderen jonger dan twaalf.

Toen minister De Bruyn aan de raad advies vroeg of de regering niet beter alle jongeren verbood om in gevaarlijke, ongezonde en hinderlijke bedrijven te werken, wees de raad dat af. Hij was van mening dat de jonge werknemers al voldoende beschermd waren. Als alle bestaande voorschriften werden nageleefd, waren bijkomende maatregelen niet nodig. Integendeel, de Hoge Gezondheidsraad vond dat de minister te ver ging in zijn pogingen om de jeugd te beschermen. Zo adviseerde de raad – tegen de visie van de technische dienst van het departement Landbouw en de adviezen van de Permanente Deputaties van de provincies in – om het aantal bedrijven waar uitzonderlijke maatregelen toegepast werden op de werktijden van jonge arbeiders aanzienlijk te verminderen.

De raad neemt het op voor de industrie

De Hoge Gezondheidsraad was zich bewust van het feit dat jonge arbeiders fysiek zwakker waren dan volwassenen en dat ze daarom misschien minder bestand waren tegen besmettelijke microben, ongezonde uitwasemingen en schadelijk stof. Bovendien waren jongeren onvoorzichtiger, wat de kans op ongevallen verhoogde. De raad wees er echter op dat de industrie de laatste decennia op het vlak van veiligheid van werktuigen veel vooruitgang had geboekt. Het was overdreven om al te strenge maatregelen te nemen die de vele fabrieken die jongeren tewerkstelden in de problemen konden brengen.

Slechts in een beperkt aantal fabrieken met een verhoogd risico verbood de raad de tewerkstelling van jongens jonger dan 16 jaar en vrouwen jonger dan 21. Het betrof onder meer fabrieken die zwavelzuur produceerden, met lood of arseen werkten en benzine distilleerden. In het merendeel van die gevaarlijke, ongezonde en hinderlijke bedrijven was het wel toegelaten om jonge arbeiders te werk te stellen, maar ze mochten geen toegang hebben tot de ruimten waar gewerkt werd met gevaarlijke materialen of waar veel stof was. Het ging slechts om een klein aantal bedrijven. De meeste bedrijven mochten jonge werkkrachten aannemen.[39]

De industrietakken die te maken hadden met de reglementen op de arbeidsduurvermindering, bleven zich verzetten. De steenbakkerijen bijvoorbeeld waren absoluut

[39] CSHP, *Rapports*, 1893, 238-243.

Op deze foto van een steenbakkerij in de Rupelstreek zijn duidelijk de houten vormen van de stenen te zien. De Hoge Gezondheidsraad wees resoluut het gebruik van de zware, dubbele vormen af wegens te zwaar voor de kinderen.

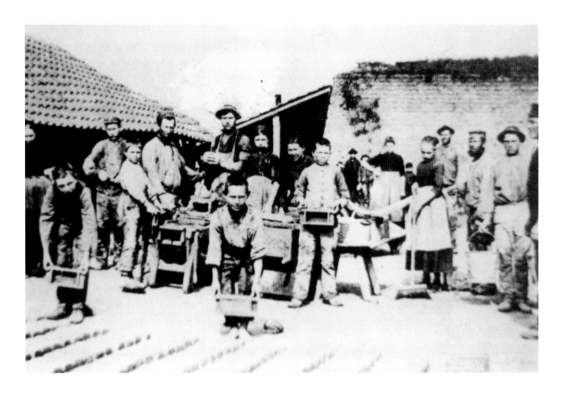

niet te spreken over het feit dat jongens tussen 12 en 14 jaar en meisjes tussen 14 en 16 jaar na het verschijnen van het KB van 26 december 1892 slechts 8 uur per dag – in plaats van de gebruikelijke 12 uur – mochten werken. Bovendien waren ze wettelijk verplicht om voor de jongeren één uur pauze in te lassen. De bedrijfsleiders beweerden dat ze op die manier nooit voldoende stenen konden produceren, onder meer wegens het feit dat de steenbakkerijen alleen maar konden functioneren bij warm en droog weer.

Om de gemoederen te bedaren, liet minister De Bruyn het aantal werkuren tijdelijk weer opdrijven. Het KB van 1 mei 1894 liet opnieuw toe om jongens tussen twaalf en veertien jaar en meisjes tussen veertien en zestien jaar oud twaalf uur per dag te laten werken, op voorwaarde dat de ondernemers voldoende rustpauzes inlasten. De kinderen mochten niet langer dan dertien en een half uur op het bedrijf aanwezig zijn. Na september 1894 werd de werktijd echter weer gereduceerd tot 8 uur per dag. Minister De Bruyn legde het probleem ongeveer tegelijkertijd voor aan de Hoge Gezond- heidsraad. Te meer omdat de ondernemers voorstelden om de afgenomen arbeiderstijd te compenseren door het gebruik van de dubbele steenvorm; sommige steenbakkerijen werkten al met deze vorm. De raad wees het gebruik van de dubbele steenvorm door vrouwen en kinderen echter resoluut af.

In een rapport van 31 mei 1894 had de raad berekend hoe zwaar het werk in de steenbakkerijen was. Een doorsnee steenbakkerij produceerde dagelijks gemiddeld 3000 à 3600 stenen. Nadat de steenmaker de klei in de houten vorm had gestopt en had gladgestreken, droegen de zogenaamde afdragers – meestal kinderen of vrouwen – de bakvormen een zestal meter verder naar de droogplaats. Bij de droogplaats werd de klei uit de vorm gehaald om te drogen in de zon. Dat betekende dat de kinderen op een werkdag van 12 uur een afstand van minstens 18 km moesten afleggen met een steen van twee kg. De dubbel gevulde bakvorm maakte het werk voor de kinderen en jonge-ren echter onmenselijk zwaar. Een dergelijke vorm was uit ijzer gemaakt en woog gevuld zeven tot zeven en een halve kg. Dat gewicht vond de raad te veel, zelfs als het kind slechts acht uur per dag werkte zoals de steenbakkerijen hadden voorgesteld bij wijze van geste. De raad adviseerde dan ook om de tewerkstelling te verbieden van kinderen onder de veertien jaar in steenbakkerijen waar met een dubbele vorm werd gewerkt.[40] De steenbakkerijen konden voortaan beter met drie in plaats van met twee afdragers per tafel werken en dit tot aan de leeftijd van 16 jaar. Financieel was dit mogelijk. Als de patroon de extra drager anderhalve frank per dag betaalde, betekende dat slechts een meerkost van 10 centiem per duizend stenen.[41]

Ook de eigenaars van bontateliers klaagden omdat de wet hen verbood om jongens onder de 16 jaar en meisjes onder de 21 jaar in te zetten bij het bewerken van de hazen- en konijnenpelzen. Verschillende industriëlen namen in 1900 contact op met de minis-ter van Industrie en Arbeid Surmont de Volsberghe omdat ze moeilijk personeel konden rekruteren. Ouders stuurden hun kinderen namelijk naar andere fabrieken omdat ze niet konden wachten tot hun kinderen oud genoeg waren om in de bontfabriek te werken. De lonen van de kinderen waren nodig om het gezin te onderhouden. Eenmaal de kinderen een stiel hadden geleerd, wisselden ze niet snel meer van beroep. Op lange termijn zouden de bontmakers dus nog meer problemen krijgen om bekwaam perso-neel te vinden. Een bontmaker uit Maldegem zag zijn personeelsbestand in enkele jaren dalen van 140 naar 68 arbeiders en vreesde voor de ondergang van de bontindustrie als de overheid niet ingreep. De industriëlen vroegen de toelating om veertienjarigen aan te werven die vijf uur per dag vachten schoonmaakten en spleten. De minister schakelde de Hoge Gezondheidsraad in om ter plekke te onderzoeken in welke mate dit werk schadelijk kon zijn voor jongeren. Hoewel het borstelen en versnijden van de vachten nooit perfect stofvrij kon verlopen, besloot de raad toch om veertienjarigen toe te laten. De fabrikanten moesten wel maatregelen nemen om de kinderen zo stofvrij mogelijk te laten werken en ze moesten aparte werkplaatsen voorzien voor de behandeling van de pelzen met kwik.[42]

Het is overduidelijk dat de Hoge Gezondheidsraad bij het formuleren van zijn advie-zen inzake de arbeidsduur en de minimumleeftijd van de arbeiders ernstig rekening hield met economische belangen. De ondernemers mochten niet al te veel schade ondervinden. De mildheid van de raad werd echter niet alleen ingegeven door econo-mische motieven, maar had ook een morele ondertoon. De raad wilde de jongeren namelijk inschakelen in het arbeidsproces vóór ze hun "kinderlijke onschuld" ver-loren. Hij was ervan overtuigd dat kinderen beter in een ongezond bedrijf konden werken dan dat ze werden blootgesteld aan de "gevaren van de straat" of de noeste arbeid thuis. Heel wat kinderen moesten thuis namelijk harder werken dan in de fabriek, terwijl ze in de fabriek tenminste werk kregen dat ze lichamelijk aankonden. De raad gruwelde nog meer van jongeren die helemaal niet werkten en deelde volledig het standpunt van de medische commissie van de provincie Antwerpen dat kinderen zonder bezigheid alleen maar problemen veroorzaakten. Meestal keken de ouders nauwelijks naar deze kinderen om, zodat ze uit pure verveling de straten onveilig maakten. De fabriek zorgde ervoor dat de jongeren geen tijd hadden om boefjes te worden. Ook meisjes moesten al op jonge leeftijd aan het werk gaan. Bij hen stond hun

[40] CSHP, *Rapports*, 31/05/1894, 293-295.
[41] CSHP, *Rapports*, 31/01/1895, 5-8.
[42] CSHP, *Rapports*, 14 en 29/01/1903, 228-235.

Het feit dat de wet van 1889 op de kinderarbeid enkel van toepassing was op de industrie, lokte zware kritieken uit. De artisanale sector, waar kinderen net het ergste werden uitgebuit, bleef daarmee buiten schot.

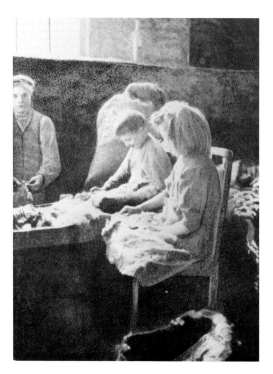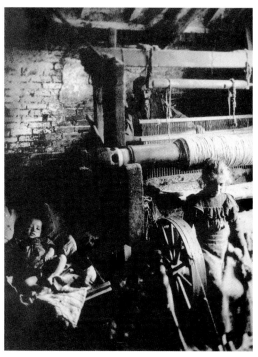

zedelijkheid op het spel. Werkloze meisjes belandden volgens de raad maar al te vaak in cafés en danszalen, en vandaar in de prostitutie. Op jonge leeftijd gaan werken, was dus niet alleen goed voor de economie. Het bood ook de beste garanties om op het rechte pad te blijven.[43]

1.3.4. Rust op zondag

De meeste fabrieksarbeiders hadden een wekelijkse rustdag op zondag of werkten in een ploegensysteem één zondag op twee. Vaak gebruikten de bedrijven de zondag voor herstellingswerken en de schoonmaak. Bijna 60% van de ondernemingen die op zondag werkten, schakelden minder dan 5% van het personeelsbestand in. In de mijnen ging het er anders aan toe. In 58% van de mijnuitbatingen werd iedere zondag gewerkt; in 1896 werd slechts in 26% van de mijnen nooit op zondag gewerkt. De cokesfabrieken maakten immers gebruik van het zogenaamde *feu continu* en konden de fabriek dus onmogelijk op zondag stilleggen. De zondagsrust in de industrie stak schril af tegen de praktijken in de handelssector. Meer dan 85% van de bedrijven werkte regelmatig op zondag en dit met het volledige personeelsbestand. Amper 12% van de handelsondernemingen kende geen zondagswerk. Elke zondag moest 80% van de winkelbedienden aanwezig zijn. Zij konden dus zelden aanspraak maken op een rustdag. Het beurtrol- of ploegensysteem dat in de industrie dikwijls gebruikt werd, kwam in de handelssector uiterst zelden voor.[44] Ook de mensen die in de thuisnijverheid of op het platteland werkten, waren op zondag meestal present.

Hierin kwam verandering toen het parlement op 14 april 1905 de wet op de zondagsrust stemde. Op inwonende gezinsleden en dienstboden na, mocht niemand nog werken op zondag. Uitzonderingen werden toegestaan wanneer dat nodig was

[43] CSHP, *Rapports*, 1893, 243.
[44] Willems, "De lijdensweg van een rustdag", 1-2.

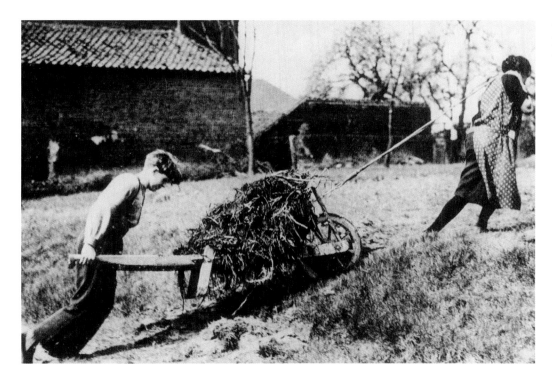

Ook in de landbouwsector voerden kinderen onbeperkt zware arbeidstaken uit.

voor de goede werking van de onderneming of om schade te voorkomen.[45] De wet van 17 juli 1905 ging hier dieper op in. Zo mocht een eigenaar bij overmacht toch personeel inschakelen voor dringende werken, het bewaken van lokalen, schoonmaakwerk of reparaties. In sectoren waar onafgebroken werd gewerkt zoals de voedingsindustrie, de kranten- of de transportsector mochten arbeiders en bedienden dertien dagen op veertien of zes en een halve dag op zeven werken. Om de nodige flexibiliteit te garanderen, moest die rustdag niet noodzakelijk op een zondag vallen. Alleen de koning kon op vraag van de bevoegde minister afwijkingen op de wet toestaan. Dit deed hij echter nooit zonder eerst advies in te winnen. De Hoge Gezondheidsraad boog zich geregeld over dergelijke dossiers. Voor ieder dossier kreeg de raad twee maanden de tijd om een antwoord te formuleren, een termijn die de raad veel te krap achtte om een nauwkeurig onderzoek uit te voeren.[46] In de eerste jaren na de afkondiging van de wet werd de Hoge Gezondheidsraad overstelpt met verzoeken tot uitzonderingen. De raad klaagde over tijdgebrek, maar de overheid nam geen maatregelen om dit te verhelpen.

De raad sprak nooit een advies uit dat betrekking had op één persoon of één bedrijf. De toegekende adviezen golden altijd voor een volledige sector of op zijn minst voor bedrijven die in dezelfde regio werkten. Toen een viertal fotografen bijvoorbeeld individueel vroegen om ook op zondag te mogen werken – hun klanten lieten zich nu eenmaal liever op die dag fotograferen – sprak de raad een algemeen advies uit dat alle fotografen toeliet op zondag te werken. Toen een winkel uit Bergen toestemming vroeg om zijn deuren te openen op de zondag dat er een populaire carnavalsstoet georganiseerd werd, kregen alle winkels in de stad het recht om die dag te werken. Een tweede voorwaarde waaraan de Hoge Gezondheidsraad zich streng hield, was dat de arbeiders akkoord gingen met hun werkgever om op zondag te werken. Klachten van de arbeiders werden altijd gehoord.

[45] De Neve, *Kinderarbeid te Gent*, 45.
[46] De raad maakte deel uit van een college dat de verzoeken onderzocht. Ook de Raden van Nijverheid en Arbeid; de Bestendige Deputaties van de Provincies der Provinciale Raden en de Hogere Arbeidsraad zetelden in het college.

De lange weg naar de zondagsrust

De wet op de zondagsrust (1905) kwam er naar aanleiding van een niet voor de hand liggende alliantie tussen socialisten en christen-democraten. De katholieke regering onder leiding van Paul de Smet de Naeyer (1899-1907) voerde een strikt conservatieve politiek. Na de invoering van het algemeen meervoudig stemrecht in 1893 stond het kabinet echter onder druk van een sterke oppositie van liberalen, socialisten en de groeiende christen-democratische vleugel binnen de eigen partij. De voorstanders van de zondagsrust – zowel aan socialistische als aan progressief-katholieke zijde – benadrukten vooral het sociale karakter van het wetsontwerp en ontkenden de kritiek van de liberalen dat het voorstel religieus geïnspireerd was en de persoonlijke vrijheid in het gedrang bracht. Het vergde meer dan tien jaar hevige discussies en vurige redevoeringen vooraleer de wet gestemd raakte. De Smet de Naeyer, katholiek boegbeeld en leider van de regering, nam echter afstand van het katholieke standpunt en onthield zich bij de stemming van de wet omdat hij vond dat de industriële belangen te veel schade zouden ondervinden.[1]

[1] Willems, "De lijdensweg van een rustdag", 73-118.

In deze karikatuur uit 1908 dreef A. Guillaume de spot met de sociale strijd. De invoering van de verplichte zondagsrust in 1905 was een van de eerste sociale wetten.

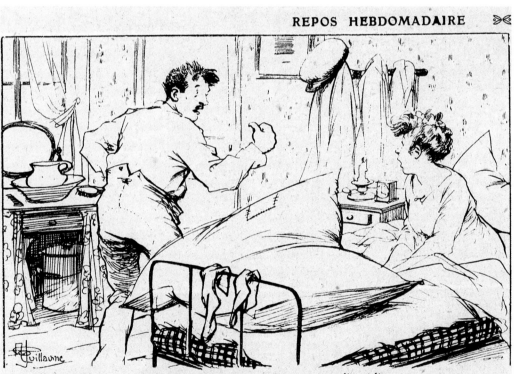

REPOS HEBDOMADAIRE

— C'est dimanche, t'as congé! On peut s' pagnoter jusqu'à midi.
— T'es pas folle. Faut que je soye à la Bourse du Travail avant sept heures; l' président d' notre groupe m'attend à huit au Syndicat, et les compagnons comptent sur moi toute la journée, rapport aux manifestations.

De raad volgde de wetgeving vrij stipt. Toen eenmaal bepaald was dat kappers alleen maar op zondagochtend tussen acht en twaalf uur mochten werken, kwam de raad hier ondanks de vele verzoeken niet meer op terug. De vraag van een verzekeringsmaatschappij om ook op zondag te mogen werken, werd ingewilligd. De raad vond het immers logisch dat diefstal of schade zo snel mogelijk kon worden vastgesteld. Daarvoor moesten de kantoren echter niet geopend worden, nuanceerde de raad. De maatschappij kreeg dus maar gedeeltelijk een positief antwoord op zijn verzoek. Bovendien bleven de uitzonderingen beperkt tot zes zondagen per jaar. De winkels aan de kust en de bedrijven die gebonden waren aan seizoensarbeid waren steeds vragende partij voor een uitbreiding van het aantal zondagen waarop er mocht worden gewerkt. Ze vingen telkens bot.[47]

Ondanks de moeite die het had gekost om hem gestemd te krijgen[48], werd de wet op de zondagsrust vrij goed aanvaard. Heel wat industriële ondernemingen hadden door het invoeren van een beurtrolsysteem het zondagswerk nog verder teruggedrongen, een concept dat de Hoge Gezondheidsraad altijd sterk had aangemoedigd.[49] Alleen bij de handelsondernemingen verliep de invoering minder vlot. De grotere winkels in de stad registreerden een winstdaling tot 20%. Dat kwam omdat de plattelandsbevolking – die op zondag naar de stad trok om boodschappen te doen – naar alternatieven zocht die in het nadeel speelden van de grotere winkels in de stad. Zij deden hun boodschappen steeds vaker in kleine winkels die uitgebaat werden door een familie en dus wel op zondag konden openen. In 1920 waren er nog steeds klachten en eisen de werkgeversfederaties dat alle winkels verplicht dicht moesten op zondag wegens mogelijke prijsstijgingen. Ook nu ging de raad niet in op hun vraag.[50]

[47] CSHP, *Rapports*, 4/10/1906, 153-168; 25/10/1906, 191-197; 7/02/1907, 317-319; 1908-1909, 24.

[48] Voor het tot stand komen van de wet op de zondagsrust: zie Willems, "De lijdensweg van een rustdag".

[49] CSHP, *Rapports*, 25/10/1906, 191-197.

[50] Willems, "De lijdensweg van een rustdag: de wet op de zondagsrust", 104; CSHP, *Rapports*, 14/06/1920, 114-116.

2. Een globaler gezondheidsbeleid dankzij de wetenschappelijke vooruitgang

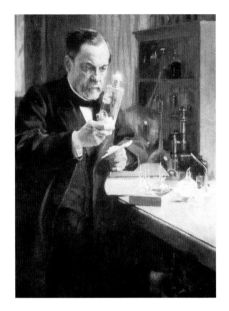

De microbetheorie van Louis Pasteur was ongetwijfeld een van de belangrijkste ontdekkingen in de medische geschiedenis.

Tot de jaren 1880 waren de artsen ervan overtuigd dat ziekten ontstonden en zich verspreidden door slechte lucht en bodemuitwasemingen (miasmen). Pas rond die tijd konden wetenschappers de echte oorzaak aanduiden van de besmettelijke ziekten: bacteriën. De Franse scheikundige en bioloog Louis Pasteur (1822-1895) ontwikkelde de theorie dat veel ziekten veroorzaakt werden door een minuscuul levend wezen, een "micro-organisme". Zijn microbetheorie was een van de belangrijkste ontdekkingen in de medische geschiedenis. Het was zijn concurrent, de Duitse arts Robert Koch (1843-1910), die erin slaagde om de microben te kleuren en te fotograferen. Met de ontdekking van de tuberculosebacil (1882) en de cholerabacil (1883) leverde Koch het bewijs dat bacteriën besmettelijke ziekten veroorzaken. Aanvankelijk wezen heel wat artsen de bacteriologische onthullingen van Koch en Pasteur als onbenullige onzin van de hand. Toch werd snel duidelijk dat met de bacteriologie een nieuwe wetenschapstak was ontstaan, waarvan het belang moeilijk kan worden overschat. Tot dan toe stelden artsen en overheid wel het verband vast tussen armoede en ziekte, maar ze misten de nodige kennis om een echt preventiebeleid te kunnen voeren. De nieuwe ontdekkingen openden perspectieven voor openbare hygiëne, en de preventie en behandeling van infectieziekten. De bacteriënleer beïnvloedde ook diepgaand het werk van de Hoge Gezondheidsraad.[51]

Robert Koch leverde het bewijs dat tuberculose en cholera veroorzaakt worden door twee verschillende bacteriën. De wetenschap stond niet langer machteloos tegenover deze ziekten die talloze slachtoffers maakten.

[51] Velle, *Lichaam en Hygiëne*, 56.
Van Hee, *Heelkunde in Vlaanderen door de eeuwen heen*, 204.

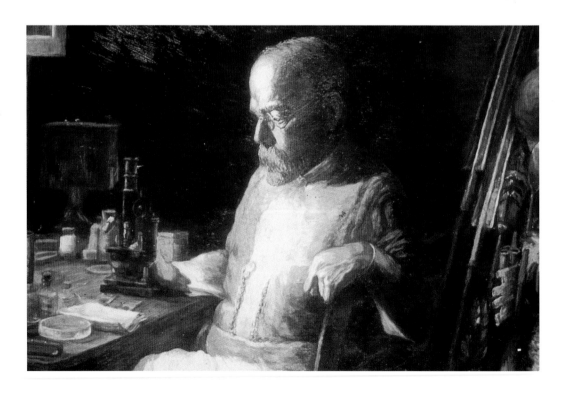

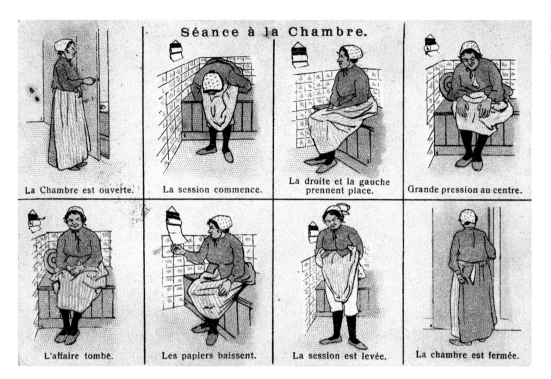

Het onderwerp "hygiëne" was zo populair dat het ook op de spotprenten niet kon ontbreken.

2.1. Een pleidooi voor meer hygiëne

2.1.1. De persoonlijke hygiëne (1890-1916)

Nu wetenschappelijk was bewezen dat een goede hygiëne belangrijk was ter preventie van infectieziekten wilde de Hoge Gezondheidsraad de gemeenten zo goed mogelijk begeleiden en ondersteunen in hun campagnes op dat vlak. De raad was van mening dat er nood was aan een nieuwe handleiding met hygiënische voorschriften. Op vraag van de Hoge Gezondheidsraad schreef minister van Binnenlandse Zaken en Openbaar Onderricht Leon De Bruyn hiervoor in 1890 een wedstrijd uit. Het concrete doel was een vlot geschreven, praktische handleiding die gemakkelijk toepasbaar was door de gemeenten. Niet alleen de hygiëne in de arbeiderswoningen moest aan bod komen, maar evenzeer de hygiëne op de werkvloer, voedingshygiëne, de medische begeleiding van armen, het bestrijden van ziekten, de te volgen voorschriften in verband met begrafenissen en de persoonlijke lichaamshygiëne.[52]

Met de persoonlijke lichaamshygiëne was het bij het grootste deel van de bevolking op het einde van de 19de eeuw nog altijd pover gesteld. De beschikbaarheid van zuiver water was in de stedelijke arbeidersbuurten ondermaats. Zich regelmatig wassen, nagels knippen, haren wassen of tandenpoetsen behoorden niet tot de gewoonten. Vlooien en ander ongedierte veroorzaakten ziekten als hoofdzeer en schurft. Nachthemden waren tot de jaren 1920 onbekend. Volksgeloof, analfabetisme en de lage levensstandaard stonden tot het einde van de 19de eeuw een hygiënischer leven in de weg. Dankzij de betere sociaal-economische omstandigheden en de technische vooruitgang kwam hier tijdens het laatste kwart van de 19de eeuw heel langzaam verandering in. De betere waterdistributie maakte een wasbeurt minder omslachtig en de prijzen van zeep en toiletartikelen – lange tijd pure luxeproducten – daalden.[53]

[52] CSHP, *Rapports*, 10/10/1889, 367; 30/01/1890, 1-3.
[53] Velle, *Lichaam en hygiëne*, 230-231.

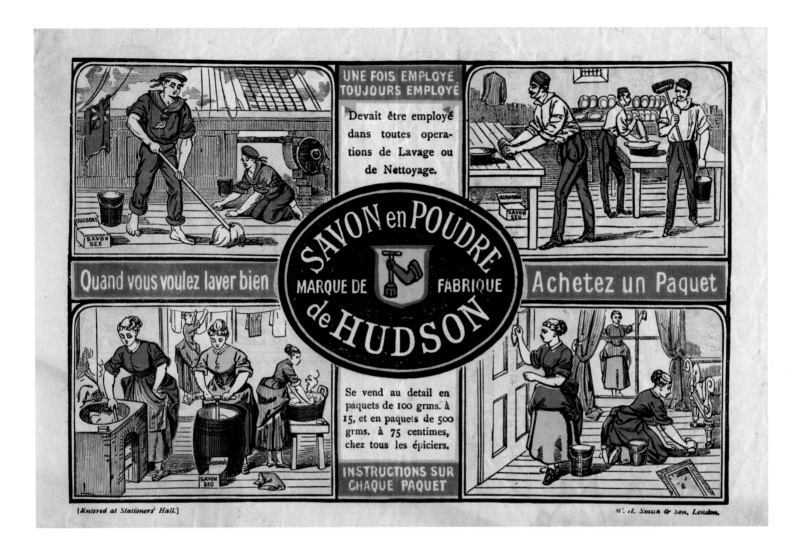

Pas op het einde van de 19de eeuw daalde de prijs van zeep geleidelijk, zodat ook de lagere beroepsklassen zich het product konden veroorloven.

Badhuizen, douches en zwemplaatsen

Stromend water bleef voor de arbeidersklasse en de lage middenstand echter nog lang een verre droom. De Hoge Gezondheidsraad kende het probleem. Het vroeg niet alleen veel moeite en tijd om het water aan te voeren en te verwarmen, bovendien was er in de krappe huizen onvoldoende privacy voor het nemen van een bad. Toch bleef de raad hameren op een regelmatige grondige wasbeurt als een absolute vereiste in ieders persoonlijke hygiëne, die van de arbeiders inbegrepen. Wie een proper lichaam had, wilde namelijk ook een schoon huis. Een regelmatig bad leidde onrechtstreeks tot een nette woning, aldus de Hoge Gezondheidsraad.

Vanaf 1900 ging de raad de bouw van gemeentelijke badhuizen sterk promoten bij de centrale overheid. In een rapport van 26 april 1900 benadrukte de raad bijvoorbeeld dat gezinnen die niet beschikten over stromend water evengoed de mogelijkheid moesten hebben om zich te wassen. De raad gaf de voorkeur aan douches. Een douche verbruikte namelijk minder water en was dus voordeliger. Bovendien was douchen hygiënischer omdat het bevuilde water onmiddellijk wegliep en er rijkelijk veel zeep kon worden gebruikt. Ook de installatiekost van een stortbad was goedkoper dan die van een bad. Omstreeks de eeuwwisseling was de prijs voor een bezoekje aan een

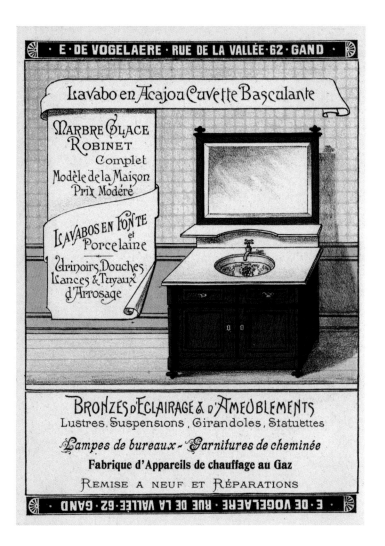

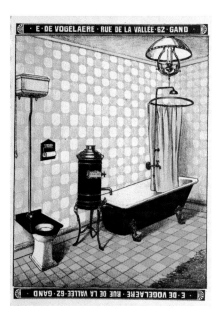

badhuis nog altijd relatief hoog voor de gewone man. Badhuizen waren vooral populair bij de middenklasse. De arbeiders trokken meer naar de goedkopere zwemplaatsen die ingericht werden aan een rivier of kanaal.[54]

De stad Luik vormde de uitzondering op de regel. De stad beschikte over drie bad-complexen met douches, baden en stoombaden. In twee van de drie badhuizen werkte men met een klassensysteem. Naargelang de klasse waartoe men behoorde, betaalde men voor een wasbeurt 25, 50 of 60 centiemen. Daarnaast was er de zwemschool aan de Maas, waar bezoekers voor slechts 5 centiemen, en op bepaalde momenten zelfs gratis, een duik konden nemen. Aangezien de zwemmers zich eerst moesten douchen, was een zwempartij bevorderlijk voor de hygiëne.

De raad was er echter een resolute tegenstander van om een zwemplaats te ver-eenzelvigen met een badplaats. Te veel gemeenten dachten namelijk dat het oprichten van zwemscholen aan de oevers van rivieren of kanalen hen vrijstelde van de plicht infrastructuur te voorzien voor de persoonlijke lichaamshygiëne van hun inwoners. De raad wees erop dat dergelijke openluchtzwemplaatsen slechts een beperkte periode van het jaar konden worden gebruikt, en bovendien moeilijk toegankelijk waren voor jonge kinderen of bejaarden. Het zwemmen in een kanaal of rivier kon zelfs gevaarlijk

Deze luxueuze badkamer was alleen een optie voor wie over het nodige kapitaal beschikte en in een huis woonde dat aangesloten was op de waterleiding.

[54] Velle, *Lichaam en hygiëne*, 230-231.

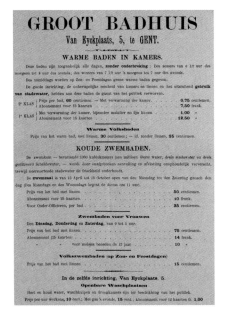

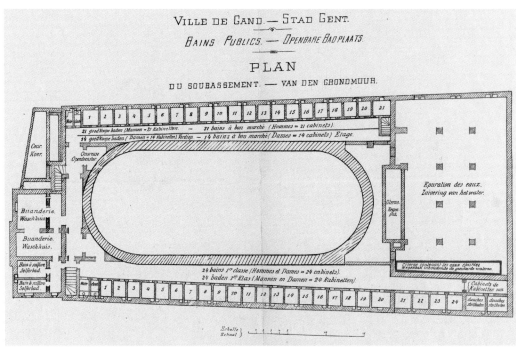

Het Van Eyckzwembad in Gent is het oudste bewaard gebleven badhuis (1886) met kuipbaden en douches. Plan en advertenties tonen aan dat het badhuis zich richtte tot de arbeiders- en de middenklasse.

zijn. Iedereen – jong of oud, man of vrouw – moest zich minstens één keer per week kunnen wassen. Toch zag de raad – los van het sportieve element – ook het voordeel in van een zwemplaats aan een rivier. Veel mensen beschouwden het nemen van een bad of douche nog altijd meer als een last dan als iets aangenaams. Door het baden te koppelen aan een prettige activiteit als zwemmen, geraakte het gemakkelijker ingeburgerd.

De stad Dendermonde had dat volgens de raad goed begrepen. Door de zwemplaats te voorzien van verplichte stortbaden, wenden de schoolkinderen en fabrieksarbeiders aan het idee om zich te wassen. In grote steden was een dergelijke oplossing echter niet mogelijk, omdat in te veel wijken badhuizen moesten worden ingericht. De raad was er ten stelligste van overtuigd dat de gemeenten meer inspanningen moesten leveren om goedkope openbare badplaatsen te voorzien en hoopte dat de centrale overheid en de provincies hiervoor subsidies beschikbaar zouden stellen.[55] In navolging van het rapport van 26 april gaf minister van Landbouw Van Der Bruggen, onder wie Volksgezondheid ressorteerde, in een omzendbrief van 27 juni 1900 de provinciale medische commissies de opdracht om alle openbare badhuizen in België in kaart te brengen. De minister wilde ook weten in welke fabrieken er douches voorzien waren voor de arbeiders.[56]

De Hoge Gezondheidsraad wenste ook dat er kosteloze douches zouden worden geïnstalleerd in steenkoolmijnen, fabrieken waar de arbeiders vuil werk verrichtten en eveneens in grote scholen.[57] Uit de latere rapporten van de raad blijkt dat die oproep was gevolgd. In 1916 was het aantal mijnarbeiders dat dagelijks een douche nam aanzienlijk toegenomen. In Luik bijvoorbeeld beschikten haast alle mijnen over douches, één per tien arbeiders. Van de 29.155 arbeiders die er werkten, namen er 23.813 (81,1%) iedere dag een douche voor ze naar huis gingen. Slechts een minderheid onder de arbeiders weigerde halsstarrig om zich op het werk te wassen.[58] Het streefdoel voor de raad bleef dat de volledige bevolking zou bereikt worden.

55 CSHP, *Rapports*, 26/04/1900, 23-36.
56 *Bulletin spécial du Service de Santé et de l'Hygiène publique*, 1900, 111-112.
57 CSHP, *Rapports*, 26/04/1900, 23-36.
58 Onder meer in: CSHP, *Rapports*, 25/07/1901, 253-364; 1906-1907, 267; 9/11/1916, 108-166.

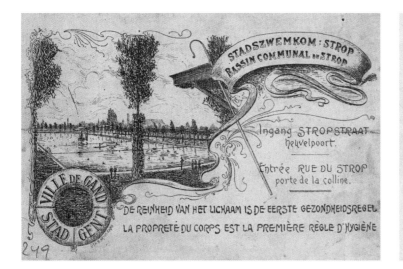

Bij zijn campagnes voor meer lichaamshygiëne was de raad er zich van bewust dat er enkel een langdurig succes kon worden geboekt als er ook een vorm van volks-opvoeding aan werd gekoppeld. De bevolking moest begrijpen wat het nut was van meer hygiëne. Door op jonge leeftijd de nodige routines aan te leren, konden er volgens de raad op termijn goede resultaten worden geboekt. De raad adviseerde de overheid daarom herhaaldelijk om hygiëneonderwijs in te voeren op school.[59] In september 1895 werden hygiënelessen een verplicht onderdeel van het onderwijs. Op de lagere school waren de lessen erg praktisch. De leerkracht hamerde vooral op de algemene mentaliteit op het vlak van hygiëne en het verantwoordelijkheidsbesef van de kinderen. In het middelbaar onderwijs lag het accent op biologische, natuurkundige en geografische problemen of onderwerpen in verband met voedings- en bewegingsleer.[60] Via school-wandelingen en openluchtklassen probeerden de onderwijsinstellingen de jeugd meer te laten bewegen. Vooral na 1900 drong het hygiënische bewustzijn steeds meer door tot brede lagen van de bevolking. De campagnes werden ondersteund door sociale organisaties, mutualiteiten en de vrouwenbeweging. De basis voor de materiële lichaams-cultuur was gelegd.[61]

Het plezier van het zwemmen in openlucht was bevorderlijk voor de introductie van een regelmatig bad, dat als minder prettig ervaren werd. Voorbeeld hiervan is het Gentse zwembad Strop.

2.1.2. Ontsmettingstechnieken in de ziekenhuizen

De ontwikkelingen in de bacteriologie hadden ook verstrekkende gevolgen voor de zie-kenhuishygiëne. Waar verwondingen en operaties vroeger dikwijls dodelijke bloedver-giftigingen veroorzaakten, kon dit nu voorkomen worden via de antisepsismethode die de Engelse chirurg Joseph Lister (1827-1912) ontwikkelde. Lister vernietigde met behulp van carbolzuur bacteriën in wonden, op instrumenten en in de lucht. Na 1890 nam in de ziekenhuizen de sterilisatie met hete waterdamp de plaats in van de carbolverstuiver.[62] Door de vochtige, hete temperaturen werden de bacteriën snel vernietigd. Hiervoor gebruikte men ontsmettingsovens op stoom die gaandeweg werden geperfectioneerd.

De Hoge Gezondheidsraad adviseerde geregeld over nieuwe of aangepaste stoom-ovens en wees de centrale overheid op het belang van deze machines. Nieuwe modellen werden getest op hun werkzaamheid en de raad gaf – indien nodig – uitleg over de manier waarop de ontsmettingsovens moesten worden gebruikt. Niet alleen chirurgische

[59] Onder meer: CSHP, *Rapports*, 27/08/1891, 120; 30/11/1894, 117.
[60] Velle, *Lichaam en hygiëne*, 190.
[61] Devos, "Algemene ontwikkeling. Ziekte: een harde realiteit", 127.
[62] Stichting Jan Palfeyn, *Museum voor geschiedenis der geneeskunde*, 40.

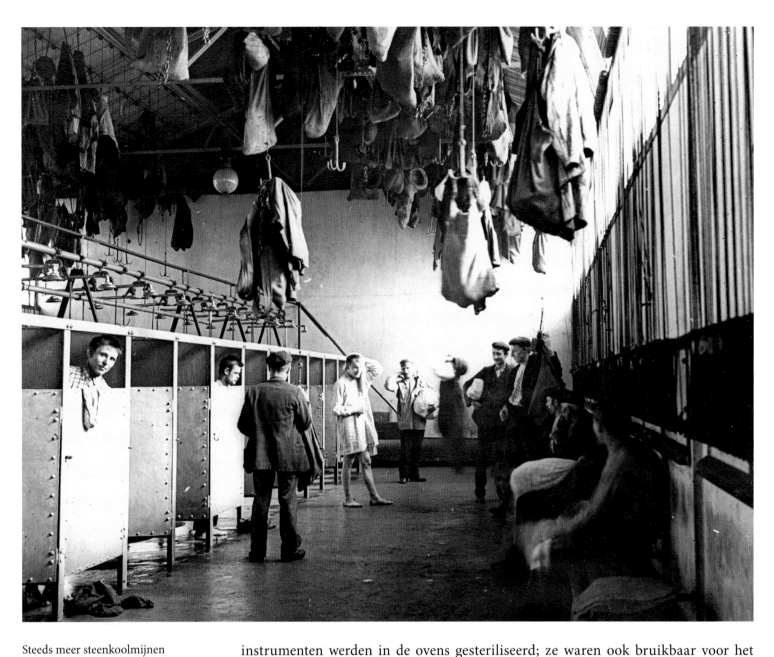

Steeds meer steenkoolmijnen installeerden douches zodat de arbeiders zich konden wassen na een harde werkdag.

[63] Velle, *Hygiëne en preventieve gezondheidszorg*, 170-172.
Onder meer : CSHP, *Rapports*, 26/06/1890, 82-84; 08/02/1894, 246-280; 30/04/1896, 32-36; 26/07/1900, 101; 27/01/1910, 7-8.

instrumenten werden in de ovens gesteriliseerd; ze waren ook bruikbaar voor het ontsmetten van kledij en linnengoed tijdens epidemieën. Het nadeel van deze ovens was dat ze erg prijzig waren. Slechts een aantal grote hospitalen beschikte over de meest moderne apparatuur. Minder doeltreffend maar goedkoper waren de oudere toestellen (verstuivers, spuiten) die werkten op formolaldehyde. De Hoge Gezondheidsraad stelde zich meestal toch kritisch op ten aanzien van de goedkopere ontsmettingsapparatuur en raadde altijd aan het duurdere materiaal aan te kopen. Helaas was België voor ontsmettingsovens volledig afhankelijk van het buitenland. Het was de raad dan ook een doorn in het oog dat de Belgische industrie weinig of geen inspanningen deed om zelf een model te ontwerpen. De raad vroeg de overheid in 1894 een wedstrijd te organiseren voor het ontwerpen van een eenvoudig te hanteren en niet al te dure ontsmettingsoven. Het resultaat van de wedstrijd kon niet worden achterhaald in de bronnen.[63]

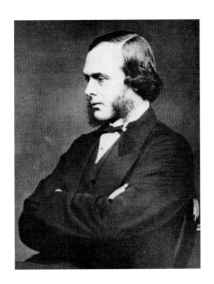 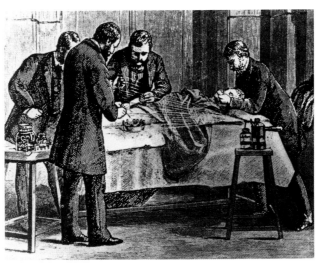

De carbolverstuiver, ontwikkeld door Joseph Lister (links), vernietigde tijdens de operaties de bacteriën op chirurgische instrumenten, in de wonden en in de lucht.

Later introduceerden de ziekenhuizen ook de aseptische methoden. Door de patiënt toe te dekken met steriele doeken en uitsluitend met handschoenen aan te opereren, vermeed de arts dat er bacteriën in de wonde terechtkwamen. De verspreiding van aseptische en antiseptische methodes in onze hospitalen verliep echter vrij moeizaam, en dat niet alleen wegens de kostprijs van de apparatuur. Er waren ook heel wat vooroordelen te overwinnen. Tot ver in de 20ste eeuw weigerden sommige chirurgen om handschoenen aan te trekken bij het opereren, omdat ze er het nut niet van inzagen. De bacteriologische concepten en toepassingen werden via de medische pers, "postuniversitaire" opleidingen en congressen verspreid. Eerst kwamen de plattelandsartsen aan de beurt, daarna richtten de bewustmakingscampagnes zich op het ziekenhuispersoneel, de vroedvrouwen en de openbare besturen.[64]

De Hoge Gezondheidsraad wees geregeld op de noodzaak om uniforme informatie over ontsmettingsmethoden te verspreiden via conferenties en praktijklessen. De raad was bijzonder tevreden over de conferenties voor vroedvrouwen die op zijn vraag overal in het land werden georganiseerd door de provinciale medische commissies. Nog steeds deden er zich namelijk gevallen van kraamvrouwenkoorts voor omdat onwetende of onverschillige vroedvrouwen op het platteland onhygiënisch werkten. Niet alleen vroedvrouwen en gemeentebesturen behoorden tot het doelpubliek dat de Hoge Gezondheidsraad voor ogen had. De raad vond het ook noodzakelijk dat de gewone burgers de elementaire ontsmettingstechnieken kenden. Wie leed aan een besmettelijke ziekte werd namelijk vaak thuis verzorgd door familieleden. Het besef moest bijgebracht worden dat het bijzonder gevaarlijk was om niet te ontsmetten. De Hoge Gezondheidsraad vroeg de centrale overheid om in dorpen en steden praktijklessen te organiseren waarbij een select aantal deelnemers grondig werd opgeleid in de techniek van het ontsmetten zodat ze deel konden uitmaken van de gemeentelijke ontsmettingsdienst. Wanneer er een besmettelijke ziekte uitbrak, rukte deze dienst onmiddellijk uit om onder meer de ziekenkamers en beerputten grondig te ontsmetten. Voor deze praktijklessen stelde de Hoge Gezondheidsraad een uitgebreid lessenpakket op.[65]

Er was een lange weg af te leggen. Het duurde bijvoorbeeld tot de wet van 1 juli 1908 vooraleer de ontsmettingsmethoden officieel in het examenprogramma voor

[64] Van Hee, *Heelkunde in Vlaanderen door de eeuwen heen*, 204.

[65] Ondermeer : CSHP, *Rapports*, 30/10, 7 en 14/11/1888, 218; 23/02/1893, 21-25; 8/02/1894, 267-268, 271; 23/02/1899, 268-279.

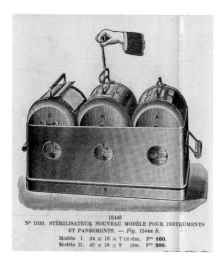

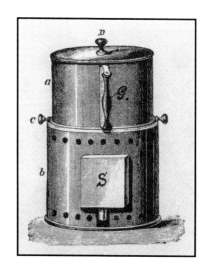

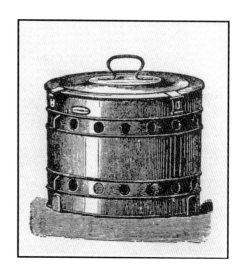

Na 1890 maakten de ziekenhuizen gebruik van waterdamp om verband, operatiekleren en chirurgische instrumenten te steriliseren. Dat gebeurde in deze dure ontsmettingsovens.

vroedvrouwen werden opgenomen.[66] De Hoge Gezondheidsraad toonde zijn tevredenheid over die evolutie. Hij bleef er wel op hameren dat er zeer regelmatig conferenties moesten worden georganiseerd zodat het medisch personeel op de hoogte bleef van de nieuwe evoluties in de bacteriologie en de wetenschap.[67] Dankzij de betere ontsmettingsmethodes in de hospitalen verminderde het aantal sterfgevallen drastisch. Hierdoor veranderde geleidelijk aan ook de houding van het volk ten opzichte van de hospitalen. Waar het hospitaal vroeger synoniem stond voor sterfhuis, evolueerde het dankzij de bacteriologische ontdekkingen langzamerhand naar een plek voor genezing.

2.1.3. Ziekenhuisinfrastructuur: nog altijd paviljoenbouw

Vreemd genoeg leidden de nieuwe inzichten in antiseptische en aseptische technieken niet onmiddellijk tot wijzigingen in de hospitaalarchitectuur. Zelfs al besefte men dat er niet zoiets bestond als een ziekmakend miasme, toch bleef luchthygiëne lange tijd een zeer belangrijk topic. Om de perfecte ventilatie te bereiken, bleven architecten tot een stuk in de 20ste eeuw gedecentraliseerd bouwen. Nochtans strookte die bouwwijze niet met de groeiende specialisatie van de geneeskunde vanaf het laatste kwart van de 19de eeuw. Er was steeds meer nood aan aparte afdelingen of afzonderlijke gebouwen voor de huisvesting van de patiënten naargelang geslacht en de aard van hun ziekte. Bij paviljoenbouw was er echter geen sprake van verticale verdiepingen. Steeds meer gebouwen moesten worden opgetrokken om aan de behoeften te voldoen. Paviljoenhospitalen slokten veel ruimte op en de bouwkosten liepen hoog op.[68]

Het laatste reglement voor de bouw van ziekenhuizen dateerde uit 1884. In het daaropvolgende anderhalve decennium boekte de wetenschap een enorme vooruitgang. Daarom stelde de raad in 1898 op vraag van minister van Landbouw, Industrie en Openbare Werken De Bruyn, tevens bevoegd voor Volksgezondheid, een nieuw reglement op. Het weerspiegelde duidelijk de toenemende specialisatie. In het oude reglement was enkel een strikte scheiding voorzien tussen mannen, vrouwen en besmettelijke zieken. Het nieuwe voorzag bijkomend aparte ruimtes voor kinderen, besmettelijke zieken, syfilispatiënten, tuberculosepatiënten, vrouwen die nog moesten

---

[66] Van Hee, *Heelkunde in Vlaanderen door de eeuwen heen*, 204.
[67] CSHP, *Rapports*, 25/11/1909, 407-409.
[68] Dehaeck en Van Hee, "Van hospitaal naar virtueel ziekenhuis?", 20-23.

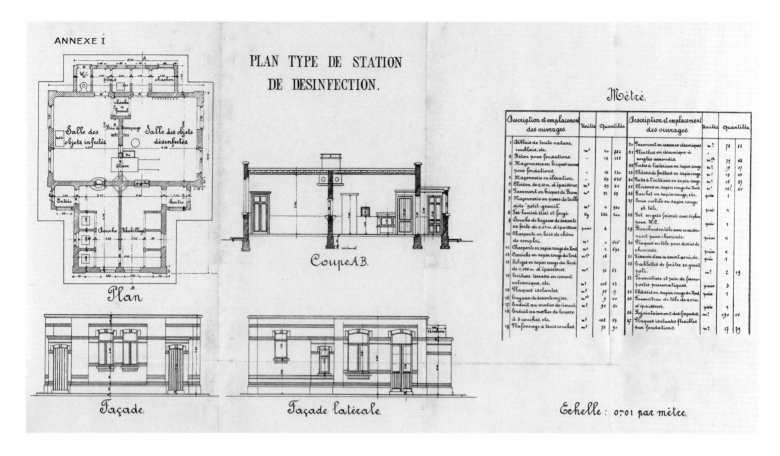

bevallen en gesteszieken. De kraamafdeling, het mortuarium en het verblijf voor verlaten kinderen mochten niet met het hospitaal verbonden zijn, maar waren wel in de buurt gelegen. Verder waren ook nog ruimtes voorzien voor bacteriologisch onderzoek en de ontsmettingsoven. De operatiezalen werden fors uitgebreid. De heelkunde had immers belangrijke ontwikkelingen doorgemaakt. Om al die afdelingen een plek te geven in het paviljoenhospitaal, was veel (bebouwde) oppervlakte nodig. Toch bleef de Hoge Gezondheidsraad een overtuigd voorstander van de paviljoenbouw wegens de superieure ventilatie en verlichting van dit bouwtype.[69]

De ziekenhuizen richtten speciale ontsmettingsruimten in voor de sterilisatie van het materiaal. De Hoge Gezondheidsraad adviseerde met dit plan uit 1912 over de indeling van dergelijke ruimtes.

2.2. Een meer efficiënte strijd tegen de infectieziekten

2.2.1. Cholera (1892)

Met de kennis die de ontdekkingen van Pasteur en Koch opgeleverd hadden, kreeg de strijd tegen infectieziekten een heel andere dimensie. De Hoge Gezondheidsraad kon bij een epidemie eindelijk efficiënte maatregelen nemen. Dat gebeurde voor het eerst in de zomer van 1892, toen in België een nieuwe cholera-epidemie uitbrak. De gevreesde ziekte werd in de Antwerpse haven aan wal gebracht door enkele matrozen van het Franse schip Saint-Paul en de Nerissa uit Hamburg. Nadat de ziekte op 15 augustus op beide schepen tegelijkertijd was gesignaleerd, verspreidde de cholera zich snel naar andere delen van het land. In juli 1892 – toen er cholera uitbrak in Azië – was de Hoge Gezondheidsraad al samengekomen om voorzorgsmaatregelen te nemen en de voorschriften te bepalen die genomen dienden te worden als de cholera België bereikt had.

[69] CSHP, *Rapports*, 24/11/1898, 213-233.

De chirurgen op deze foto, die dateert van het begin van de 20ste eeuw, droegen geen handschoenen tijdens de operatie. Het dragen van gummi-handschoenen werd vanaf 1892 aanbevolen. Toch weigerden sommige chirurgen tot ver in de 20ste eeuw ze te gebruiken.

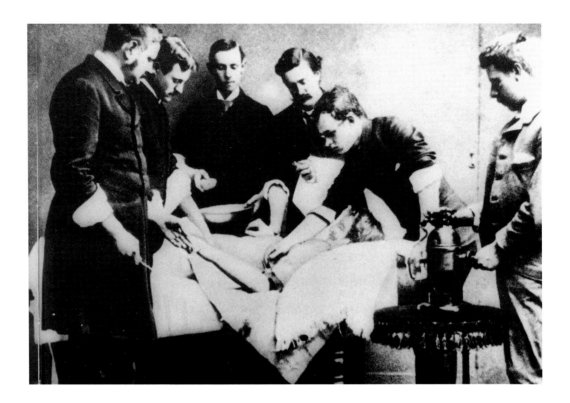

Oude gewoonten

Ondanks de kennis over de cholerabacil als oorzaak van de ziekte, was het ook voor de leden van de Hoge Gezondheidsraad moeilijk om de diepgewortelde – maar helaas ook vaak nutteloze – gebruiken en ideeën opzij te zetten. De rapporten van juli 1892 met de concrete richtlijnen om de cholera een halt toe te roepen, bevatten nog altijd een reeks raadgevingen die weinig of niets met de eigenlijke oorzaak te maken hadden. Zo werd nog altijd gewaarschuwd om geen angst te hebben; anders was men vatbaarder voor de ziekte. Rug en voeten moesten warm gehouden worden. Men mocht geen jonge wijn, rijpe vruchten of groenten eten. Bij hevig zweten moest koude drank worden vermeden.

Gelukkig weerspiegelden de instructies ook de nieuwe wetenschappelijke bevindingen. Artsen waren verplicht om zo snel mogelijk de provinciale medische commissie op de hoogte te brengen als er zich een geval van cholera voordeed. De zieke moest onmiddellijk geïsoleerd worden. Het nieuwe toverwoord was ontsmetting. De zieken-verzorgers moesten alles ontsmetten wat in contact was gekomen met een cholera-slachtoffer: bedden, kleren, vloeren en handen. Het beddengoed moest bijvoorbeeld twee uur weken in ontsmettingsmiddel voor het gewassen mocht worden. Linnen, kleren of andere spullen die besmeurd waren met braaksel of uitwerpselen van de zieke werden best verbrand. Als de aanschaf van nieuwe spullen te duur was, moesten de stoffen minstens twaalf uur in ontsmettingsmiddel worden ondergedompeld of twee uur lang worden gekookt. Zelfs de zieke werd geregeld met ontsmettingsvloeistof gewassen. De raad somde de bestaande ontsmettingsmiddelen op en legde gedetailleerd uit hoe er ontsmet moest worden.[70] De raad benadrukte ook hier het belang van een goede hygiëne, schone woningen en nette straten.

[70] De raad beval ondermeer oplossingen met kopersulfaat, creoline of fenolzuur aan, maar waarschuwde wel dat de voorgeschreven doseringen moesten worden gevolgd om vergiftiging te voorkomen.

Besmet water

De Hoge Gezondheidsraad was zich bewust van het feit dat de cholera zich vooral verspreidde door het drinken van besmet water. De distributie van zuiver water was dus cruciaal in de strijd tegen de ziekte. De raad verzocht de centrale overheid om hiervoor subsidies uit te trekken. Om een zicht te krijgen op de staat van de waterbedeling stelde raadslid Félix Putzeys voor de gemeenten een uitgebreide vragenlijst op. De bedoeling was informatie te verzamelen over de herkomst, de hygiëne en de distributie van het water. De Hoge Gezondheidsraad wilde de Belgische waterlopen tot in het kleinste detail in kaart brengen.

Bij de strijd tegen de cholera probeerde de raad maximaal rekening te houden met de economie. Het handelsverkeer mocht zo weinig mogelijk worden gehinderd. De quarantainemaatregelen voor buitenlandse schepen en het treinverkeer mochten daarom niet al te rigoureus worden toegepast. De raad betreurde dat het bacteriologisch onderzoek nog niet ver genoeg gevorderd was om vast te stellen welke handelswaren drager konden zijn van de cholerabacteriën. Er was heel wat discussie over welke goederen het land nog binnenmochten. Uiteindelijk werd besloten dat de transit was verboden van vodden, linnen ondergoed, gedragen kleding en gebruikt beddengoed uit landen waar cholera heerste. Nieuw papier, hydraulisch samengeperste vodden en handelswaren in balen omringd met ijzer waren wel toegelaten. De raad ging hiermee in op de vraag van de handelaars om geen al te strenge reglementering door te voeren. De regering volgde de richtlijnen minutieus op.[71]

De Hoge Gezondheidsraad stelde specifieke reglementen op voor de gemeentebesturen, het medisch personeel en de hele bevolking. De strijd tegen de cholera rustte op drie pijlers: isolatie, communicatie en ontsmetting. De maatregelen wierpen hun vruchten af: tussen augustus en oktober 1892 eiste de cholera "slechts" 626 slachtoffers. Ter vergelijking: de epidemie van 1848-1849 kostte nog het leven aan meer dan 22.000 mensen.[72]

In oktober 1892 maakte de raad de balans op van de cholera-epidemie. Baron Emile de Beco[73] legde de schuld bij de *classes inférieures de la société*.[74] Vooral de arbeiders en de binnenschippers werden geviseerd door de Beco. De arbeiders waren gemakkelijke slachtoffers van de ziekte wegens hun gebrekkige persoonlijke hygiëne en ondermaatse voeding. De binnenschippers hadden de slechte gewoonte om (al dan niet besmet) rivier- of kanaalwater te gebruiken als drinkwater en voor het onderhoud van hun schepen. De bemanning kieperde afval en ontlasting gewoon overboord, waardoor de cholerabacil zich via het water kon verspreiden. De Hoge Gezondheidsraad adviseerde de regering om een aantal preventieve maatregelen te nemen voor de binnenscheepvaart. De centrale overheid ging hierop in. Het KB van 14 augustus 1893 richtte een dienst op die de gezondheid van de bemanning controleerde. Sluismeesters, bruggenopeners of andere ambtenaren lieten schepen aanmeren op speciale plaatsen aan de kades van de bevaarbare waterlopen. Wanneer zij aan boord cholerasymptomen vaststelden, verwittigden ze de gemeente. De schipper kreeg een vaarverbod tot de gemeente de nodige isolatie- en ontsmettingsmaatregelen had genomen. Wie toch verder vaarde, werd gesanctioneerd met een geldboete of een gevangenisstraf.[75] Het was de laatste keer dat het land geteisterd werd door een cholera-epidemie.

[71] CSHP, *Rapports*, 21/07/1892; 28/07/1892; 13/10/1892; 28/12/1893.
[72] De cholera-epidemie van 1848-1849 maakte 22.441 slachtoffers. Zie: De Vos, *Allemaal beestjes*, 117.
[73] Gouverneur Emile de Beco was in 1892 lid van de Hoge Gezondheidsraad. In 1907 nam hij het voorzitterschap over van Auguste Vergote.
[74] CSHP, *Rapports*, 13/10/1892, 344.
[75] *Moniteur Belge*, 18/08/1893.

2.2.2. De kruistocht tegen de witte pest (1893-1902)

Een wijdverspreide ziekte

Toen de choleradreiging afnam, richtte de Hoge Gezondheidsraad vanaf 1893 zijn aandacht stilaan meer op tuberculose. Het was geen toeval dat het zo lang duurde vooraleer de raad zich toelegde op het tuberculoseprobleem. De tering, zoals de ziekte in de volksmond werd genoemd, sleepte namelijk meestal jaren aan en was veel minder spectaculair en beangstigend dan een ziekte als cholera waaraan men al na één dag kon bezwijken.[76] Nochtans eiste tuberculose tijdens de hele 19de eeuw veel slachtoffers. Rond 1880 bv. was tbc verantwoordelijk voor zowat één op vijf doden in België. Er bestonden geen efficiënte behandelingsmethoden. Wie tuberculose kreeg, had amper één kans op drie om op eigen kracht te genezen. Ruim de helft van de zieken stierf na enkele jaren. Een klein derde stierf niet, maar genas ook niet.[77]

De wetenschap bleef – net als bij de andere besmettelijke ziekten – lange tijd in het ongewisse over de oorzaak. De opvatting leefde dat erfelijkheid een rol speelde en dat de ziekte ontstond door hevige emoties zoals een te hartstochtelijke liefde of liefdesverdriet. Pas toen Robert Koch in 1882 de tuberkelbacil ontdekte, werd het bewijs geleverd dat het wel degelijk om een infectieziekte ging. Toch bleef de idee dat er een verband bestond tussen heftige gevoelens en tuberculose nog lange tijd voortleven. De invoering vanaf 1895 van het röntgenonderzoek en het bacteriologische onderzoek, waarbij de zuurvaste tuberkelbacterie aangetoond en gekweekt werd, zorgden ervoor dat de ziekte niet langer een erfelijk of psychogeen etiket kreeg.[78] De ontdekking van de oorzaak van de ziekte betekende niet meteen een doorbraak in de therapie en de kansen op herstel. Hiervoor was vooral een verbetering van de sociale hygiëne nodig.

Vanaf het laatste decennium van de 19de eeuw, startte een ware kruistocht tegen "de witte pest".[79] Niet alleen de Hoge Gezondheidsraad hield zich bezig met het tuberculoseprobleem. Tal van privé-organisaties en weldoeners bekommerden zich om het lot van tuberculosepatiënten. In 1898 werd onder de auspiciën van de *Société Royale de Médecine Publique* de Bond tegen de Tuberculose boven de doopvont gehouden. De bond bestond uit provinciale comités die de bevolking inlichtten over tuberculose en het risico op besmetting probeerden te doen dalen met geregelde controles in dispensaria. Een tweede organisatie die in 1898 het levenslicht zag – het Werk voor de Tuberculose – hield zich voornamelijk bezig met de financiering en de bouw van sanatoria. Affiches, brochures, voordrachten en gespecialiseerde tijdschriften zoals de *Revue Belge de Tuberculose* moesten de bevolking verder informeren over de ziekte. In welke mate de Hoge Gezondheidsraad samenwerkte met deze instanties is onbekend.[80]

Besmetting voorkomen

Tuberculose was immers vooral een "sociale ziekte". De meest voorkomende vorm van besmetting gebeurde tussen volwassenen. Wie aan de zogenaamde "open vorm" van longtuberculose leed, verspreidde de tuberkelbacillen in de lucht door te hoesten, te spuwen of te lachen en besmette op die manier andere mensen. Hoewel tuberculose in alle lagen van de bevolking voorkwam, waren ook nu weer de laagste sociale klassen het meest kwetsbaar. Door hun zwakke fysieke conditie waren ze vatbaarder. Zelfs wanneer ze over voldoende afweercellen beschikten, bleef de bacterie dikwijls in een latente vorm

[76] Van der Meij- De Leur, "Uit de geschiedenis van de verpleging van de tuberculosepatiënt", 36-45.

[77] Gyselen en Demedts, "Tuberculose vroeger en nu in rijke landen", 4-13; Velle, "De overheid en de zorg voor de volksgezondheid", 143.

[78] de Stoppelaar, "De tering of witte pest", 21.

[79] Deze bijnaam verwijst naar de bleke huid van de uitgeteerde patiënten. Tbc veroorzaakte knobbels in de weefsels. Alle organen werden aangetast, vooral de longen. Typische symptomen waren het ophoesten van slijm en bloed, zweten, koorts en gewichtsverlies.

[80] Velle, "De overheid en de zorg voor de volksgezondheid", 143.

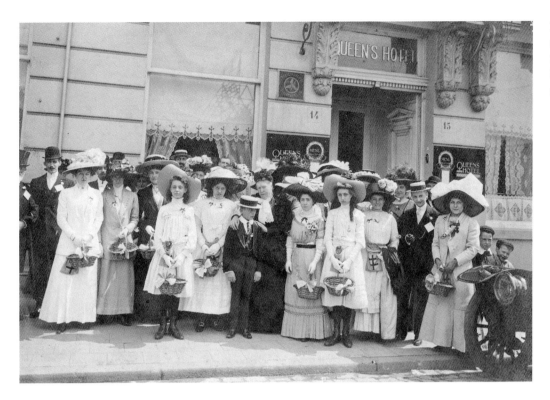

De gegoede burger schonk graag geld aan de strijd tegen tuberculose. Op de foto staan de medewerkers van een bloemenverkoop ten voordele van de antituberculosebeweging.

aanwezig om toe te slaan als het afweersysteem achteruitging. Bovendien verspreidde de ziekte zich gemakkelijk in de slecht geventileerde arbeiderswoningen waar iedereen dicht op elkaar leefde.[81]

Mensen konden ook besmet raken als ze vlees of melk van runderen met tuberculose consumeerden. In 1893 wees de Hoge Gezondheidsraad op het grote aantal tuberculose-besmettingen bij runderen. De ziekte nam toen desastreuze proporties aan bij het vee. In de vier boerderijen die de delegatie van de raad bezocht, testte het merendeel van de koeien – die er nochtans gezond uitzagen – positief op tuberculose. De raad besliste dat zieke dieren moesten worden geslacht. De schadeloosstelling van de getroffen boeren zou de schatkist echter handenvol geld kosten. Daarom adviseerde de raad om het vlees en de melk niet te vernietigen, maar te steriliseren om zo alle risico's te vermijden. De gemeenten en de Eetwareninspectie van de overheid kregen de opdracht om melkerijen en boerderijen streng te controleren. Zowel de gezondheid van de dieren, de hygiëne in de stallen en de kwaliteit van de melk en het vlees waren voorwerp van nauwlettende inspecties. De wet op de vervalsing van levensmiddelen van 4 augustus 1890 garandeerde dat verzet tegen de controles werd bestraft, hetzij met een gevangenisstraf hetzij met een geldboete. De bevolking werd tevens aangeraden om vlees altijd goed te bakken en melk te koken.[82]

Cijfers uit 1895 toonden aan dat de saneringen en de verbeterde welvaart in Brussel hun vruchten afwierpen: het aantal tuberculosepatiënten daalde significant. Daarom besloot de Hoge Gezondheidsraad om een rapport op te stellen met maatregelen om de ziekte in te dijken. En dat was nodig. Tuberculose was niet eens opgenomen in de gezondheidscodex die de Koninklijke Academie voor Geneeskunde in 1890 had opgesteld. De codex was nochtans bedoeld om de gemeenten te adviseren in hun strijd tegen besmettelijke ziekten. Nu het duidelijk was dat tuberculose een

[81] Gyselen en Demedts,"Tuberculose vroeger en nu in rijke landen", 5-6.
[82] CSHP, *Rapports*, 6/12/1894, 335-351.

De Eetwareninspectie

In 1889 verzocht de Hoge Gezondheidsraad de minister van Landbouw, Industrie en Openbare Werken om een einde te stellen aan de vele voedselvervalsingen. Hij suggereerde hiervoor een dienst op te richten die de productie en de kwaliteit van de levensmiddelen controleerde. Er werd immers niet alleen met melk geknoeid. Sommige boeren verkochten ook vlees van slechte kwaliteit. De raad raadde de overheid aan om de gezondheid van geslachte dieren te laten nakijken door een veearts. Hij benadrukte ook dat de gangbare praktijk, het begraven van kadavers, niet de goede oplossing was om consumptie te verhinderen. Slecht vlees moest worden verbrand of onbruikbaar worden gemaakt met chemicaliën. Het kwam namelijk geregeld voor dat boeren afgekeurd vlees weer opgroeven om het alsnog te verkopen. Datzelfde jaar bracht de medische commissie van West-Vlaanderen bovendien aan het licht dat bedorven vlees, met medeweten van het vilbeluik waar het vlees vandaan kwam, werd gebruikt om er worsten van te maken.[1] De opmerking van de raad bleef niet zonder gevolg. Op 4 augustus 1890 werd de Eetwareninspectie (*Inspection de la Fabrication et du Commerce des Denrées Alimentaires*) opgericht. Die dienst hield zich voortaan bezig met het opsporen van vervalsingen van eetwaren en medicatie.[2] De Hoge Gezondheidsraad werd geregeld uitgenodigd om zijn mening te geven over de talrijke reglementen van de Eetwareninspectie die de productie, verkoop en distributie van levensmiddelen regelden.

[1] CSHP, *Rapports*, 28/03, 297; 6/09 ; 10/10/1889, 362-364.
[2] Velle, "De Belgische gezondheidsadministratie", 177.

aandoening was die wel degelijk kon worden vermeden en zelfs genezen, achtte de raad het nodig om in te grijpen.

De raad richtte zijn aandacht prioritair op het voorkomen van de overdracht via speeksel. Terecht, want de gewoonte om fluimen op de grond te spuwen was diep ingeburgerd bij de arbeiders. De raad wilde hierin verandering brengen en een bewustmakingscampagne op gang brengen. Hij formuleerde hiervoor een hele reeks adviezen. Op plaatsen waar veel mensen bijeenkwamen zoals in stations, kazernes, scholen, werkplaatsen enz. moesten affiches worden opgehangen die spuwen op de grond afkeurden. Voor wie het echt niet kon laten, dienden er voldoende spuwbakken te worden voorzien. Personen die wisten dat ze met tuberculose besmet waren, mochten natuurlijk helemaal niet op de grond spuwen. Voor hen werden speciale spuwbakjes voorzien met water of ontsmettingsmiddel om te vermijden dat de fluimen zouden opdrogen. Het was nodig elke dag de spuwbakjes leeg te maken in de latrine en schoon te maken met kokend water. Om iedere kans op besmetting te vermijden, moest het beddengoed en het linnen van tuberculosepatiënten worden ontsmet in een ontsmettingsoven. Ziekenkamers moesten iedere dag worden gedweild. De vloer vegen was verboden, omdat ronddwarrelend stof besmettelijk kon zijn. Stof afnemen mocht alleen met een vochtig doekje. Gordijnen en tapijten werden geweerd uit de ziekenkamer omdat ze te veel stof opnamen. De raad opperde ook de mogelijkheid om in afwachting van de bouw van sanatoria in de hospitalen speciale diensten op te richten voor de verzorging van tuberculosepatiënten. In het hospitaal werden de zieken niet alleen optimaal behandeld, het isolement kon verdere besmetting voorkomen.

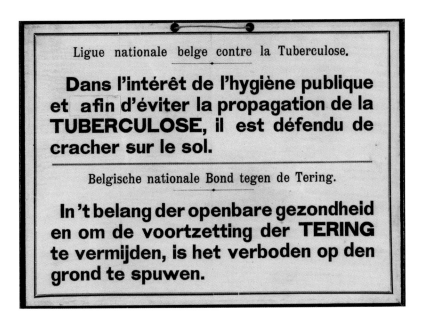

Een van de vele bordjes die in publieke plaatsen en treinen werden opgehangen om te voorkomen dat mensen op de grond spuwden.

Weerstand vergroten

Een belangrijke doelstelling van de Hoge Gezondheidsraad was om de personen met een verhoogde vatbaarheid voor de ziekte minder receptief te maken. Onder het motto "voorkomen is beter dan genezen" focuste hij vanaf 1895 op personen met een slechte fysieke conditie of op personen die ongezond werk verrichtten of die werkten en leefden in ongezonde omstandigheden en daardoor lucht van minderwaardige kwaliteit inademden. Zij waren extra gevoelig voor tuberculose. Deze doelgroep werd aangemaand voldoende hygiëne in acht te nemen en te leven in een schoon huis dat dikwijls geventileerd werd. Ze moesten veel tijd in de buitenlucht doorbrengen en uitspattingen op het vlak van werk of plezier vermijden. Alcohol was uit den boze. Een regelmatige en evenwichtige voeding moest ervoor zorgen dat ze geen last kregen van hun darmen en maag. Gymnastiekoefeningen in openlucht, koude lotions en een dagelijkse massage verhoogden hun weerstand. De raad adviseerde de gemeentebesturen om zoveel mogelijk woningen te saneren en de preventieve maatregelen tegen tuberculose zo goed mogelijk te verspreiden.[83] De instructies werden verstuurd naar de provinciale en lokale medische commissies met de bedoeling de gemeenten aan te moedigen om deze adviezen over te brengen aan de bevolking. Tot grote teleurstelling van de Hoge Gezondheidsraad werden ze slechts heel beperkt opgevolgd. Zelfs de grote steden negeerden de adviezen van de raad.

In 1898 herhaalde de raad via dezelfde kanalen zijn aanbeveling voor de gemeenten om voldoende spuwbakken te voorzien op openbare plaatsen. De bevolking moest zoveel mogelijk gestimuleerd worden om schoon te maken met water en stof te vermijden. De raad vatte de belangrijkste preventieve maatregelen tegen tuberculose in stations, kazernes, scholen, hospitalen, werkplaatsen en gevangenissen nog eens samen. Sancties treffen tegen reizigers die in de stations op de grond spuwden, was niet voldoende. Het moest samengaan met volksopvoeding. De reizigers dienden bewust te worden gemaakt waarom ze niet mochten spuwen. De affiches in de stations en in de

[83] CSHP, *Rapports*, 30/05/1895, 43-48.

143

Deze spuwbakjes bestonden in alle kleuren en maten. Ze werden gevuld met een ontsmettingsmiddel zodat de fluimen niet konden opdrogen.

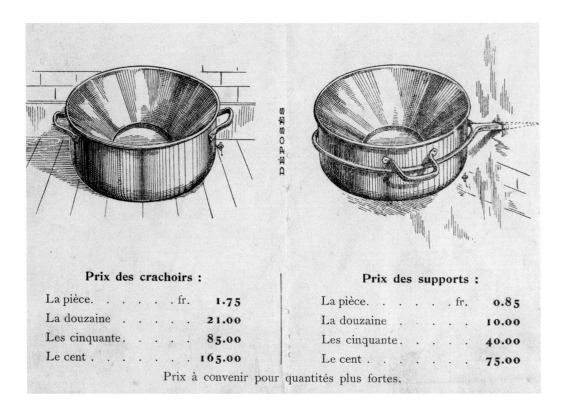

treinen moesten duidelijk maken dat het gevaarlijk was om op de grond te spuwen en welk leed men kon voorkomen door de spuwbakjes te gebruiken. Ook aan de gezondheid van het personeel werd gedacht. Zelfs op plaatsen waar alleen personeel kwam, moesten er spuugbakjes met ontsmettingsmiddel worden voorzien.

De raad hamerde voorts vooral op de noodzaak om tuberculosepatiënten zo snel mogelijk te isoleren. Zieke leerkrachten – kinderen leden zelden aan open longtuberculose – mochten niet voor de klas staan. Militairen waren verplicht om bij het minste vermoeden van tuberculose de kazerne verlaten. Meestal kregen ze de kans om op te knappen in een militair hospitaal, maar als ze na drie maanden nog altijd tekenen van tuberculose vertoonden, werden ze definitief afgekeurd.

Ook in de gevangenissen was een snelle isolatie belangrijk om nieuwe gevallen te voorkomen. De kans om besmet te worden met tuberculose was in de gevangenissen bijzonder groot. Een grootschalig onderzoek in Pruisen in 1898 had aangetoond dat de ziekte vijf keer meer voorkwam onder gedetineerden tussen 20 en 40 jaar oud, dan onder de gewone bevolking van dezelfde leeftijd. De onderzoekers veronderstelden dat de ziekte bij heel wat gedetineerden al latent aanwezig was. Ten gevolge van de slechte levensomstandigheden in de gevangenissen brak ze sneller door. Het gebrek aan frisse lucht, de kleine cellen en het werken in een gebogen houding waren allemaal negatieve factoren. Een gevangene met tuberculose diende onmiddellijk afgezonderd te worden, waarna de cel, de dekens en het linnen van de gevangene zorgvuldig werden ontsmet. Hiervoor was een (dure) ontsmettingsoven onmisbaar. Voorkomen was echter beter dan genezen. Daarom onderstreepte de Hoge Gezondheidsraad dat in het belang van de gezondheid van de gevangenen dringend de overbevolking en het eentonige voedingsregime in de gevangenissen moesten worden aangepakt.

De raad had kritiek op het feit dat niet alle hospitalen hun tuberculosepatiënten afzonderden. Hierdoor kreeg de tuberculosepatiënt niet de perfecte kuur en konden andere patiënten besmet worden of hinder ondervinden. Voor tuberculosepatiënten was het nodig voortdurend frisse buitenlucht te kunnen inademen. Voor sommige andere zieken was net het tegendeel waar. Principieel was de Hoge Gezondheidsraad wel voorstander van de oprichting van sanatoria, maar hij bleef ook pleiten voor andere verzorgingsmogelijkheden. Heel wat zieken zagen het namelijk niet zitten om naar een afgelegen sanatorium gestuurd te worden. De gedachte om maanden zonder familiebezoek in een kuuroord te moeten doorbrengen, zorgde ervoor dat zieken hun gewone leven bleven voortzetten en zo een gevaar vormden voor hun omgeving. Ook voor ongeneeslijk zieke patiënten had een sanatoriumverblijf weinig zin. Voor die groep moesten de ziekenhuizen isolatiekamers voorzien. Voor het merendeel van de tbc-patiënten bleef het sanatorium echter de beste oplossing. De raad vroeg de overheid dan ook om te onderzoeken hoe de bouw van nieuwe sanatoria kon worden gefinancierd.[84]

De consultatiebureaus

In 1897 startte dokter Gustave Derscheid in zijn Brusselse polikliniek met gratis consultaties voor tuberculosepatiënten. Al snel werd zijn voorbeeld gevolgd en zagen verschillende dispensaria het licht. Die consultatiebureaus waren belast met een driedubbele taak: preventie en diagnose, voorlichting en propaganda over tuberculose en de zorgverstrekking aan tuberculosepatiënten. In de wachtkamer en de consultatieruimte van de dispensaria lag veel propagandamateriaal ter beschikking. Tijdens de eerste raadpleging noteerde de arts de persoonlijke gegevens van de bezoeker (leeftijd, beroep, inkomen) en de bijzondere behoeften van de zieke en zijn gezin. Hierbij werd veel belang gehecht aan de hygiëne van de woning, de mogelijkheid om te blijven werken en de steun die het gezin eventueel kon krijgen van de werkgever of het weldadigheidsbureau.[85]

Rekening houdend met die gegevens en afhankelijk van het stadium waarin de ziekte zich bevond, besliste het diensthoofd of de zieke al dan niet naar een kuuroord op het platteland werd gestuurd. Tot 1912 werd het kuren alleen voorgeschreven aan mannelijke kostwinners. Vrouwen ontvingen enkel extra voedsel om hun conditie te verbeteren en een geldsom die gelijk was aan de kostprijs van één dagverblijf in een sanatorium. In 1905 waren er in België negentien consultatiebureaus. De bureaus waren meestal gehuisvest in oude – vaak onbewoonbare – panden die dankzij giften werden gehuurd of aangekocht. Meubilair werd aangeschaft naargelang de groei van het bezoekersaantal. Op financiële hulp van de centrale overheid konden de consultatiebureaus tot aan de Eerste Wereldoorlog amper rekenen.[86]

Nochtans wees de Hoge Gezondheidsraad de overheid op het nut van de kosteloze consultatiebureaus. Niet alleen stelde het medisch personeel de diagnose en leverde het de nodige informatie aan de patiënten. De zieken die niet konden worden opgenomen in een sanatorium of een hospitaal kregen er begeleiding. Er werden spuwbakken en ontsmettingsmiddelen uitgedeeld en het bureau verschafte – in de mate van het mogelijke – eieren, melk, kleren, dekens en financiële hulp. Soms huurde het consultatiebureau zelfs een extra kamer om de zieke te kunnen isoleren.[87] Vooral na de Eerste

[84] CSHP, *Rapports*, 29/12/1898, 238-253.
[85] Bruyère, "Organisatie van de tuberculosebestrijding in de regio Brussel vóór 1914", 28-36.
[86] Verhoeven, "La Hulpe, sanatorium Les Pins", 170.
[87] CSHP, *Rapports*, 7/05/1908, 75-82.

Wereldoorlog – toen tuberculose weer in opmars was – steeg het aantal consultatie-bureaus sterk. In 1914 telde België 24 gratis consultatiebureaus, een aantal dat in 1920 was opgelopen tot 97. De Hoge Gezondheidsraad vermeldde goedkeurend de cijfers in zijn rapport. Uit het bronnenmateriaal kan echter niet worden opgemaakt in welke mate de positieve uitlatingen van de raad over de dispensaria een rol hebben gespeeld bij de toename van het aantal bureaus.[88]

Sanatoria: oorden van herstel

In februari 1902 publiceerde de Hoge Gezondheidsraad voorschriften voor de bouw van volkssanatoria. Eerder waren er al een dertigtal sanatoria gebouwd, verspreid over het hele land.[89] De eerste sanatoria straalden luxe uit en waren vooral bedoeld voor gegoede patiënten. Vaak waren ze gebouwd door rijke tuberculosepatiënten of met schenkingen van welgestelde particulieren. Ook religieuze congregaties besteedden geld aan de bouw van sanatoria. De raad concentreerde zich op de plannen van de sanatoria waar de gewone man terecht kon. Het doel bleef hetzelfde: de tuberculosepatiënten onder medisch toezicht afzonderen van gezonde mensen en hen laten genezen dankzij zuivere lucht, absolute rust, evenwichtige voeding en een goede hygiëne. De openbare volks-sanatoria stonden onder de bevoegdheid van de gemeenten; ze werden gebouwd met middelen van de weldadigheidsburelen.[90]

Net als voor de ziekenhuizen omschreef de raad tot in het kleinste detail hoe het ideale sanatorium er moest uitzien. De raad dweepte met het Duitse modelsana-torium dat in datzelfde jaar was ontworpen. Hij pleitte voor een integrale overname van het model en liet niet toe dat de architecten veel veranderingen aanbrachten. Dergelijke ingrepen brachten immers dikwijls extra kosten met zich mee. Dure façades waren totaal overbodig. De Hoge Gezondheidsraad hechtte veel belang aan de een-voud van de gebouwen. Omwille van de lagere kostprijs, maar ook omdat het beter werd geacht voor de zieken. De meeste patiënten die in de volkssanatoria werden opgenomen, woonden namelijk in beluiken en arbeiderswijken en waren dus geen enkele luxe gewend. Voor de meeste patiënten was het comfort van een omgeving met elektrische verlichting, stromend water en schoon sanitair al een ongekende weelde. Ook het feit dat de zieken eenvoudige maar voedzame maaltijden voorgeschoteld kregen, betekende voor hen al pure verwennerij. Het zou zelfs onverstandig zijn om de armen te laten wennen aan een te grote luxe. Na de kuur keerden ze namelijk terug naar huis. Om er zeker van te zijn dat de zieken hun genezing niet zouden wijten aan luxe en goed eten, moest alles zo eenvoudig en goedkoop mogelijk worden gehou-den. De volkssanatoria staken dan ook schril af tegen de sanatoria voor de beter gegoeden.

De raad adviseerde om de sanatoria te bouwen in een beboste omgeving buiten de stad. Longtuberculosepatiënten waren beter af als het sanatorium op een zekere hoogte lag, bottuberculosepatiënten hadden dan weer baat bij frisse zeelucht. Rond het sanatorium moest er veel groene ruimte zijn waar de patiënten – die hiervoor de toe-lating hadden – lange wandelingen konden maken. Het modelsanatorium bestond uit 100 bedden en nam uitsluitend mannen op. De galerijen – bedoeld voor de rustkuren in ligstoelen – waren op het zuiden gericht en konden worden verwarmd. De kamers gaven uit op ruime, goed geventileerde gangen. Als de zieke het zich kon veroorloven,

[88] CSHP, *Rapports*, 02/09/1920, 166.
[89] Het eerste sanatorium opende in 1896 in Bokrijk.
[90] Dierckx, "Geschiedenis van de sanatoria", 76-77.

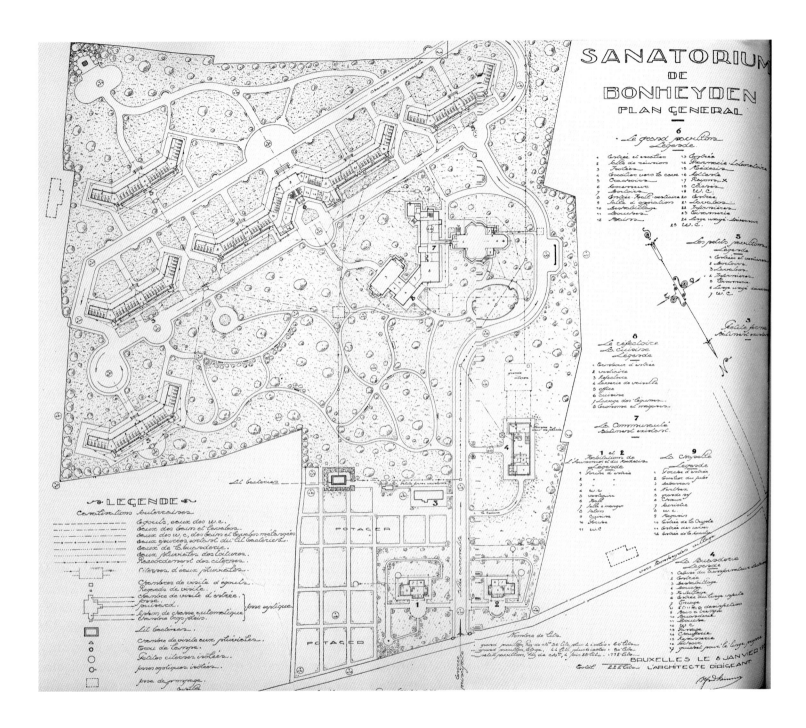

kon hij gebruik maken van een één- of tweepersoonskamer. Op de rest van de kamers sliepen maximaal zes personen. De kamers dienden echter alleen om te slapen; de patiënten moesten immers zoveel mogelijk tijd in de buitenlucht spenderen.

De taak van de arts beperkte zich in de meeste sanatoria tot het controleren of de patiënten de nodige discipline aan de dag legden. Zo moesten de patiënten zich strikt houden aan de uurregeling van de rustkuren in de ligstoelen en dienden de hygiëne-regels nageleefd te worden. De arts – vaak een student geneeskunde – hield tijdens het kuren toezicht op de zieken, zorgde ervoor dat de spuwbakken consequent gebruikt werden en dat de kamers op tijd werden verlucht. Hij had ook tot taak het verblijf van

De Hoge Gezondheidsraad benadrukte het belang van eenvoudige architectuur en een goede ligging van de nieuw te bouwen sanatoria. Uit dit plan van het sanatorium van Bonheiden uit 1930 blijkt duidelijk dat het sanatorium gelegen moest zijn op een uitgestrekt groen domein waar de patiënten lange wandelingen konden maken.

147

In de bossen rond het sanatorium La Hulpe in Waterloo konden patiënten die voldoende aangesterkt waren de frisse lucht opsnuiven.

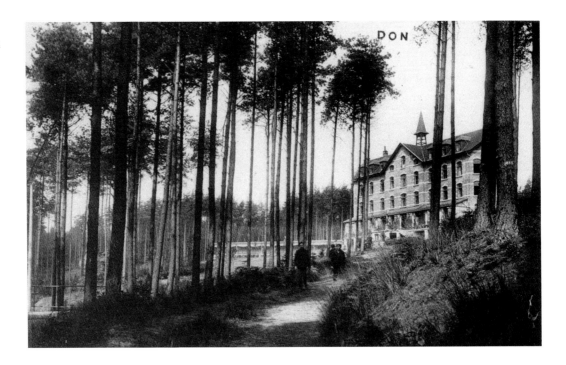

de zieken aangenamer te maken, zodat ze niet te veel leden onder de afzondering.[91] De Hoge Gezondheidsraad onderstreepte bovendien de opvoedkundige functie van het sanatorium. Tijdens het kuren moesten de patiënten het belang van hygiëne en ontsmetting leren kennen, zodat ze die bij hun terugkeer naar hun thuissituatie konden toepassen en promoten.[92]

Vrije kuren

Al snel rees de vraag of er ook nog andere manieren waren om tuberculosepatiënten te laten kuren. In februari 1902 meldde de Hoge Gezondheidsraad dat bepaalde consultatiebureaus, onder meer dat van Luik, arbeiders die niet in een sanatorium terecht konden naar families in de Ardennen stuurden voor een zogenaamde "vrije kuur". Tijdens deze "vrije kuur" werd de zieke zogezegd ondergebracht in een ruime woning met een tuin waar hij onder een afdak of in een galerij het grootste gedeelte van de dag kon rusten in een ligstoel. Een buurtarts stond in voor de medische begeleiding en onderzocht de patiënt dagelijks. De zieke ontving bovendien een document waarin duidelijk uitgelegd stond aan welke regels hij zich moest houden. De gastheer controleerde of de zieke de regels naleefde. Bij de minste fout werd de arts erbij geroepen die dan besliste of de patiënt al dan niet werd teruggestuurd. Als de zieke terug naar huis ging, ontsmette een speciaal opgeleide ploeg de kamer waar hij had verbleven.

De Hoge Gezondheidsraad ontving heel wat klachten over dit systeem. Zo vroeg de burgemeester van één van de twee dorpjes waarin de tuberculosepatiënten belandden hoe hij kon voorkomen dat zijn gemeente uitgroeide tot een sanatorium voor tuberculosepatiënten. Ook de raad had sterke twijfels over de bereikte resultaten. Hij vreesde niet alleen dat de zieken niet genoeg discipline hadden om de ascetische rustkuur tot een goed einde te brengen. Het gevaar bestond ook dat de families bij wie ze terechtkwamen, besmet werden.

[91] CSHP, *Rapports*, 27/02/1902, 40-54; Dierckx, "Geschiedenis van de sanatoria", 76-77.
[92] CSHP, *Rapports*, 25/10/1900, 119.

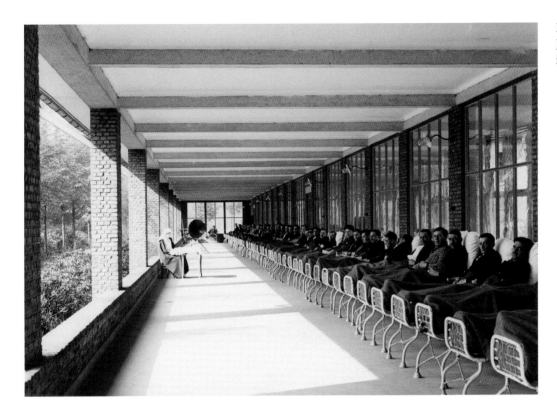

Patiënten van het Antwerpse sanatorium Joostens tijdens hun dagelijkse rustkuur in ligstoelen.

Onderzoek naar aanleiding van een andere klacht van een gemeente wees uit dat één van de woningen niet meer was dan een klein arbeidershuis. De tuin was veel te klein en slecht beschermd tegen de wind. De kamer van de patiënt was goed onderhouden, maar de tweede kamer – die men net in orde maakte voor een nieuwe patiënt – bood weinig ruimte. Bovendien was er geen ligstoel aanwezig, terwijl het nochtans essentieel was dat de zieke tijdens de kuur voldoende rustte. De zieke kuurde al wandelend zonder spuwbak en was al geruime tijd niet meer onderzocht door een arts.

Hetzelfde fenomeen deed zich voor in Duitsland. Ook daar namen plattelands-gezinnen tuberculosepatiënten in huis zonder dat ze over de juiste kennis en accommo-datie beschikten om de zieke te laten kuren. De Hoge Gezondheidsraad vreesde echter dat het probleem moeilijk verholpen kon worden. Niet alleen kon de infectie met tuber-culose vaak gemakkelijk verborgen worden, men kon ook moeilijk bewijzen dat een gezin geld vroeg voor de opvang van een tuberculosepatiënt. Er was volgens de raad maar één oplossing. Om verdere besmetting te voorkomen en de tuberculosepatiënt alle kansen op genezing te bieden, diende het gezin dat de zieke in huis nam ingelicht te worden over hoe ze een verdere besmetting konden voorkomen en hoe ze de zieke optimaal moesten verzorgen. Ze moesten weten aan welke hygiënische voorwaarden hun huis moest voldoen, wat een kuur precies inhield en hoe ze de ziekenkamer en het linnen van de zieke moesten reinigen en ontsmetten. Maar ook dat was geen waterdichte oplossing. Het was namelijk niet bepaald uit menslievendheid dat de plattelandsbewoners mensen met een gestigmatiseerde ziekte als tuberculose in huis haalden. Bovendien had het platteland allesbehalve een goede naam op het gebied van hygiëne.[93] Minister van Land-bouw Van Der Brugge ging akkoord met de oplossing van de raad. Via een ministeriële omzendbrief van 3 maart 1902 werden de provinciale medische commissies op de hoogte

[93] CSHP, *Rapports*, 13/02/1902, 25-31.

gebracht van de bevindingen van de Hoge Gezondheidsraad. Minister Van Der Brugge benadrukte dat het belangrijk was dat ook de gemeenten op de hoogte werden gebracht van de voorschriften van de raad inzake de "vrije kuur". Daarom publiceerde hij het rapport van de raad ook in het jaarlijkse bulletin van de gezondheidsadministratie en in het *Mémorial administratif* dat in iedere provincie verscheen.[94]

2.2.3. Zuigelingenzorg

Vanaf het einde van de eeuw kwam de zuigelingenzorg steeds meer op het voorplan in de preventieve gezondheidszorg. Alhoewel de algemene gezondheidstoestand van de bevolking verbeterde en de levensverwachting tijdens de laatste decennia van de 19de eeuw gevoelig steeg, bleef de zuigelingensterfte verontrustend hoog. Eén op vijf baby's stierf voor ze één jaar waren. Er was zelfs sprake van een lichte stijging van de sterftecijfers. De belangrijkste doodsoorzaak van de zuigelingen waren maag- en darmontstekingen, gevolgd door longaandoeningen en infectieziekten als kinkhoest, mazelen, difterie en roodvonk. Vooral de overschakeling van borstvoeding op flessenvoeding verhoogde het sterfterisico. Borstvoeding verminderde de kans op microben en bood een betere bescherming tegen kinderziekten. Doordat steeds meer vrouwen in de industrie werkten, moesten ze de borstvoeding vroeger stopzetten.[95]

Propaganda voor goede babyvoeding

De kennis over goede melkvoeding was met andere woorden cruciaal om de sterfterisico's te doen dalen. De melk die flessenbaby's kregen was dikwijls van een bedenkelijke kwaliteit. Op de markt en in de winkels werd aangelengde of onzuivere melk verkocht. De Hoge Gezondheidsraad wilde dergelijke wanpraktijken indijken en eiste strenge straffen voor het "vervalsen" van melk. Daarnaast gaf hij adviezen over de hygiënische en kwaliteitseisen van goede melk.[96] Ze moesten een leidraad vormen voor de Eetwareninspectie bij controles van de boeren op de hygiënische omstandigheden bij het melken en op het vervoer en de verkoop van melk. Gecontroleerde melk die was goedgekeurd, kreeg een certificaat. Dergelijke gecertificeerde (kwaliteits)melk kostte echter ongeveer het dubbele van gewone melk en was dus voor grote lagen van de bevolking te duur. Net die huishoudens die het het meeste nodig hadden, bleven melk drinken van een minderwaardige kwaliteit.

Volksgebruiken en onwetendheid droegen evengoed bij tot een slechte voeding van het kind. De bacteriologische ontdekkingen van Pasteur bewezen glashelder de voordelen van het koken van melk. Al snel raakte die kennis verspreid in de meer welgestelde kringen. Het was echter veel moeilijker om ook de gewone man in de straat te overtuigen om melk te koken vooraleer ze te consumeren. Zelfs de medische wereld was geen onverdeeld voorstander van het drinken van gekookte melk. Heel wat artsen waren van mening dat melk tijdens het kookproces zijn vitale elementen verloor. Pas in de eerste decennia van de 20ste eeuw groeide de eensgezindheid onder de medici over de voordelen van gekookte melk en waren ze ervan overtuigd dat het steriliseren van de zuigflessen veel aandoeningen bij baby's kon voorkomen. Melk bedierf immers snel, vooral omdat de gezinnen niet beschikten over een koelkast of flessenopener, waardoor ze de fles reeds in de winkel lieten openen. Heel wat moeders schakelden

[94] *Bulletin du Service de Santé et de l'hygiène publique*, 1902, 45 ; 74-73.
[95] Devos, "Ziekte: een harde realiteit", 120-124.
[96] CSHP, *Rapports* , 27/08/1891, 209; 29/12/1892, 501-510; 2/10/1902,134.

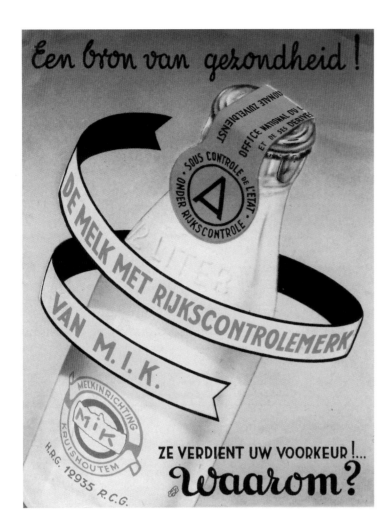

Deze advertentie promoot de gecertificeerde kwaliteitsmelk die voor veel arbeidersgezinnen echter te duur was.

bovendien vroegtijdig over naar vaste voeding en gaven hun baby's slecht verteerbare aardappel- of broodpappen. De overtuiging dat een kind alleen kloek werd van stevige kost, maakte dat baby's van amper vijf maanden oud al moesten eten wat de pot schafte.[97]

Lezingen en consultatiebureaus

De Hoge Gezondheidsraad wilde iets doen aan de gebrekkige kennis over goede voeding en kinderverzorging van de meeste moeders. Hij adviseerde de overheid om voordrachten te organiseren waar jonge moeders klaar en duidelijk te horen kregen wat er van hen werd verwacht. De overheid ging in op die vraag en zette hiervoor vooral goed opgeleide vroedvrouwen in. Die hadden immers met de moeders een vertrouwensband opgebouwd. Artsen genoten bij de lagere sociale klassen minder krediet, zeker wanneer het ging om bevallen en het opvoeden van kinderen. Door de verspreiding van geïllustreerde pamfletten hoopte de raad de vrouwen te informeren over het voorkomen van bepaalde aandoeningen en over alles wat hun kroost nodig had om gezond op te groeien. De organisatie van hygiënelessen in alle graden van het onderwijs beschouwde de raad als een goede lange-termijnstrategie. De leerlingen van nu waren immers de ouders van de toekomst. De raad wilde ook dat de overheid

[97] Jachowicz, *Met de moedermelk ingezogen of met de paplepel ingegeven*, 20-22.

Via talrijke publicaties werden jonge moeders beter geïnformeerd over de verzorging van hun kinderen.

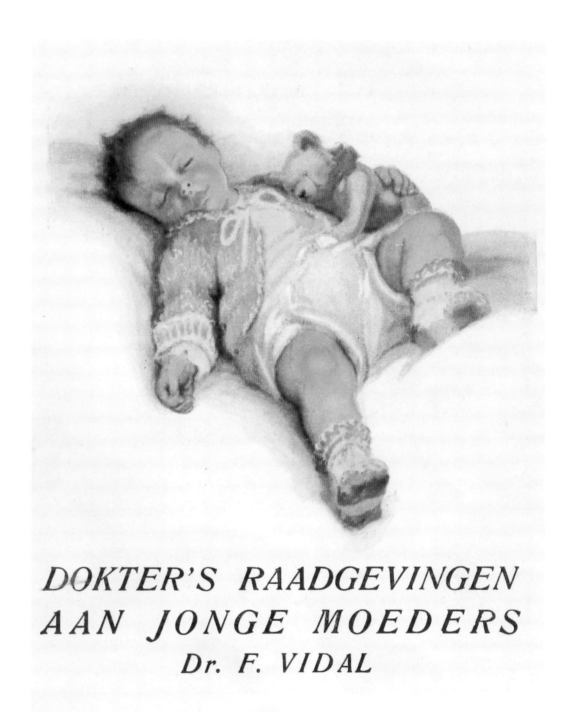

DOKTER'S RAADGEVINGEN AAN JONGE MOEDERS
Dr. F. VIDAL

de bouw van arbeiderswoningen op het platteland zou aanmoedigen. Kinderen konden er immers genieten van de zuivere lucht en de speelruimte die hen in de beluiken ontzegd werd. De raad argumenteerde dat dit een manier was om de kindersterfte terug te dringen.[98]

De eerste consultatiebureaus voor zuigelingen kenden een onmiddellijk succes onder de lagere bevolkingsgroepen. De in 1904 opgerichte Nationale Liga tot Bescherming van het Kind in zijn Eerste Levensjaren speelde hierin een belangrijke rol. De liga was een vereniging die via haar provinciale afdelingen de activiteiten van consultatiebureaus voor zuigelingen ondersteunde en zorgde voor de coördinatie van de centra voor

[98] Onder meer in: CSHP, *Rapports*, 21/01/1902, 130-134; 24/11/ 1904, 144; 29/11/1906, 266; 30/06/1910, 77-186.

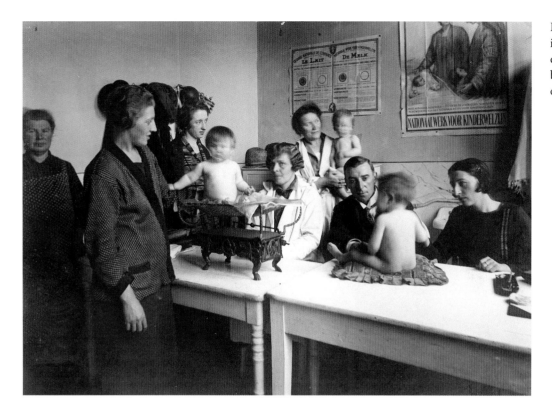

In het consultatiebureau "de Melkdroppel" in Gent werden de kindjes medisch onderzocht. Moeders die geen borstvoeding konden geven, ontvingen gratis melk.

melkbedeling. Tijdens de consultaties controleerde men de gezondheid en de groei van de kindjes en werden de moeders geïnformeerd over de voeding en de zorgen die de baby's nodig hadden. Borstvoeding geven werd zeer sterk aangemoedigd. Buitenshuis werkende moeders werden extra gestimuleerd door hen voeding mee te geven. Moeders die om één of andere reden niet in staat waren om borstvoeding te geven, kregen gratis gezonde melk mee naar huis voor hun baby. Met beperkte middelen werkten de consultatiebureaus aan een betere sociale hygiëne en voorlichting voor gezinnen uit de volksklasse.[99] Kort voor de Eerste Wereldoorlog controleerde de Liga 90 centra voor zuigelingenzorg gespreid over 62 gemeenten, en 9 centra voor zwangere vrouwen.[100] Ook de ontluikende vrouwenbeweging en de mutualiteiten verspreidden veel informatie over kinderverzorging. Deze breed vertakte sociale organisaties konden via ledenbladen en voordrachten heel wat moeders bereiken. Huishoudcursussen of huishoudonderwijs, zowel vrouwenorganisaties als mutualiteiten organiseerden dergelijke lessen, leerden de vrouwen het nodige over evenwichtige voeding, persoonlijke hygiëne en het onderhoud van het huis.[101]

Crèches

In 1902 ondernam de Hoge Gezondheidsraad een poging om ingewortelde gewoontes terug te schroeven op het vlak van kinderopvang. Arbeiderskinderen werden tijdens de werkuren gewoonlijk ondergebracht bij buren, grootouders of een "betaalde" oppas. De redenering van de raad om hier tegenin te gaan was als volgt: de oude (en slechte) gewoonten in verband met voeding en hygiëne werden op die manier doorgegeven en dus niet doorbroken. De raad waarschuwde vooral voor de "op geld beluste" oppas. Veel kinderen leefden er in miserabele hygiënische omstandigheden en kregen goedkope

[99] Vandenberghe, *Een eeuw kinderzorg in de kijker*, 6-7 en 14-15; De Vroede, "Consultatiecentra voor zuigelingen in de strijd tegen de kindersterfte in België voor 1914", 459.
[100] Velle, "De overheid en de zorg over de volksgezondheid", 149.
[101] De Mayer en Dhaene, "Sociale emancipatie en democratisering: de gezondheidszorg verzuild", 156.

Werkende ouders brachten hun kinderen vooral onder bij buren, familie of een betaalde oppas. Vaak verbleven ze er in miserabele hygiënische omstandigheden.

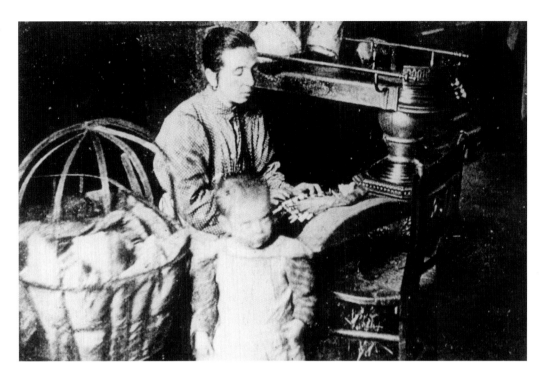

en weinig voedzame kost te eten. De raad toonde zich daarentegen een hevige voorstander van crèches. In een crèche werden de kinderen in optimale omstandigheden verzorgd. Niet alleen kon men er rekenen op gespecialiseerd personeel, de crèches konden ook gemakkelijk gecontroleerd worden op het naleven van een onberispelijke hygiëne.[102]

De crèche kende aanvankelijk echter weinig succes bij de moeders. Uit een onderzoek van *Le Journal des mères* in 1904 bleek dat 67 van de 100 ondervraagde Gentse moeders niets moesten weten van een crèche. Volgens de overheid was het de macht der gewoonte die de vijandigheid ten opzichte van dit nieuwe initiatief bij de moeders veroorzaakte. Hun eigen moeders hadden hen nooit naar een crèche gebracht, dus de vrouwen konden geen enkele reden bedenken waarom ze er hun kinderen wel naartoe zouden sturen. Wie niemand anders kende, betaalde liever gemiddeld 4,5 frank per week voor een zogenaamde droge voedster – een oppas die geen borstvoeding gaf – waar de verzorging volgens *Le Journal des mères* zo slecht was dat een baby 80% kans had om er te overlijden.[103]

De regering ondersteunde de oprichting van crèches niet en maakte er geen subsidies voor vrij. Ze hingen volledig af van liefdadigheid. Dat laatste was een tweede reden waarom de moeders hun kinderen niet naar de kribbe wilden sturen. Hun eergevoel verbood hen beroep te doen op een initiatief dat geassocieerd was met de "bijstand".[104] Ook de Hoge Gezondheidsraad moest in 1926 toegeven dat de oprichting van crèches weinig succes had gekend.[105]

Kinderen stierven echter niet alleen omdat hun ouders niet wisten hoe ze gevoed en verzorgd moesten worden. In Vlaanderen bestond de wijdverspreide gewoonte om een verzekeringspolis af te sluiten die een schadevergoeding uitkeerde bij een doodgeboren kind of bij het overlijden van een kind jonger dan vijf jaar. Vooral in de

[102] CSHP, *Rapports*, 2/10/1902, 130-140.
[103] Jachowicz, *Met de moedermelk ingezogen of met de paplepel ingegeven*, 36.
"Les crèches", *Le journal des mères*, jrg. 5, nr. 5, 1, nr. 6, 1, nr. 7, 1.
[104] Van Doorneveldt, *Laat de kinderen tot ons komen*, 58.
[105] CSHP, *Rapports*, 10/05/1926, 633.

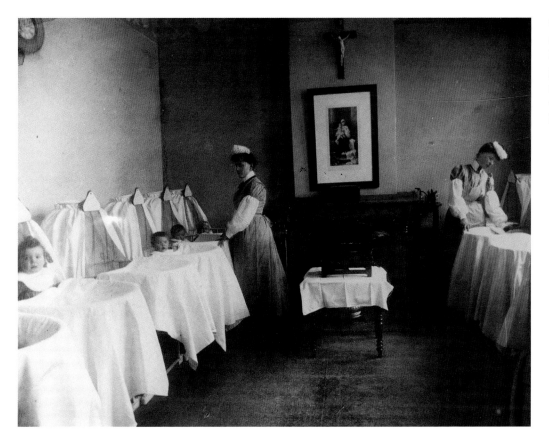

Crèches, zoals deze in Antwerpen, stonden garant voor goede hygiëne en kwalitatieve voeding. Vertrouwde gewoontes veranderden echter niet snel: de arbeidersbevolking stond bijzonder vijandig tegenover die vorm van kinderopvang.

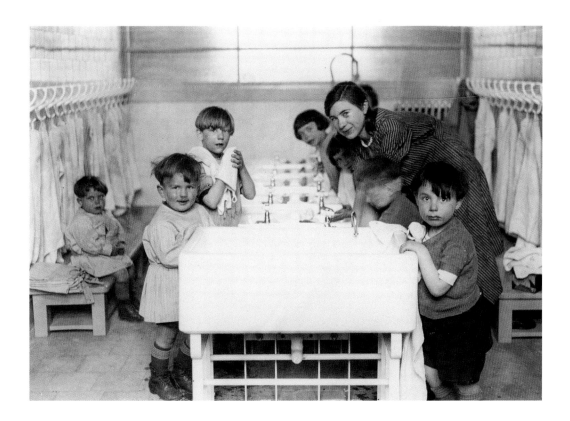

Crèches

De meeste crèches waren privé-initiatieven. Welgstelde families en instellingen zoals de Generale Maatschappij en de Nationale Bank schonken geld om arbeiderskinderen op te vangen. Uitzonderingen op de regel waren de stad Luik, die vanaf 1879 stedelijke kribbes financierde, en drie fabriekscrèches in Antwerpen (papierfabriek De Nayer, 1889), Seraing (Cockerill, 1895) en Morlanwelz (steenkoolmijn van Raoul Warocqué, 1901). Die initiatieven genoten internationale belangstelling en stonden model voor andere crèches. De kinderkribbes openden hun deuren tijdens de werkuren van de arbeiders, doorgaans van 6u 's ochtends tot 21u 's avonds. Gezonde kinderen werden toegelaten vanaf 15 dagen oud – niet toevallig de dag dat de arbeidsters weer aan het werk mochten na hun bevallingsverlof – tot de leeftijd van drie jaar. Het Gentse weldadigheidbureau richtte in 1906 een nachtkribbe in. Een jaar later werd in Charleroi een crèche opgericht voor zieke kindjes, aangezien het plaatselijk hospitaal er de toegang verbood voor kinderen onder de 7 jaar.[1]

Provincie	Aantal crèches	Aantal wiegen	Aantal kinderen
Antwerpen	6	325	700
Brabant	20	631	1.179
West-Vlaanderen	1	25	50
Oost-Vlaanderen	8	200	352
Henegouwen	5	139	245
Luik	10	463	905
Limburg	0	0	0
Luxemburg	0	0	0
Namen	1	39	77
Totaal	51	1.822	3.508

Op basis van: Plasky, *La protection et l'éducation de l'enfant du peuple en Belgique* en Saint-Vincent. Zie Vandenbroecke, *In verzekerde bewaring*, 40.

[1] Van Doorneveldt, *Laat de kinderen tot ons komen*, 59-63; Plasky, *La protection et l'éducation de l'enfant du peuple en Belgique*, Bruxelles, 1909.

arrondissementen Antwerpen, Gent en Brussel leidde dat tot wantoestanden waarbij ouders hun kinderen moedwillig lieten sterven. Om dergelijke praktijken een halt toe te roepen ijverde de Hoge Gezondheidsraad jarenlang voor de verplichte vaststelling van de doodsoorzaak door een arts. Het zou ook de bejaarden die niet langer een inkomen hadden ten goede komen.[106] De regering ging niet in op de vraag van de raad, maar in 1906 voerde de Kamer wel een hevig debat over de verzekeringspolis. De voorstanders van een verbod argumenteerden dat de verzekeringspolis leidde tot

106 CSHP, *Rapports*, over jaar 1891, 479; De Vroede, "Consultatiecentra voor zuigelingen in de strijd tegen de kindersterfte in België", 453.

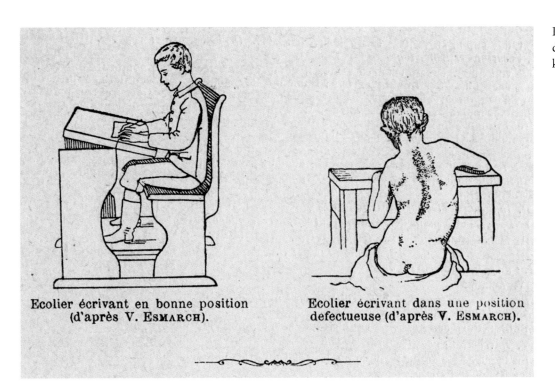

Ecolier écrivant en bonne position
(d'après V. Esmarch).

Ecolier écrivant dans une position
defectueuse (d'après V. Esmarch).

Leerkrachten werden bewust gemaakt dat leerlingen met een slechte zithouding kans liepen om scoliose te ontwikkelen.

kinderverwaarlozing en abortussen. De tegenstanders beweerden dat ouders bij gebrek aan een schadevergoeding hun kind niet eens een fatsoenlijke begrafenis konden geven. Uiteindelijk bepaalde de wet van 26 december 1906 dat verzekeringen tegen kindersterfte onwettig – en dus ook nietig – waren.[107]

Zorg voor de schoolgaande jeugd

Niet alleen de allerkleinsten verdienden de aandacht van de Hoge Gezondheidsraad. De raad hechtte ook veel belang aan de gezondheid van de schoolgaande jeugd. Toen in de jaren 1870 de plannen voor de systematische gezondheidsinspectie van scholen en de medische controle van de schoolkinderen voor de eerste maal voorzichtig genoemd werden, liet de raad algauw zijn stem horen. De raad spitste zich vooral toe op de hygiëne van de schoolgebouwen en werkte hiervoor de nodige richtlijnen uit.[108]

Besmettelijke ziekten zoals mazelen, kinkhoest en roodvonk maakten onder de kinderen net voor de Eerste Wereldoorlog samen nog altijd ongeveer 4000 slachtoffers per jaar.[109] Ook voor andere ziektebeelden die bij schoolkinderen dikwijls voorkwamen, groeide de belangstelling. Zo hadden heel wat kinderen zijdelingse ruggengraatvergroeiingen (scoliose) door een te eenzijdige voeding en een slechte zithouding. Kleine leslokalen, zware lesprogramma's en het gebrek aan lichaamsbeweging veroorzaakten bij kinderen soms mentale problemen. Ondanks de gezondheidsrisico's werden de voorschriften van de raad in verband met de ventilatie, de netheid en de sanitaire uitrusting van schoolgebouwen onvoldoende gerespecteerd. Nochtans legde het eerste organieke reglement voor het lagere onderwijs van 15 augustus 1846 de gemeenten op om minstens eenmaal per maand een dokter naar de gemeenteschool te sturen. In de praktijk werd de armendokter met dat karwei belast. Naast de zorg voor de zieken die een gewone dokter niet konden betalen, moest deze arts de gemeenteschool bezoeken en

[107] Vandenbroeck, *In verzekerde bewaring*, 31.
[108] CSHP, *Rapports*, 2 en 3/06/1874, 75-83. 17/12/1874, 131-133. Zie deel 1 van dit boek.
[109] De Vos, *Allemaal beestjes*, 69.

Kinderziekten

In 1912 besteedde de Hoge Gezondheidsraad veel aandacht aan de mazelen, kinkhoest en roodvonk. Die zeer besmettelijke kinderziekten waren in het laatste decennium van de 19de eeuw nog altijd verantwoordelijk voor 20 à 25% van de sterfgevallen in de leeftijdsgroep van 1 tot 7 jaar. De overdracht gebeurt door vochtdeeltjes die zich in de lucht verspreiden wanneer een zieke hoest of ademt.[1] Besmette kinderen ontwikkelen naargelang de ziekte hoge koorts, huiduitslag, keelontsteking of ernstige problemen met de luchtwegen.

De raad stelde uitvoerige rapporten op waarin hij voor leerkrachten en ouders de symptomen omstandig uitlegde, zodat zij tijdig konden ingrijpen. De documenten werden via de provinciale medische commissies ook aan de gemeenten bezorgd. Er bestond namelijk geen medicatie. Isolatie was het enige probate middel om de verspreiding van de ziekte tegen te gaan. Thuis uitzieken was dus de boodschap. Was dat moeilijk, dan moest de patiënt in het hospitaal opgenomen worden. De gemeente kon ook een verpleger aanstellen om de zieke thuis te verzorgen en de nodige ontsmettingsmaatregelen te nemen. Alle kinderen van het gezin kregen huisarrest tot de voorgeschreven quarantainetijd verstreken was. Bezoek ontvangen was streng verboden. Alleen met een dokterscertificaat dat de volledige genezing bevestigde, kon een kind naar school terugkeren.[2]

De eerste ruwe kinkhoestvaccins kwamen op de markt kort nadat Jules Bordet en Octave Gengou in 1906 de bacterie ontdekten die de ziekte veroorzaakte. De effectiviteit van de vaccins die in verschillende landen werden ontwikkeld, liet echter te wensen over. Pas in 1948 maakte een combinatievaccin met difterie- en tetanus-toxoid een vaccinatie op grote schaal mogelijk. Sinds de jaren 1960 worden in België de zuigelingen gevaccineerd met een trivalent vaccin tegen difterie, tetanus en kinkhoest. Het eerste vaccin tegen mazelen kwam in België in 1975 op de markt. Het systematisch gebruik van het drievoudig vaccin met levende verzwakte virussen van mazelen, bof en rubella werd ingevoerd in 1985. Tussen 1982 en 1998 is de incidentie van mazelen per 100.000 inwoners gedaald van 714 naar 10 in Vlaanderen en van 1.281 naar 32 in Wallonië. De vaccinaties zijn niet verplicht, alleen de intenting tegen polio is verplicht, maar ze zijn wel opgenomen in het aanbevolen vaccinatieprogramma voor kinderen dat opgesteld wordt door de Hoge Gezondheidsraad.[3]

[1] Velle, *Hygiëne en preventieve gezondheidszorg*, 258-259.
[2] CSHP, *Rapports*, 28/031912, 336-340; 30/04/1912, 393-397; 3/04/1913, 87-102.
[3] Hoge Gezondheidsraad, *Vaccinatiegids*, 2007, 13 en 20.

zieke kinderen onmiddellijk naar huis sturen. De leerlingen mochten pas terugkeren als de arts hen weer gezond had verklaard. Na iedere gezondheidsinspectie moest de dokter een verslag overmaken aan het schepencollege. Door de zware werkdruk en de lage bezoldiging van de armendokters bleef het reglement dode letter. De medische onderbezetting van bepaalde delen van het platteland maakte een correcte uitvoering bovendien volledig onmogelijk. Als de inspectie al gebeurde, beperkte de plattelandsdokter die noodgedwongen tot een oppervlakkig bezoek aan de plaatselijke school en het verstrekken van adviezen in tijden van een epidemie.

In 1884 verscheen voor het eerst een officiële richtlijn voor de gezondheidsinspectie van scholen. Ze was opgesteld door A. Devaux, inspecteur van het ministerie van Binnenlandse Zaken en de latere inspecteur-generaal van de centrale gezondheidsadministratie. Het was aanvankelijk zijn wens om een landelijke, onafhankelijke medische schoolinspectie te organiseren, maar gezien de hoge kostprijs van een dergelijk project bleef de bevoegdheid toevertrouwd aan de gemeenten.[110]

In 1890 stelde het artsenduo Janssens-Kuborn in opdracht van de Koninklijke Academie voor Geneeskunde nieuwe voorschriften op voor het medisch schooltoezicht die verspreid werden met een ministerieel besluit van 30 oktober 1890. Ondertussen richtten enkele grotere steden – gesteund door vooraanstaande geneesheren met een politiek mandaat – hun eigen algemene dienst voor medisch schooltoezicht op.[111] Nauwgezette inspecties moesten ervoor zorgen dat zieke of nog herstellende kinderen van school verwijderd werden voor ze de andere kinderen konden besmetten. Niet gevaccineerde kinderen dienden te worden opgespoord.

De Hoge Gezondheidsraad geloofde sterk in het nut van de medische schoolinspectie. Alleen al door meer aandacht te besteden aan schoolhygiëne zouden de mortaliteitscijfers aanzienlijk dalen. Toch bleef de raad ontevreden over de resultaten die geboekt werden na het verschijnen van het ministerieel besluit. Vanaf 1901 klaagde hij dikwijls de gebrekkige medische schoolinspecties aan die ervoor zorgden dat de scholen broeihaarden bleven van besmettelijke ziekten. Zoals zo vaak werd de schuld in de schoenen van de veel te lakse gemeentebesturen geschoven. Toch wilde de Hoge Gezondheidsraad niet dat de Staat de gemeenten die bevoegdheid ontnam. De gemeenten bleven verantwoordelijk voor de gezondheid van hun inwoners. De raad vond wel dat de centrale overheid meer middelen ter beschikking moest stellen van de medische schoolinspectie. Als de regering geld kon besteden om het land te beschermen tegen cholera en de pest, dan moest dat evengoed mogelijk zijn voor andere besmettelijke ziekten. De raad wilde bovendien dat er een permanente controle werd ingesteld op het medische schooltoezicht en dat het ook verplicht zou zijn in het vrij onderwijs.[112]

In afwachting van een meer uitgebalanceerd medisch schooltoezicht besloot de raad dat het onderwijspersoneel ook een taak te vervullen had. Op 7 mei 1908 publiceerde de Hoge Gezondheidsraad uitgebreide instructies voor het onderwijspersoneel ter preventie van besmettelijke ziekten bij kinderen. Vooral de onderwijzers en onderwijzeressen speelden een belangrijke rol. Door hun autoriteit en door het vertrouwen dat ze genoten van de ouders waren ze de geknipte personen om zowel de kinderen als de ouders elementaire kennis bij te brengen over hygiëne. Hiervoor moesten ze vanzelfsprekend zelf perfect op de hoogte zijn. Daarom legde de Hoge Gezondheidsraad hen tot in het kleinste detail uit hoe besmettelijke ziekten veroorzaakt werden en hoe ze konden worden voorkomen.

De instructies bevatten heel wat schoonmaaktips. De klas moest schoon en goed geventileerd zijn. Ramen en deuren dienden geopend te worden tijdens de pauze. Alleen netjes geklede leerlingen waren welkom op school. Als kinderen onverzorgd naar school kwamen, moesten de leerkrachten contact opnemen met de ouders. Families die geen geld hadden voor nieuwe kleren, moesten steun ontvangen van de gemeente, die ook moest bijspringen voor de installatie van douches op school. De raad vond het belangrijk dat de kinderen leerden om iedere dag hun gezicht en handen te wassen, en

[110] Velle, "De overheid en de zorg voor de volksgezondheid", 146.
[111] Velle, "De schoolgeneeskunde in België (1850-1940)", 354-366.
[112] CSHP, *Rapports*, 28/11/1901, 446-469 en 456-461.

De raad onderstreepte in zijn instructies voor het onderwijzend personeel dat de speeltijd diende om te spelen en niet om gymnastiekles te geven, zoals in veel scholen de gewoonte was.

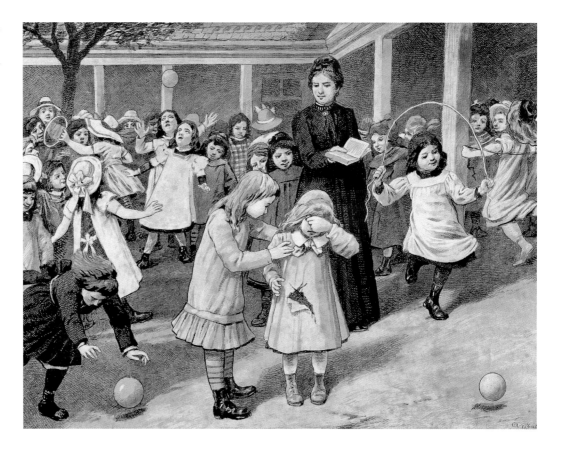

hun tanden te poetsen. Slechte gewoonten moesten worden afgeleerd. Aan vulpennen mocht niet meer worden gelikt en op de grond spuwen was absoluut onaanvaardbaar. Dat laatste vond de raad behalve onbeleefd ook nog eens heel ongezond wegens de verspreiding van bacteriën. De leerlingen moesten zitten aan degelijke, propere lessenaars, aangepast aan hun lichaamslengte. Hun plaats in de klas moest afgestemd zijn op hun gezicht en gehoor. De leraar of lerares mocht een kind nooit verbieden om met zijn rug tegen de stoelleuning te leunen om overbelasting te voorkomen. Om de ogen van de leerlingen te sparen, mochten de letters in de schoolboeken niet te klein zijn. Leerkrachten moesten er bij hun leerlingen op aandringen om door de neus te ademen, omdat dat veel gezonder was. De pauzes waren er om de kinderen te laten spelen, niet om hen gymnastiekoefeningen te laten doen zoals in de praktijk vaak gebeurde. De schooluitstappen moesten zoveel mogelijk in de openlucht plaatsvinden. Alcohol en tabak waren vanzelfsprekend verboden.

Ook buiten de school moesten de leerkrachten hun autoriteit laten gelden. Door de ouders te informeren over hygiëneregels in verband met voeding, drinkwater, de openbare weg, de woning enz. konden zij een belangrijke stempel drukken op het hygiënebeleid in hun dorp. De raad eiste een hoge waakzaamheid van de leerkrachten in verband met ziekten. Wanneer een kind minder goed werkte of fysiek achteruitging, moest de leerkracht de arts inlichten die verantwoordelijk was voor het medisch toezicht op school. De familie werd gewaarschuwd wanneer een doktersbezoek nodig was. Als een kind zich onwel voelde, moest de leerkracht het terugsturen naar zijn ouders.

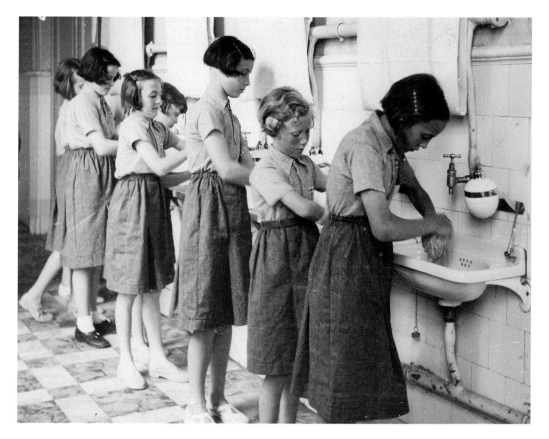

De school speelde een belangrijke rol bij het aanleren van de nodige hygiëne. De leerlingen herhaalden gewoonten als handen wassen en tanden poetsen tot ze routine waren geworden.

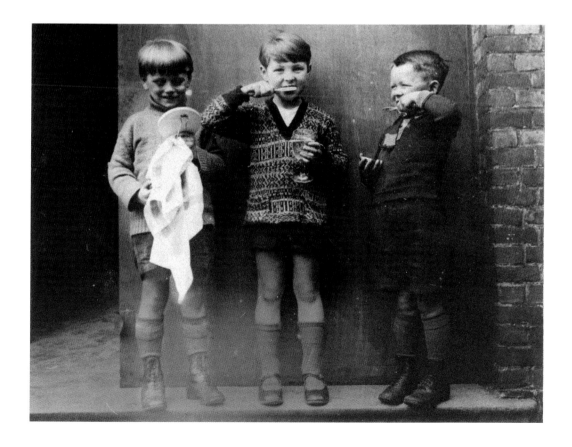

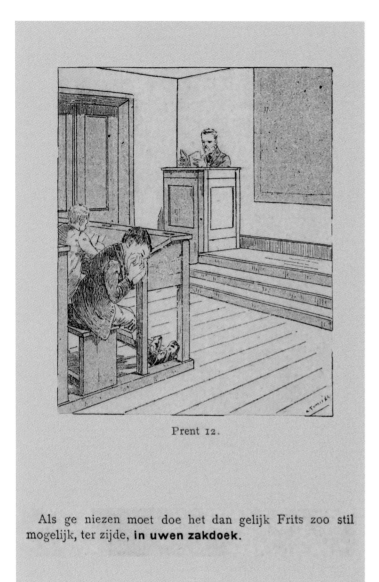

Prent 12.

Als ge niezen moet doe het dan gelijk Frits zoo stil mogelijk, ter zijde, **in uwen zakdoek.**

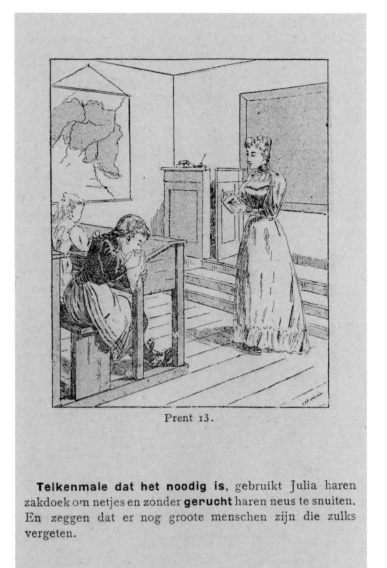

Prent 13.

Telkenmale dat het noodig is, gebruikt Julia haren zakdoek om netjes en zonder **gerucht** haren neus te snuiten. En zeggen dat er nog groote menschen zijn die zulks vergeten.

Voor velen is een toiletbezoek of niezen in een zakdoek een vanzelfsprekende routine. In de 19de eeuw waren dergelijke handelingen veel minder evident.

Bleef een kind thuis omdat het zich niet goed voelde, dan was het de taak van de leerkracht om te achterhalen aan welke ziekte het leed. Bij een besmettelijke ziekte waarschuwde de leraar de burgemeester of de directie. Zij beslisten na advies van de gezondheidsautoriteiten of er uit voorzorg ook andere leerlingen moesten thuisblijven. Indien nodig kon de hele school worden geëvacueerd. Pas nadat het lokaal ontsmet was en de incubatietijd van de ziekte verstreken, mochten de kinderen weer naar school. Bezoekjes aan zieken werden verboden. Zieke kinderen die thuis niet goed geïsoleerd konden worden, moesten worden overgebracht naar een quarantaine-instelling of een ziekenhuis.[113]

Tussen 1912 en 1913 verspreidde de Hoge Gezondheidsraad ook uitgebreide instructies waarin op een eenvoudige manier werd uitgelegd hoe men parasieten als wormen en schurft kon behandelen en hoe kinderziekten als roodvonk, valse kroep, mazelen, rode hond en de bof konden worden voorkomen en genezen. De raad benadrukte hoe belangrijk het was dat ook de ouders de symptomen van besmettelijke ziekten snel herkenden.[114] Niet alleen de kinderen hadden er baat bij dat ziekten en aandoeningen zo snel mogelijk werden opgemerkt, ook de maatschappij plukte hier de vruchten van. Kinderen die slecht konden horen of zien of zich niet concentreerden in de klas omdat ze zich onwel voelden, ontwikkelden zich namelijk niet optimaal. De lichamelijke of intellectuele achterstand die ze hierdoor opliepen, maakte hen lui en gemakzuchtig. Twee slechte eigenschappen die hen – en de maatschappij – ook in het latere leven zouden parten spelen.[115]

[114] CSHP, *Rapports*, 28/03/1912, 336-346; 30/05/1912, 359-397; 27/06/1912, 398-404; 30/01/1913, 11-33, 27/02/1913; 49-55 en 87-102.
[115] CSHP, *Rapports*, 2/10/1902, 130-140; 29/10/1908, 154-175; 5/12/1912, 602.

3. Aanbevelingen voor de medische beroepen

3.1. Bittere concurrentie tussen artsen en apothekers

De nieuwe wetenschappelijke ontdekkingen in de bacteriologie hadden vanzelfsprekend ook gevolgen voor de medische wereld. Nieuwe medicijnen, ontsmettingsmethodes en behandelingen vergden nieuwe kennis en vaardigheden van het personeel. De Hoge Gezondheidsraad boog zich in deze periode vooral over het apothekersberoep en de opleiding van verpleegkundigen. De raad hield zich veel minder bezig met het artsenberoep. *De Fédération médicale belge* (1863) behartigde namelijk de belangen van de geneesheren, net als de artsensyndicaten en de medische pers. Toch weerklonken sommige ideeën van de artsen vanzelfsprekend ook bij de Hoge Gezondheidsraad aangezien die heel wat artsen onder zijn leden telde. Tal van artsen konden bovendien hun mening laten weerklinken in de jaarlijkse verslagen van de provinciale medische commissies en de beschermingscomités van de arbeiderswoningen. In de raad zetelde er echter ook apothekers, architecten, bacteriologen, voedingsspecialisten, hygiënisten, natuurwetenschappers en ambtenaren, waardoor de mening van de artsen niet altijd de bovenhand haalde bij de Hoge Gezondheidsraad.

Rond 1890 voelde de raad zich geroepen iets te doen aan het probleem van het groeiende aantal apothekers in het land. Tussen 1887 en 1888 was hun aantal met maar liefst 12% gestegen. De stad Antwerpen telde in 1892 bijvoorbeeld 95 apothekers; of om het met de woorden van apotheker Leo Vandewiele te zeggen "meer apothekers dan verlichtingspalen".[116] De oorzaak van die explosie was de wet van 20 mei 1876, die de universiteitsdeuren wagenwijd had opengezet voor kandidaat-apothekers. Iedereen mocht zich voortaan inschrijven aan de universiteit zonder zich voor te bereiden of een toelatingsexamen af te leggen. De meeste apothekers wilden zich echter alleen vestigen in de steden. Misschien had het grotere comfort hiermee te maken, maar de hoofdreden was dat de meeste apothekers geen vestiging op het platteland aandurfden wegens de concurrentie met de artsen. De wet van 12 maart 1818 liet artsen op het platteland namelijk toe om geneesmiddelen te verstrekken als de bewoners te ver van een apotheek woonden. Het uitgangspunt van de regering was nobel: zo kon iedere Belg ongeacht zijn woonplaats aan medicijnen geraken. De wet liet echter een vrije interpretatie toe. In de praktijk pikten de artsen het domein van de apothekers in, met hevige discussies tot gevolg.

De artsen mochten niet alleen geneesmiddelen verstrekken. Mits een speciale machtiging van de koning mochten ze zelf een geneesmiddelendepot openhouden. De artsen hielden aan die verworden rechten, de apothekers daarentegen beschouwden ze als pure broodroof. De Hoge Gezondheidsraad wilde een einde stellen aan die belangenvermenging. De artsen waren immers niet altijd voldoende bekwaam om zelf medicatie te bereiden. Bovendien was er te weinig controle. De raad steunde dan ook voluit het wetsontwerp dat minister van Binnenlandse Zaken Joseph Devolder hierover op 1 maart 1888 indiende. Dat wilde een einde stellen aan het cumulatierecht van artsen: vijftien jaar na het ingaan van de wet op het platteland, vijf jaar in de stad.

116 Vandewiele, *Gedenkboek 150 jaar KAVA*, 60.

Devolders wetsontwerp werd echter niet goedgekeurd door het parlement. Aangezien veel artsen deelnamen aan het politieke leven, kon het artsenkorps het parlement onder druk zetten om het cumulatieverbod te weigeren. De apothekers moesten tot ver in de 20ste eeuw wachten vooraleer ze hun eis ingewilligd zagen. Pas in 1976 werd een KB van kracht dat geneesheren verplichtte om hun geneesmiddelendepots te sluiten indien er binnen een straal van 5 km een apotheker was gevestigd. Bovendien mocht voortaan geen enkele arts nog een nieuw depot openen zodat het gebruik geleidelijk aan verdween.[117]

Weg met de drogisten

De apothekers hadden echter niet alleen de concurrentie van de artsen te verduren; er waren ook de drogisten. Regelmatig spanden ze processen in tegen drogisten omdat die zich op het terrein van de apothekers waagden en zelfbereide geneesmiddelen aan cumulerende dokters en ander cliënteel verkochten. De drogisten verkochten ook de industrieel bereide farmaceutische merkproducten, de zogenaamde *spécialités* die op steeds grotere schaal werden aangeboden. Bovendien konden drogisten bestaande apotheken overnemen wanneer de apotheker stopte met werken. De gerant-drogisten stonden bekend om hun puur winstbejag. Ze hadden de naam te weinig oog te hebben voor de kwaliteit van de medicatie, de bereidingen onnauwkeurig uit te voeren en de medicamenten niet adequaat te bewaren.[118]

Dergelijke praktijken waren voor de Hoge Gezondheidsraad onaanvaardbaar. De chemische wetenschap had namelijk zo'n vooruitgang geboekt dat de drogisten volstrekt onvoldoende kennis hadden van de analyse en bereiding van medicijnen. De raad was ervan overtuigd dat op basis van zijn praktijkervaring geen enkele drogist kon slagen in het apothekersexamen. De drogist kon de medicijnen die hij aankocht bovendien niet zelf analyseren. De raad vroeg de overheid dan ook meermaals om de opleiding van drogist af te schaffen.[119] In het KB van 28 februari 1895 werd de provinciale medische commissies gevraagd om niet langer inschrijvingen voor de stage van drogist aan te nemen. Sindsdien werden er geen diploma's meer uitgereikt.[120]

De raad waarschuwde de overheid dat de concurrentiestrijd in de medicijnenverkoop soms leidde tot medicatie van mindere kwaliteit. Heel wat apothekers lieten hun prijzen namelijk dalen om klanten te lokken. Om toch voldoende winst te kunnen maken, leverden ze minderwaardige medicijnen door te besparen op de bestanddelen van de medicatie. De raad wilde dergelijke misbruiken voorkomen door de apothekers te verplichten om etiketten op de door hun verstrekte medicatie te plakken. Het etiket moest duidelijk de naam vermelden van de apotheker die het medicijn had bereid en de stoffen die het bevatte. Apothekers werden inderdaad verplicht om met een stempel hun naam op de medicijnen te plaatsen. De vermelding van de precieze bestanddelen van de medicatie werd echter pas verplicht in 1920.

De apothekersstage

De raad wilde het aantal apothekers doen dalen door hun universitaire studie met enkele jaren te verlengen en de apothekersstage te koppelen aan een examen.[121] Ook deze keer volgde de centrale overheid het advies van de Hoge Gezondheidsraad slechts gedeeltelijk. Het farmaceutisch onderwijs werd op 10 april 1890 wel degelijk hervormd, maar de

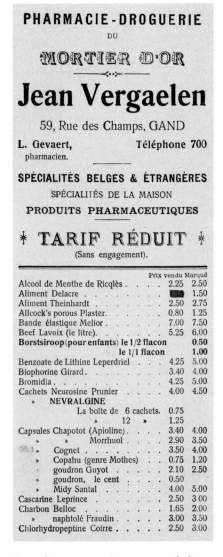

Door de concurrentie tussen apothekers en drogisten ontstond er een prijzenoorlog. De Hoge Gezondheidsraad vreesde dat prijsdalingen zoals op deze advertentie nefast waren voor de kwaliteit van de medicijnen.

[117] CSHP, *Rapports*, 26/09 en 10/10/1889, 337-339; Vandewiele, *De geschiedenis van de farmacie in België*, 267-269; *Gedenkboek 150 jaar KAVA*, 60-61 en 75.
[118] Vandewiele, *Gedenkboek 150 jaar KAVA*, 60-61.
[119] Onder meer : CSHP, *Rapports*, 27/08/1891, 204.
[120] Schepers, "De opkomst van het medisch beroep in België", 179.
[121] CSHP, *Rapports*, 30/10, 7 en 14/11/1888, 248-249; CSHP, *Rapports*, 26/09 en 10/10/1889, 337-339; Vandewiele, *De geschiedenis van de farmacie in België*, 267-269.

studieduur werd niet verlengd. De wetgever legde wel sterk de nadruk op de apothekersstage. Studenten farmacie werden verplicht om een jaar lang stage te volgen bij een apotheker. Om de drie maanden moesten de studenten een getuigschrift van de inspecteur van de gezondheidsdienst van het leger aanvragen om te bewijzen dat ze effectief in een apotheek werkten. Pas na het stagejaar werden de studenten toegelaten tot de definitieve proef voor de examenjury waarin ze moesten aantonen dat ze in staat waren om – al dan niet op voorschrift – medicatie te bereiden.

De centrale overheid volgde de raad ook in zijn vraag om de apotheken beter te controleren. Maar al te vaak ontving de raad klachten over rommelige apotheken, slechte medicatie, boekhoudingen die niet klopten enz. Sommige apothekers stelden bovendien zelf diagnoses, wat ten strengste verboden was. Niet zelden verkochten ze ook (potentieel gevaarlijke) medicatie zonder voorschrift van een arts.[122] De oprichting van een farmaceutische inspectiedienst op 11 december 1893 moest dergelijke wantoestanden een halt toeroepen. De overheid stelde ambtenaren aan die in alle apotheken stalen afnamen om de kwaliteit van de medicijnen te controleren. Misbruiken werden streng bestraft.[123]

Hoewel de adviezen van de Hoge Gezondheidsraad op sommige deelterreinen tot concrete resultaten leidden, blijkt duidelijk dat de overheid niet altijd inging op de aanbevelingen van de raad. Dat was vooral het geval wanneer geraakt werd aan de belangen van de artsen. Uit de bronnen valt niet af te leiden waarom. Ook hier kan de goede vertegenwoordiging van het artsenkorps in parlementaire kringen misschien een rol hebben gespeeld.

3.2. DE PROFESSIONALISERING VAN DE VERPLEEGKUNDE (1900-1913)

Het waren vooral religieuzen die eeuwenlang instonden voor de verzorging van zieken in de gasthuizen. Voor zwaar en vuil werk werden ze bijgestaan door slecht betaald en onopgeleid zaalpersoneel; de zogenaamde *infirmiers* en *infirmières*. Deze ziekenoppassers genoten kost en inwoning en werden niet tot het medisch personeel gerekend.

Vraag naar gekwalificeerd personeel

Vanaf 1900 kwam hier geleidelijk aan verandering in. Door de enorme wetenschappelijke vooruitgang was er nood aan beter opgeleide verpleegkundigen. Ook het monopolie van de Kerk in de ziekenzorg werd in vrijzinnige kringen in vraag gesteld. Louter naastenliefde tonen, volstond niet langer om een patiënt optimaal te verplegen. Religieuzen kwamen in een slecht daglicht te staan. De mening van de vrijzinnige liberalen was duidelijk: de religieuzen waren onbevoegd en intolerant ten opzichte van andersdenkenden. Ze werden verweten onvoldoende hygiënisch te werk te gaan en onvoldoende kennis te hebben van de nieuwste wetenschappelijke ontwikkelingen. Volgens de liberalen maten de religieuze ziekenverzorgers zichzelf een aureool aan van liefdadigheid en heiligheid aan, terwijl ze eigenlijk nauwelijks bijdroegen tot de verzorging. De artsen waren vragende partij voor gekwalificeerde verpleegkundigen die kennis van zaken hadden, onder meer op het gebied van chirurgie, anesthesie, röntgenonderzoek en de onontbeerlijke asepsistechnieken. De hervormingen inzake de rekrutering, de opleiding, de taakinvulling en het statuut van verpleegkundigen zouden echter jaren in beslag

[122] CSHP, *Rapports,* 1890-1892, 468-473.
[123] Vandewiele, *De geschiedenis van de farmacie in België* en *Gedenkboek 150 jaar KAVA,* 60-61 en 75.

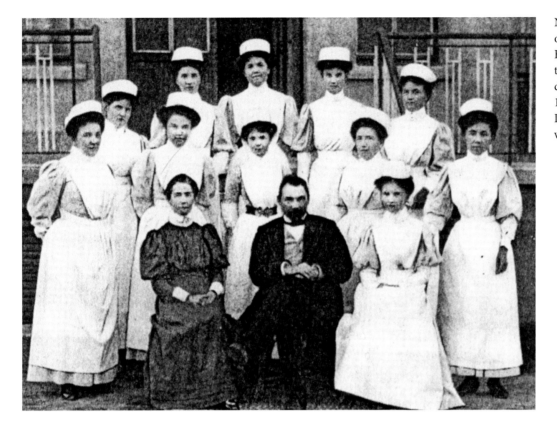

Naar aanleiding van de vraag naar beter opgeleide verpleegkundigen richtte de Brusselse arts Antoine Depage in 1907 twee verpleegstersscholen op, geleid door twee Engelse 'nurses'. De foto uit 1910 toont de eerste afgestudeerden met Depage en Edith Cavell, de directrice van het Sint-Pietersziekenhuis.

nemen.[124] De Hoge Gezondheidsraad hield de evoluties in de verpleegopleiding met veel interesse in het oog, maar ging pas na de Eerste Wereldoorlog een cruciale rol spelen in vernieuwing van de verpleegopleiding.

In 1907 werd de Brusselse verpleegopleiding grondig hervormd onder impuls van de liberale chirurg Antoine Depage. Meisjes van minstens 18 jaar met een diploma middelbaar onderwijs en een bewijs van goed gedrag werden in twee tot drie jaar tijd klaargestoomd voor het beroep van verpleegster. In katholieke scholen werd de opleiding beperkt tot één jaar, een uitdrukkelijke wens van de religieuze congregaties. Het was niet toevallig een katholieke regering die met de KB's van 4 april en 22 juli 1908 rijkelijk laat de eenjarige verplegingsopleiding officieel maakte.

De verpleegopleiding

De provinciale medische commissies werden belast met het afnemen van examens bij de aspirant-verpleegkundigen. De examens werden meestal twee keer per jaar afgenomen in een openbaar of particulier ziekenhuis. De plaats en het tijdstip van de examens werden in kranten en in officiële mededelingen bekend gemaakt. Kandidaat-verpleegkundigen moesten minstens 18 jaar oud en van goed zedelijk gedrag zijn. Men kon op twee manieren tot het examen worden toegelaten. Ofwel volgde men gedurende minstens één jaar theoretisch en praktisch onderwijs dat gegeven werd door een arts, ofwel legde men een getuigschrift voor waaruit bleek dat men twee jaar stage had gelopen in een openbaar of particulier ziekenhuis of twee jaar in de thuisverple-ging had gewerkt. In 1913 werd de tweede mogelijkheid afgeschaft. Het onderwijs was

[124] Jacques en Van Molle, "De verpleeg-kundigen: grenzeloos vrouwelijk", 203.

De leken en religieuze ziekenzusters van het Stuyvenberghospitaal in 1907. Twee jaar later werd de verpleeg-opleiding hervormd.

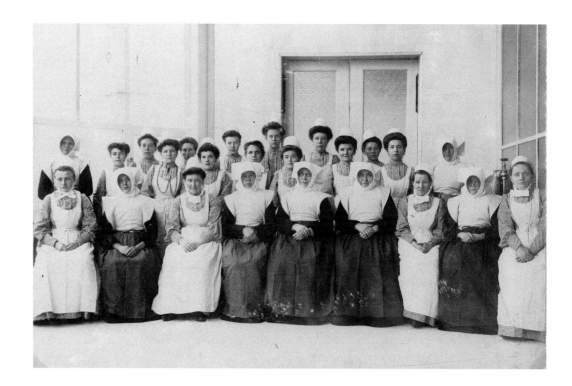

volkomen vrij. Iedereen mocht een opleiding in de verpleegkunde organiseren op voorwaarde dat men zich strikt hield aan het opgelegde programma.[125] Wie slaagde voor het examen kreeg een bekwaamheidscertificaat.

De Hoge Gezondheidsraad was niet betrokken bij de voorbereiding van de KB's die de nieuwe verpleegopleiding regelden. In een rapport van de raad uit mei 1908 staat te lezen dat de raad verheugd was over de nieuwe ontwikkelingen. De raad sprak vol lof over de 398 vrouwen die het *certificat de capacité* behaald hadden na een opleiding van een jaar en die een voorbeeld vormden voor de niet opgeleide ziekenverzorgers. Toch zag de raad twee minpunten. Zo vond de raad dat er te weinig eisen gesteld werden aan de intellectuele opleiding van de verpleegkundigen. Door de opleiding ook voor lagergeschoolde mannen en vrouwen toegankelijk te maken, vreesde de raad voor het niveau van de toekomstige verpleegkundigen. Bovendien benadrukte de raad dat er tijdens de eenjarige theoretische en praktische opleiding voldoende tijd moest worden voorzien voor stage in hospitalen of een andere medische instelling. Alleen op de werkvloer deden de studenten namelijk de nodige praktijkkennis op over verzorging, hygiëne, kuren, enz...[126] De overheid ging hier echter niet op in. Het KB van 22 juli 1908 vermeldde uitsluitend het nieuwe studieprogramma voor psychiatrische verpleegkundigen. De toelatingsvoorwaarden bleven behouden. De opleiding kende succes. In het eerste jaar meldden zich 1391 kandidaten, waarvan er 1311 toegelaten werden. 193 Studenten behaalden het certificaat voor psychiatrisch verpleegster of verpleger. Tachtig procent van de deelnemers aan de examens waren religieuzen. De Hoge Gezondheidsraad was vol lof.[127]

[125] Jacques, Van Molle, "De verpleegkundigen: grenzeloos vrouwelijk", 206-207; Velle, "De opkomst van het verpleegkundig beroep in België", 18-22.
[126] CSHP, *Rapports*, 07/05/1908, 407-409.
[127] CSHP, *Rapports*, 29/12/1910, 312-345.

4. Een ambitieuze gezondheidswet (1899-1911)

Of het nu ging over schonere woningen, een betere hygiëne of de strijd tegen de besmettelijke ziekten, altijd was de uitvoering van de adviezen van de Hoge Gezondheidsraad belemmerd door de nog altijd beperkte bevoegdheid van de centrale overheid op het gebied van volksgezondheid. Daar had ook de reorganisatie van de gezondheidsdienst in 1880 weinig aan veranderd. Dankzij de jaarlijkse verslagen van de provinciale medische commissies kon de raad wel gemakkelijker problemen signaleren aan de overheid. De oplossingen die de raad naar voren schoof, misten echter vaak hun uitwerking. Vooral de afhankelijkheid ten opzichte van de gemeenten was een probleem. Die hadden nog steeds een wel erg verregaande bevoegdheid op het terrein. De gemeenten konden wegens geldgebrek, onwetendheid of nalatigheid meestal gemakkelijk de ministeriële adviezen in verband met volksgezondheid naast zich neerleggen. De rapporten van de beschermingscomités van de arbeiderswoningen en de provinciale medische commissies bevatten tal van klachten over lakse gemeentebesturen en misbruiken van particulieren uit winstbejag. De Hoge Gezondheidsraad toonde geregeld zijn ontevredenheid over de beperkingen van een dergelijk gedecentraliseerd gezondheidsbeleid. Hij lonkte in 1904 openlijk naar het Britse model waarin de overheid veel meer bevoegdheden had inzake volksgezondheid.[128]

In mei 1899 boog de Hoge Gezondheidsraad zich voor de eerste keer over een wetsontwerp van minister van Landbouw en Openbare werken Léon De Bruyn – tevens bevoegd voor volksgezondheid – dat de eerste stap moest zijn naar meer autoriteit voor de centrale overheid. Het wetsontwerp wilde de aangifte van besmettelijke ziekten verplicht maken[129], evenals de vaststelling van de doodsoorzaak door een arts, de pokkenvaccinatie en het reglement voor de gezondheid van de openbare weg. Onmiddellijk was duidelijk hoe gevoelig het lag om aan de bevoegdheden van de gemeenten te raken. Minister De Bruyn waarschuwde de Hoge Gezondheidsraad namelijk dat het ontwerp alleen een kans maakte als de privileges van de gemeenten zoveel mogelijk gerespecteerd bleven.[130] Ondanks het feit dat de raad rekening hield met de waarschuwing van de minister – en in zijn rapport van mei 1899 uitvoerig wees op de bevoegdheden die de gemeenten behielden – werd het wetsvoorstel niet gestemd.

De roep om een beter en efficiënter gezondheidsbeleid klonk zowel bij de Hoge Gezondheidsraad, de provinciale medische commissies als bij het artsenkorps echter steeds luider. De Hoge Gezondheidsraad eiste niet alleen meer bevoegdheden en financiële slagkracht voor de centrale overheid, hij klaagde ook de wildgroei van instellingen, wetten en reglementen aan. De stormachtige ontwikkelingen in de gezondheidssector vroegen volgens de raad om een degelijk beleid met een scherpe afbakening van de bevoegdheden op centraal, provinciaal en gemeentelijk vlak en een vereenvoudigde wetgeving. De zogenaamde *loi sanitaire* moest orde scheppen in de chaos. Vanaf 1910 vestigde de Hoge Gezondheidsraad al zijn hoop op de gezondheidswet die de katholieke minister van Binnenlandse Zaken Paul Berryer wilde realiseren. De commissie die de raad oprichtte om Berryer bij te staan, kwam maar liefst 17 keer samen om advies te

[128] CSHP, *Rapports*, 24/11/1904, 147-148.
[129] Naast cholera wilde de overheid ook een verplichte aangifte van ziektes als de pest, pokken, roodvonk, difterie en tyfus.
[130] CSHP, *Rapports*, 25/05/1899, 323-337.

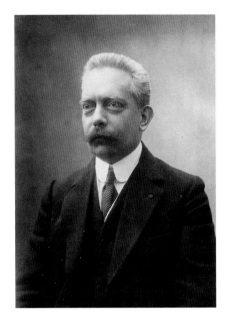

Minister van Binnenlandse Zaken Paul Berryer probeerde in 1912 zonder resultaat een ingrijpende gezondheidswet te laten stemmen in het parlement.

[131] Dankzij de verplichte aangifte konden de gemeenten zo snel mogelijk efficiënte isolatie- en ontsmettingsmaatregelen nemen.
[132] Berryer en de Hoge Gezondheidsraad wilden een centrale Dienst voor de Aangifte van de Doodsoorzaken oprichten die gegevens over de doodsoorzaak, het beroep en de woonplaats van de overledenen – die doorgestuurd werden door artsen – discreet verwerkte.
[133] Voor het volledige wetsontwerp met toelichtingen, zie: Documents parlementaires, Chambre sessions, 1911-1912, I, nr. 25, 1-199.
[134] CSHP, Rapports, 30/06/1910, 77-186; Velle, "De centrale gezondheidsadministratie in België", 184-186.
[135] In deze commissie zetelden de kamerleden Delbeke, Delporte, du Bus de Warneffe, Fléchet, Liebaert, Melot, Persoons, Terwagne en Wauters. Annales Parlementaires, Chambre, Sessions 1911-1912, 153 en 169.

geven over het voorontwerp van deze mammoetwet. De raad beschouwde het als zijn belangrijkste taak ooit. Berryer volgde nauwgezet de adviezen van de raad.

Het nieuwe wetsontwerp had tot doel de versnipperde gezondheidswetgeving te vereenvoudigen en aan te vullen, en nauwkeurig de bevoegdheden te omschrijven van de vele instellingen die zich bezighielden met volksgezondheid. De voornaamste eis was meer macht voor de centrale overheid in gezondheidsaangelegenheden. Die macht was nodig om de andere doelstellingen van de gezondheidswet te realiseren. Oude eisen werden weer bovengehaald. Met deze wet wilde Berryer namelijk de aangifte van de belangrijkste besmettelijke ziekten[131], de pokkenvaccinatie en de medische vaststelling van de doodsoorzaak verplicht maken.[132] Verder voorzag het ontwerp van de gezondheidswet in een efficiëntere uitbouw van de vroedkundige hulpverlening op het platteland, de veralgemening van de medische schoolinspectie en subsidies voor dispensaria en andere publieke en private organisaties die zich bezighielden met de strijd tegen tuberculose. De centrale overheid moest ook de bevoegdheid krijgen om maatregelen te nemen in verband met de sanering van woningen en de staat van de openbare wegen indien de gemeenten op dit vlak in gebreke bleven.[133]

Het protest dat dergelijke verplichtingen in strijd waren met de individuele vrijheid deed de Hoge Gezondheidsraad af als onzin. Niemand mocht namelijk in naam van de vrijheid anderen schaden. Naast een reeks rechten vond de raad dat de gemeente bovendien ook plichten had. Het feit dat de raad ijverde voor meer autonomie voor de overheid, betekende trouwens niet dat hij gemeentelijke initiatieven niet steunde. Het wetsontwerp sprak ook over de oprichting van een gezondheidsbureel, zuigelingenzorg, de verdere uitbreiding van het waterleidingsnet, de bescherming van de waterlopen en saneringen op gemeentelijk niveau. Het wetsontwerp voorzag een geldboete of een celstraf – of allebei – voor wie de regels overtrad.

Een dergelijk algemeen wetsontwerp door het parlement loodsen was een erg ambitieuze onderneming. Te meer omdat er vanaf eind 1911 een ongeziene politieke en sociale spanning heerste in de aanloop naar de parlementsverkiezingen van juni 1912. Socialisten en liberalen verzamelden hun krachten in een kartel om het machtsmonopolie van de conservatief-katholieke meerderheid te breken. Die was tegen de invoering van het algemeen enkelvoudig stemrecht, de leerplicht of uitgebreide sociale wetten. Ook een algemene gezondheidheidswet lag politiek moeilijk. Ideeën als staatsinmenging en een kaderwet die het individueel recht op gezondheid waarborgde, leunden dicht aan bij het socialisme en schrokken voornamelijk de rechterzijde af. Bovendien zaten instellingen zoals de Liga tegen Tuberculose en de Nationale Liga voor de Bescherming van het Kind, die dikwijls politieke woordvoerders hadden in het parlement, niet te wachten op meer staatsinmenging. Zij waren gewoon veel vrijheid te kunnen genieten in het ontplooien van hun werking en de keuzes die ze hierin maakten.[134]

Op 5 december 1911 diende minister Berryer in de Kamer het wetsontwerp in. Onmiddellijk besliste Kamervoorzitter Cooreman om een speciale commissie op te richten die het wetsontwerp moest onderzoeken.[135] Of deze commissie ooit samenkwam, is onduidelijk. Misschien laaiden de gemoederen iets te hevig op tijdens de verkiezingscampagne. Pas na de verkiezingen lag het wetsontwerp opnieuw ter tafel. Ondanks de stevige oppositie had de Katholieke partij een nieuwe overwinning behaald en trad er een nieuwe homogeen katholieke regering aan. Op 12 november 1912 besloot Kamervoorzitter Frans Schollaert opnieuw een speciale commissie op te richten om het wetsontwerp te bestuderen. Aangezien haast alle commissieleden nog in de Kamer zetelden, stelde Schollaert exact dezelfde volksvertegenwoordigers aan.[136] De tegenstanders vonden dat de "algemene" gezondheidswet een inbreuk pleegde op de individuele vrijheid en de autonomie van de gemeenten aantastte. Bovendien hadden zij moeite met het feit dat bij de verplichte aangifte van de besmettelijke ziekten het medisch beroepsgeheim van de arts in het gedrang kwam. Nochtans had het artsenkorps in de medische pers duidelijk te kennen gegeven dat het medische beroepsgeheim voor hen niet primeerde als het ging om ernstige besmettelijke ziekten.[137] *La Gazette Medicale Belge* meldde moedeloos dat de aanhoudende reeks amendementen en discussies in de speciale commissie lieten vermoeden dat het nog jaren wachten zou zijn op de cruciale gezondheidswet.[138] Tot grote teleurstelling van de Hoge Gezondheidsraad kwam het ook deze keer niet tot een discussie in de Kamer. Berryers *loi sanitaire* werd ondanks hevig protest vanuit het artsenkorps nooit van kracht.

Met de oprichting van de Algemene Gezondheidsinspectie op 19 juli 1911 werd slechts één belangrijke hervorming doorgevoerd. Die inspectie controleerde alles inzake volksgezondheid wat onder de bevoegdheid viel van de minister van Binnenlandse Zaken. Zowel op gemeentelijk als provinciaal niveau moest de Gezondheidsinspectie technische adviezen verlenen in verband met hygiëne en gezondheidszorg. Ondanks de blijvende vraag om meer eenheid in het volksgezondheidsbeleid moest België nog tot 13 juni 1936 wachten op de oprichting van haar eerste volwaardig ministerie voor Volksgezondheid.[139]

[136] Alleen Wauters die niet langer deel uitmaakte van de Kamer werd vervangen door Visart de Bocarmé. *Annales Parlementaires, Chambre,* Sessions 1912-13, 7.
[137] *Gazette Médicale Belge*, 11/01/1912, nr. 15, 141-142 ; 01/02/1912, nr. 18, 171-173.
[138] *Gazette Médicale Belge*, 02/06/1913, nr. 36, 351-352. Verslagen van deze speciale commissie werden niet overgeleverd.
[139] Velle Karel, "De centrale gezondheids-administratie in België", 187-188.

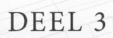

DEEL 3

Consolidatie en verankering
(1914-1940)

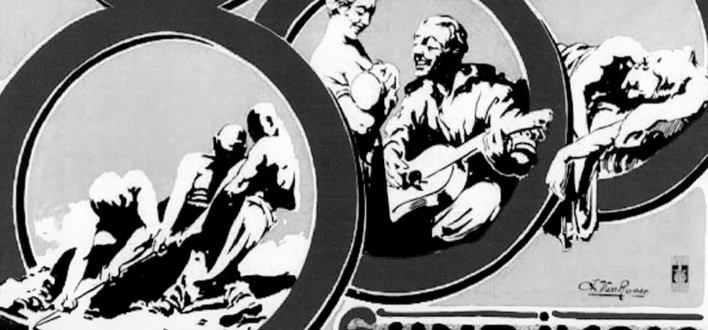

COMMISSION SYNDICALE DE BELGIQUE.

TRAVAIL ARBEID · LOISIRS UITSPANNING · REPOS RUST

SYNDIKALE KOMMISSIE VAN BELGIË

1. Vernieuwde interne werking van de Hoge Gezondheidsraad

De Eerste Wereldoorlog fungeerde op tal van maatschappelijke terreinen als een katalysator. De politieke democratisering zorgde voor de doorbraak van een gezondheidszorg gericht op alle lagen van de bevolking. In het begin van de jaren 1920 werd de sociale wetgeving sterk uitgebreid en kregen de mutualiteiten een centrale rol toebedeeld in de uitbouw van de preventieve en curatieve gezondheidszorg. In 1920 liet de socialistische minister Joseph Wauters een wet goedkeuren die staatssubsidies toekende aan de ziekenfondsen en hun actieterrein uitbreidde. Bovendien ging de overheid ook een uitgebreide samenwerking aan met de sociale organisaties. Via de toekenning van subsidies aan de sociale organisaties stimuleerde de overheid de oprichting van initiatieven op het vlak van volksgezondheid, preventie en hygiëne. Aan het begin van de jaren 1930 volgde een zware economische depressie die een grote impact had op tal van terreinen van het maatschappelijk leven.[1]

De Hoge Gezondheidsraad behandelde na de Eerste Wereldoorlog nog een aantal interessante thema's waarvoor de aanzet dikwijls al voor de oorlog was gegeven. Zo kwam de sociale wetgeving weer in de kijker, zocht de raad oplossingen voor de bestrijding van tuberculose en venerische ziektes en werkte hij aan een verbeterde verpleegopleiding en de uitwerking van de medische schoolinspectie. De infrastructuur van de medische instellingen en de strijd tegen voedselvervalsingen bleven ook op de agenda van de Hoge Gezondheidsraad staan. Helaas vertellen de rapporten die na de Eerste Wereldoorlog verschenen weinig meer over de dagelijkse werking van de raad of het verloop van de vergaderingen. Interessante discussies blijven zo uit beeld. De jaren 1930 laten een sterke daling zien van het aantal rapporten, zonder aanwijsbare oorzaak. Nam de interesse voor volksgezondheid af tijdens de zwarte crisisjaren en werd de raad daardoor minder vaak geconsulteerd? Of werden niet alle rapporten overgeleverd? Het valt niet op te maken uit de bronnen.

Hoewel de Hoge Gezondheidsraad tijdens de bezetting officieel niet in functie was, kwam hij toch enkele keren officieus samen om onder meer zijn reorganisatie voor te bereiden. Het mislukken van de gezondheidswet in 1913 was een gemiste kans geweest om de raad in de schijnwerpers te plaatsen. De raad was nog altijd van mening dat hij als belangrijkste adviesorgaan voor de centrale overheid inzake openbare hygiëne een plaats verdiende in een algemene gezondheidswet. De werking van de raad was bovendien door de jaren heen sterk geëvolueerd. Het loonde dus de moeite om de precieze samenstelling en de bevoegdheden van de raad opnieuw wettelijk te bepalen. De minister van Binnenlandse Zaken begrootte volgens de raad een extra budget voor de hervorming van de Hoge Gezondheidsraad.[2]

In zijn zittingen van 28 april en 4 augustus 1919 stelde de raad een nieuw huishoudelijk reglement op. Dat bracht vooral meer structuur in de interne werking, waardoor de raad

[1] Voor achtergrondliteratuur interbellum: Bassyn , "Ziekenhuizen tijdens het interbellum", 72; *De Massa in verleiding*, 138-177, Vanthemse, Craeybeckx, *Politieke geschiedenis van België*, 151-199; Velle, "De overheid en de zorg voor de volksgezondheid", 130-150; De Maeyer en Dhaene, "De gezondheidszorg verzuild", 151-166.
[2] CSHP, *Rapports*, 30/06/1910, 96-98.

sneller en efficiënter kon optreden. De sinds jaren gangbare praktijk om de adviesaanvragen te laten behandelen door specifieke secties, bevoegd voor een bepaald vakgebied, werd nu officieel bekrachtigd. De eerste sectie van de raad boog zich over vragen in
verband met persoonlijke hygiëne en die van specifieke doelgroepen. De tweede sectie
behandelde de preventie van besmettelijke ziekten, terwijl de derde sectie zich bezighield
met de strijd tegen tuberculose. Sectie vier concentreerde zich op de voedingshygiëne,
sectie vijf werkte aan de hygiëne in woningen en agglomeraties en leverde adviezen
over ziekenhuisinfrastructuur; sectie zes behandelde de nijverheids- en beroepshygiëne.
De voorzitter en de secretaris van de Hoge Gezondheidsraad maakten van rechtswege
deel uit van alle secties. Elke sectie telde daarnaast vijf à tien leden, die werden verkozen
door het bureau van de raad. Ze kozen zelf een sectievoorzitter. Als die niet aanwezig
kon zijn op een vergadering van de sectie, voerde het oudste lid het woord. Het bureau
van de raad was samengesteld uit de sectievoorzitters, de algemene voorzitter en de
secretaris. De leden mochten deel uitmaken van meerdere secties.

Het was de sectievoorzitter die oordeelde of zijn ploeg bekwaam was om zich over
een specifieke adviesaanvraag te buigen. Als het onderwerp verschillende secties aanbelangde, kon de voorzitter ook de andere secties uitnodigen om aan de vergadering
deel te nemen. Was een onderwerp op geen enkele specifieke sectie van toepassing, dan
besliste het bureau om een speciale commissie samen te stellen. Het bureau koos zelf
welke personen het meest geschikt waren om hiervan deel uit te maken. De secties en
commissies konden onbeperkt vergaderen. Het bureau van de raad kwam minstens
één keer per maand samen om de vergaderingen en adviezen te coördineren en om
te controleren of alles goed verliep. Eén keer per trimester verzamelden alle leden
van de Hoge Gezondheidsraad voor een plenumvergadering. Die lage frequentie leidde
vrij snel tot klachten. De leden wisten te weinig met welke onderwerpen de verschillende secties zich bezighielden en wat er zoal leefde binnen de Hoge Gezondheidsraad.
Hoewel de vergaderingen in kleine groepen efficiënter verliepen, verminderde het
samenhorigheidsgevoel.

Binnen een sectie kon een interne commissie aangesteld worden om vragen te onderzoeken. Die beraadslaagde eerst over een onderwerp en bracht er nadien verslag over
uit. Wie een vraag op de orde van de dag wilde plaatsen, stelde die eerst schriftelijk aan
het bureau. Het bureau besliste dan welke sectie de vraag zou behandelen. Indien nodig
kon het bureau op eigen initiatief of op verzoek van een sectie of commissie personen
toelaten die geen lid waren van de Hoge Gezondheidsraad of die normaliter in een
andere sectie zetelden. De secretaris moest behoudens dringende gevallen de uitnodigingen voor de vergaderingen minstens vier dagen op voorhand versturen. Op de
uitnodigingen stond duidelijk vermeld welke onderwerpen er op de agenda stonden.
Minstens de helft van de leden van de sectie of de commissie moest aanwezig zijn om
een beslissing te kunnen goedkeuren. Dat gebeurde met de meerderheid van de stemmen. Bij verdeeldheid werd het voorstel afgewezen.

De adviezen van de secties werden naar de voorzitter van de raad gestuurd.
Soms maakte hij het advies onmiddellijk over aan de bevoegde minister. In andere
gevallen legde hij het advies voor aan het bureau dat oordeelde of het advies aan de
algemene vergadering moest worden voorgelegd. Rapporten van speciale commissies
moesten altijd goedgekeurd worden door het bureau of door de andere leden van de

Hoge Gezondheidsraad. Alle leden van de raad kregen trouwens de verslagen van de secties en commissies te lezen. Als ze dat wilden, konden ze opmerkingen voorleggen aan het bureau.

De secretaris van de Hoge Gezondheidsraad speelde nog altijd een centrale rol. Hij onderzocht de dossiers en vervolledigde ze indien nodig. Verder stelde hij de correspondentie en de verslagen op en waakte hij over de archieven, het register van de notulen en het boek van aanwezigheden op vergaderingen. Bij afwezigheid werd hij vervangen door een lid dat aangewezen werd door de algemene voorzitter of een sectievoorzitter. Het bureau stelde jaarlijks het budget op van de raad, dat de bevoegde minister moest goedkeuren, en waakte erover dat het budget niet overschreden werd. De raad spendeerde zijn budget voornamelijk aan zitpenningen, vervoers- en overnachtingskosten van de personen die aanwezig waren op de vergaderingen, de vergoeding van de secretaris, de kosten van het secretariaat en de kosten voor het drukken van de verslagen.[3]

Met het KB van 14 september 1919 keurde minister van Binnenlandse Zaken Charles de Broqueville het nieuwe huishoudelijk reglement en de reorganisatie van de Hoge Gezondheidsraad officieel goed. De raad behield zijn missie om alles te bestuderen en te onderzoeken wat kon bijdragen tot de verbetering van de volksgezondheid. Hij mocht hierbij zelf initiatieven nemen, maar leverde ook advies als de centrale overheid of de provinciale en gemeentelijke autoriteiten dat vroegen. Het KB van 24 oktober 1919 belastte de raad tevens met bevoegdheden inzake de controle van serums, vaccins, toxines en organotherapie.[4] De raad mocht maximaal 45 leden tellen. De koning stelde de leden aan en koos ook de voorzitter en de secretaris. Voorzitter Emile de Beco en secretaris O. Velghe zouden nog jarenlang aan het roer staan van de Hoge Gezondheidsraad.[5] Om de drie jaar werden er twee ondervoorzitters aangesteld die niet onmiddellijk herverkozen konden worden als ze hun termijn doorlopen hadden. Als eerste ondervoorzitters werden Felix Putzeys en Emile Van Ermengen – allebei hoogleraar in de openbare hygiëne – aangesteld. Oud-leden konden tot erelid worden benoemd.[6] De leden bleven dikwijls tot op hoge leeftijd actief binnen de raad.[7]

[3] CSHP, *Rapports*, 1916-1919, II-VI.
[4] Bij organotherapie werden menselijke ziektes behandeld met stoffen afkomstig van dierlijke organen.
[5] De Beco was voorzitter van 1905 tot 1929, Velghe was secretaris van 1907 tot 1932.
[6] De rapporten vermelden pas vanaf 1955 ereleden.
[7] Het was niet uitzonderlijk dat de Hoge Gezondheidsraad zijn jaarlijkse verslag opende met een aantal in memoriams waarin de leden die dat jaar overleden waren, werden herdacht.

2. Impulsen voor de sociale wetgeving

Na de eerste reeks sociale wetten op het einde van de jaren 1880 trad er een periode in van relatieve stilstand. De conservatieve katholieke meerderheid kon de vraag van de socialistische zijde om meer sociale wetgeving afwimpelen. Hierin kwam kort na de Eerste Wereldoorlog verandering. In zijn troonrede op 22 november 1918 kondigde Albert I de invoering van het algemeen enkelvoudig stemrecht voor mannen aan. Het kiezerspotentieel van de Belgische Werkliedenpartij groeide hierdoor enorm. Na de eerste naoorlogse verkiezingen beschikte geen enkele partij nog over de absolute meerderheid in het parlement; voortaan vormden coalities de regeringen. De socialistische partij werd op 21 november 1918 voor het eerst opgenomen in een driepartijenregering onder leiding van de katholieke Léon Delacroix.[8] Met de aanstelling van de socialistische minister van Industrie, Werk en Ravitaillering Joseph Wauters (1918-1921) kwam de sociale problematiek weer volop in de politieke belangstelling te staan.[9] Ook de Hoge Gezondheidsraad voelde hiervan het effect.

2.1. Medische begeleiding van de werkende adolescenten

In 1919 boog de raad zich over een wetsontwerp dat een betere bescherming beoogde van de gezondheid van de werkende adolescent. De onderliggende redenering was dat de medische begeleiding die heel wat kinderen op school kregen[10], niet mocht stoppen wanneer ze op hun veertiende begonnen te werken. De raad wenste dat iedere jongere in zijn eerste werkmaand een medisch onderzoek onderging bij een hiertoe bevoegde arts. Werknemers die dat weigerden, konden niet worden aangeworven. Dat medisch onderzoek moest jaarlijks worden herhaald. Wanneer de arts bij het eerste onderzoek vaststelde dat de adolescent niet in optimale gezondheid verkeerde, moest hij hem of haar regelmatig controleren. De bedrijfsleiders waren op die manier verplicht om rekening te houden met de maatregelen die de arts noodzakelijk achtte voor de fysieke ontwikkeling van hun jonge werknemers. Arbeiders tussen veertien en achttien jaar waren immers nog volop in de puberteit. De specifieke naoorlogse omstandigheden versterkten die redenering. Veel kinderen en jongeren waren tijdens de oorlog immers ondervoed en hadden allerlei ontberingen doorstaan. Reden te meer dus om de gezondheid van de jonge arbeiders op te volgen.

Concreet stelde de raad voor om van iedere jonge arbeider een medische fiche bij te houden met alle relevante gegevens over zijn gezondheid (gewicht, skelet, ziekten enz.).[11] Vroeger werd enkel beoordeeld of een jongere in staat was om te werken; nu moest de arts proberen na te gaan welke arbeid hij of zij fysiek aankon. Er kwam stilaan meer aandacht voor de professionele oriëntatie van de jonge arbeiders. De ervaring had namelijk geleerd dat het nuttig was om bij de beroepskeuze rekening te houden met de fysieke en psychologische gesteldheid van de jongere. Door te kijken welk beroep het meest geschikt was voor een persoon, hoopte de raad het beste uit de werkkrachten te halen en een stabiele arbeidsmarkt tot stand te brengen.[12]

Met het KB van 1 juni 1920 volgde de overheid volledig het advies van de Hoge Gezondheidsraad. Voortaan waren de gevaarlijke, ongezonde en hinderlijke bedrijven

---

[8] Koning Albert I benoemde 6 katholieke, 3 liberale en 3 socialistische ministers.
[9] Witte, *Politieke geschiedenis van België*, 154-155.
[10] In principe waren de gemeenten verplicht om één keer per maand een arts te sturen naar de gemeenteschool voor een medische inspectie. Niet alle gemeenten hielden zich echter even nauwgezet aan die bepaling.
[11] Bij zware handenarbeid moest bijvoorbeeld de wervelkom gecontroleerd worden. Ook rachitis kwam sinds de Eerste Wereldoorlog weer vaker voor
[12] CSHP, *Rapports*, 27/12/1919, 321-334.

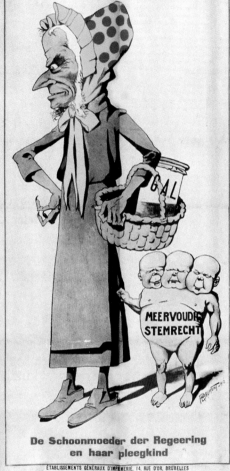

De Schoonmoeder der Regeering
en haar pleegkind

verplicht om hun arbeiders jonger dan achttien jaar te laten onderzoeken door de inspectieartsen van de Arbeidsdienst. Ze moesten een lijst opstellen van de jongeren in hun bedrijf en de inspectiearts inlichten wanneer een werknemer opvallend vaak afwezig was. Het medisch onderzoek werd gerekend als effectieve werktijd. Als uit het onderzoek bleek dat de arbeider of arbeidster gezond was, werd het onderzoek jaarlijks herhaald. Wanneer gezondheidsproblemen werden vastgesteld, besliste de inspectiearts of de adolescent(e) maandelijks, ieder semester of ieder trimester moest worden onderzocht. Als de ondernemer het niet eens was met de bevindingen van de medische inspectie, kon hij op eigen kosten een andere arts aanstellen om in beroep te gaan. Inbreuken op de wet werden bestraft.[13]

2.2. BEPERKINGEN OP DE NACHTARBEID VAN JONGE WERKNEMERS

In 1921 onderzocht de raad op vraag van minister Joseph Wauters de problematiek van nachtarbeid door adolescenten en vrouwen. Hij formuleerde snel een eensgezind standpunt over nachtarbeid door jongeren onder de zestien jaar in theaters, nachtbars en cafés. De late uren, het vermoeiende werk en het ongezonde milieu schaadden de gezondheid

De uitbreiding van het stemrecht schiep een nieuw politiek klimaat dat ruimte bood voor sociale hervormingen. De karikatuur toont "de schoonmoeder van de regering", de ultraconservatieve katholiek Charles Woeste die tegen stemrecht voor arbeiders was.

[13] *Bulletin du Service de Santé et de l'Hygiène*, 1920, 5 en 59.

Een moeizame heropbouw van het land

De Belgische economie herstelde zich na de Eerste Wereldoorlog erg moeizaam. Het land telde in 1918 ongeveer één miljoen werklozen. De crisis trof vooral traditionele sectoren zoals de metaalindustrie en de textielnijverheid. De moderne machines waren vanaf 1917 voor het grootste deel naar Duitsland afgevoerd om ze daar tot wapens te versmelten. Bovendien waren de vooroorlogse stocks verdwenen. Investeringen en technologische vernieuwingen hadden vier jaar lang stilgelegen. Na anderhalf jaar vrede bedroeg het totale productieproces nog altijd slechts 85% van de productie in 1913. De lonen werden niet aangepast aan de geldontwaarding. In 1920 waren er 290.000 stakers, vooral in Wallonië. Om de industrie te ondersteunen richtte de overheid de Nationale Maatschappij voor Krediet aan de Nijverheid (1919) op die echter pas in 1924 in staat was om kredieten toe te kennen aan de industrie. Pas vanaf de tweede helft van de jaren 1920 stegen de lonen weer dankzij de gunstige conjunctuur.[1]

[1] Witte, *Politieke geschiedenis van België*, 174; Smets, *Volkswoningbouw*, 222-223.

van de jongeren. Bovendien vreesde de raad dat adolescenten een grotere kans liepen om alcoholist te worden of om een venerische ziekte op te lopen. Nachtwerk in dergelijke etablissementen moest daarom verboden worden.[14] Voor het parlement was de tijd echter nog niet rijp voor een besparing op arbeidskrachten. Pas zes jaar later, op 27 april 1927, werd de wet goedgekeurd.

De Hoge Gezondheidsraad oordeelde veel milder over de nachtarbeid door adolescenten in fabrieken. Zo gaf de raad in 1923 en 1924 verschillende keren toestemming om jongens vanaf zestien jaar in de nachtploeg op te nemen nadat fabrikanten zich verzet hadden tegen het verbod op nachtarbeid door adolescenten. Een papierfabriek, een zinksmelterij en een ijzerfabriek klaagden bijvoorbeeld dat ze met een ernstig personeelstekort kampten omdat ze de jongeren niet langer 's nachts konden inzetten. Het probleem dreigde op lange termijn nog grotere proporties aan te nemen. Veel jongeren zochten namelijk al op hun veertiende een baan. Aangezien jonge arbeiders dikwijls bij hun eerste beroepskeuze bleven, betekende het verbod op nachtarbeid voor bepaalde bedrijfstakken een definitief verlies aan werkkrachten. Fabrieken die wel adolescenten aannamen, vonden het jammer dat de jongeren de kans niet kregen om 's nachts te werken omdat ze net dan de nodige ruimte kregen om nieuwe zaken te leren. Alle fabrieken benadrukten dat de jongeren 's nachts lichtere taken kregen.

De Hoge Gezondheidsraad ging in op alle aanvragen om adolescenten 's nachts te laten werken, zogenaamd omdat de jongeren lichter werk verrichtten en het ploegensysteem het aantal nachtdiensten beperkte.[15] Minstens even belangrijk waren echter de economische belangen. De naoorlogse economie herstelde slechts moeizaam van vier jaar oorlog. Niet alleen was een groot gedeelte van de industriële uitrusting ontmanteld of verwoest, het land moest ook heropgebouwd worden. Aangezien er nood was aan voldoende arbeidskrachten voor het economische herstel, stond de raad uitzonderingen toe op de wet inzake nachtarbeid.[16]

[14] CSHP, *Rapports*, 30/05/1921, 90.
[15] CSHP, *Rapports*, 26/03/1923, 272; 7/05/1923, 446; 4/02/1924, 46-47.
[16] Nauwelaerts, "De socialistische syndicale beweging na de Eerste Wereldoorlog", 343.

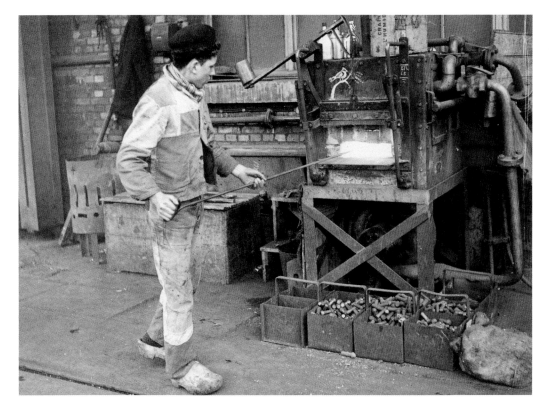

In principe verbood de wet om adolescenten 's nachts arbeid te laten verrichten in fabrieken. In de crisisjaren na de Eerste Wereldoorlog was de raad echter opvallend mild gestemd en werden uitzonderingen toegelaten.

2.3. DE ACHT-UREN WERKDAG

Dat de Hoge Gezondheidsraad een stevige beschermingsreflex voor de naoorlogse economie toonde, blijkt ook uit zijn adviezen over de acht-uren werkdag. De invoering hiervan op 14 juni 1921 behoorde tot de belangrijkste verwezenlijkingen van minister Wauters. Eindelijk kwam er voor heel wat arbeiders een einde aan de onmenselijk lange werkdagen. De wet beperkte de werkdag in de industrie tot acht uur en de werkweek tot 48 uur. Alleen werkgevers, werknemers op een vertrouwenspost, arbeiders die aan huis werkten en handelsreizigers mochten langer werken. De uitvoering van de wet liep echter niet van een leien dakje. Het regende klachten. Minister Wauters vroeg de Hoge Gezondheidsraad om de wet te verfijnen, en de "uitzonderingen" beter te omschrijven. De raad maakte hiervoor gebruik van de rapporten van arbeidsinspecteurs, de mijn-commissies en het Nationaal Comité van de Haven van Antwerpen. Zo adviseerde de raad de minister welke precies de zogenaamde "vertrouwenspersonen" waren op wie de wet niet van toepassing was. Voor de raad waren dat die personen aan wie de bedrijfs-leider zijn autoriteit en verantwoordelijkheid gedeeltelijk afstond. Dat waren er echter heel wat. Zowel ploegbazen, bewakers, conciërges, ingenieurs enz. voldeden aan die voorwaarde.

Heel wat bedrijven die voor hun productie afhankelijk waren van de seizoenen tekenden protest aan tegen de beperking van de werkdagen tot acht uur. De raad kreeg van de minister de opdracht te omschrijven welke bedrijven de toelating moesten krijgen om tijdens een bepaalde periode van het jaar hun werknemers meer uren per dag te laten werken. De bedrijven werden onderverdeeld in vijf categorieën. Bedrijven die in de openlucht werkten en in de winter wegens de korte dagen onmogelijk acht uur

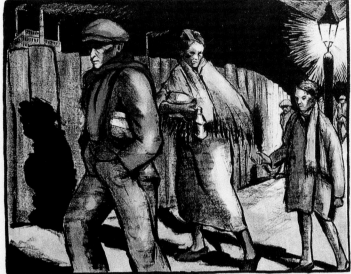

IN BELGIË!

5 UUR 'S MORGENS.

6 UUR 'S AVONDS.

Hetgeen **liberalen** en **katholieken** het familieleven noemden.
Wanneer liberalen of katholieken alleen het land bestuurden, moest de arbeider 14 uren per dag werken; moest het kind van af zijn jongste jaren, de moeder naar de fabriek vergezellen.

De Socialistische opvatting over het familieleven.
Sedert de socialisten flinke organisaties bezitten en de sterkste politieke macht vertegenwoordigen, heeft de arbeider hervormingen veroverd, die hem een welstand verschaffen en hem een leven schenken dat waard is geleefd te worden.

ARBEIDERS MET DEN GEEST EN MET DE HANDEN!
Uwe levensvoorwaarden zijn veel verbeterd, dank zij de SOCIALISTEN, maar er blijft nog veel te doen.
Om nieuwe hervormingen te veroveren.
Opdat het regiem der Financie eindige en de Arbeid zegeviere!
STEMT VOOR DE SOCIALISTEN!

DE ALGEMEENE RAAD DER B. W. P.

De wet van 14 juni 1921 beperkte de arbeidsdag in de industrie tot 8 uur per dag en maximaal 48 uur per week. Deze socialistische propaganda-affiche geeft duidelijk weer dat de extra vrije tijd het gezinsleven positief beïnvloedde.

konden werken, konden dat compenseren in de zomermaanden. Seizoensgebonden industrieën mochten in bepaalde periodes langer werken om te voorkomen dat ze globaal minder produceerden of dat hun producten schade leden. Steenbakkerijen bijvoorbeeld, mochten van juni tot augustus twee uur vroeger het werk aanvatten, aangezien ze niet konden werken in koude en natte periodes. Ook de bouwsector – sterk weersafhankelijk – mocht ter compensatie langer doorwerken. Chocolatiers die tijdens periodes als Pasen en Sinterklaas tegemoet moesten komen aan de grote vraag, mochten tijdens die dagen ook langer werken. Ten slotte werd er nog een uitzondering gemaakt voor bedrijven in bepaalde regio's die ook van de seizoenen afhingen, bijvoorbeeld de blekers in Oost- en West-Vlaanderen.

De hamvraag was natuurlijk hoeveel uur extra er mocht worden gepresteerd. In het merendeel van de gevallen stelde de Hoge Gezondheidsraad voor om de arbeiders per dag maximaal vier uur extra te laten werken, met een maximum van 36 uur overwerk per drie weken. In fabrieken waar onderhoudswerken noodzakelijk waren vóór de werkdag begon, mocht de arbeider 's morgens maximaal twee uur eerder beginnen, mits een compensatie in vakantiedagen. Twee uur vroeger starten, leverde 26 dagen verlof per jaar op. De werktijd van iemand met een beroep met veel onderbrekingen, bijvoorbeeld de overwegwachter die de slagbomen bediende, bedroeg maximaal twaalf uur per dag. Ook in het geval van een ongezonde arbeidsomgeving werd de arbeidstijd ingeperkt. Als een ingenieur vaststelde dat de temperatuur of de vochtigheidsgraad in een mijn hoog opliep, moesten de arbeiders minder lang werken.[17] Het opstellen van dergelijke bepalingen was beslist geen sinecure. De raad schipperde voortdurend tussen de economische belangen en het recht op vrije tijd. De Hoge Gezondheidsraad benadrukte terecht dat het onmogelijk was om voor alle bedrijven onmiddellijk de maximale werkduur te bepalen.

In 1923 werd het toepassingsgebied van de wet uitgebreid. Voortaan gold de achturendag ook voor hotels, restaurants, cafés en voor arbeiders en bedienden die in een handelszaak werkten. Hierbij beval de Hoge Gezondheidsraad aan om te kijken naar de tijd dat de arbeiders of bedienden werkelijk inspanningen leverden. In tegenstelling tot de industriearbeiders werkte men in deze beroepscategorieën namelijk niet onafgebroken. Ook nu weer speelden economische belangen een rol. De Hoge Gezondheidsraad was niet echt opgezet met de uitbreiding van de acht-uren werkdag naar andere sectoren. De werkgevers kondigden namelijk prijsverhogingen aan als de wet werd doorgevoerd. Ze argumenteerden dat ze meer personeel zouden moeten aannemen, en die kosten zouden doorrekenen in hun prijzen. De klant zou dus meer betalen, terwijl hij slechter bediend werd. Iedereen verloor dus. De raad vond het dan ook onbegrijpelijk dat de overheid de handel opzadelde met nieuwe lasten terwijl het net de bedoeling was om de prijzen zo laag mogelijk te houden.[18]

In 1925 kende de economie een stevige opleving en nam de raad een gematigder standpunt in. Hij besteedde in zijn adviezen weer meer aandacht aan het welzijn van de arbeiders en gaf minder gehoor aan vragen van de ondernemers om uitzonderingen op de wetgeving.[19] Begin 1926 formuleerde de raad voorschriften op het vlak van hygiëne en veiligheid in de gevaarlijke, ongezonde en hinderlijke bedrijven. Hij ging bijvoorbeeld niet in op de klachtenstroom van de bakkers die protesteerden omdat ze door het KB van 22 juli 1925 verplicht waren om hun werklokalen minstens een meter boven de grond te laten uitkomen en van ramen te voorzien. Volgens de Hoge Gezondheidsraad was die maatregel helemaal niet zo onbetaalbaar als de bakkers beweerden. De raad nam het in deze zaak op voor de arbeiders die in de bakkerszaken over voldoende licht en zuivere lucht moesten beschikken.[20] Het waren wel de laatste keren dat de Hoge Gezondheidsraad zich bezighield met de werkomstandigheden in de bedrijven. Andere overheidsorganen zoals de eerder genoemde Arbeidsdienst (°1894) en de Medische Arbeidsinspectie (25/06/1919) namen die taak over.

2.4. Sociale huisvestingsprojecten

Kort na de Eerste Wereldoorlog stond de huisvesting volop in de belangstelling. Duizenden woningen waren immers vernield, vooral in de Westhoek. De schaarste op de woningmarkt nam gigantische proporties aan. De overheid besloot in te grijpen en lanceerde een grootschalig programma, onder meer voor de bouw van goedkope arbeiderswoningen. De Kamer besliste om hiervoor ruime kredieten vrij te maken. Met de wet van 11 oktober 1919 werd de Nationale Maatschappij voor Goedkope Woningen (NMGW) (*Société nationale des habitations à bon marché*) opgericht.

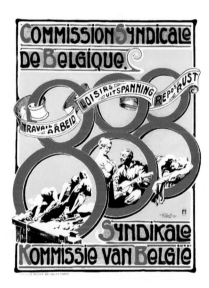

Dankzij de acht-uren werkdag kwam er voor veel arbeiders een einde aan de ontstellend lange werkdagen. Eindelijk kwam er tijd vrij voor rust en ontspanning

[17] CSHP, *Rapports*, 1920-1921, 261-276.
[18] CSHP, *Rapports*, 26/03/1923, 362-385.
[19] CSHP, *Rapports*, 18/01/1926, 527-529.
[20] CSHP, *Rapports*, 22/03/1926, 582-583.

De Hoge Gezondheidsraad ontwierp deze plannen voor goedkope arbeiderswoningen. Het doel was om verzorgde arbeiderswijken te bouwen op het platteland volgens het principe van de Limburgse tuinwijken.

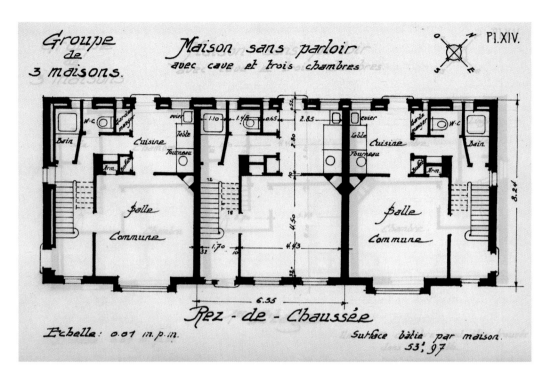

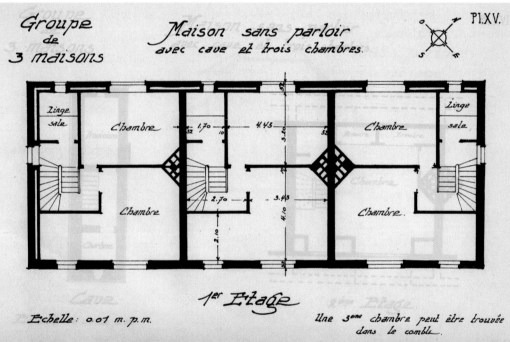

Die maatschappij stimuleerde de bouw van arbeiderswoningen via het verlenen van goedkope kredieten aan plaatselijke sociale woonmaatschappijen.

De Hoge Gezondheidsraad verleende advies aan de bouwmaatschappijen bij de opmaak van de plannen van de nieuwe arbeiderswoningen. Voor de eerste maal ging het niet om individuele arbeiderswoningen, maar om grootschalige bouwprojecten. De raad opteerde definitief en ondubbelzinnig voor het bouwen van goedkope woningen in de periferie van de stad. Het grote voorbeeld waren de tuinwijken (*cités-jardins*) die de Kempische steenkoolmijnen al voor de oorlog gebouwd hadden voor hun arbeiders. De raad werkte gedetailleerde bouwvoorschriften uit voor die nieuwe arbeidersdorpen, ingeplant op ruime afstand van de stedelijke en industriële centra en met een eigen esthetiek. Basisvoorwaarden waren een lage kostprijs, voldoende open ruimte en respect voor de essentiële regels op het vlak van hygiëne.

In zijn voorgeschreven plan groepeerde de raad drie tot vijf huizen per woonblok, allemaal voorzien van een tuin, aangesloten op een waterdistributiesysteem en – als dat mogelijk was – op de riolering. Het reinigen van beerputten en waterputten kon namelijk onvoldoende worden gecontroleerd. Aangezien het gebruik van beerputten toch niet kon worden verboden, ging de raad uitgebreid in op de bouw en het onderhoud hiervan. Ieder huis beschikte over een eigen toilet. De voorschriften waren bijzonder uitgebreid. De raad specificeerde details voor oppervlakte, indeling, bouwmaterialen, oriëntering, ventilatie, verwarming enz. Hij stelde nadrukkelijk dat de vertrekken uitsluitend mochten worden gebruikt waarvoor ze waren bedoeld. Op zich was dat een nieuwigheid. De keuken mocht maar zo groot zijn dat er alleen maar kon worden gekookt. In de gemeenschappelijke ruimte beneden mocht er absoluut niet geslapen worden. De raad was geen voorstander van kelders, maar verbood ze ook niet.[21]

Dankzij de subsidies zagen tal van sociale huisvestingsmaatschappijen het licht. Overal in het land verrezen aan de rand van de steden nieuwe arbeiderswijken, gekenmerkt door uniforme huisjes en keurige tuintjes. Tijdens de crisisjaren 1930 viel de bouwactiviteit opnieuw stil.

---

[21] CSHP, *Rapports*, 24/04/1920, 59-98.

3. Grootschalige preventieve gezondheidszorg

3.1. VOLGEHOUDEN AANDACHT VOOR TUBERCULOSE

Vanaf het einde van de 19de eeuw hielden verscheidene instanties zich bezig met de strijd tegen tuberculose. Ondanks de inspanningen bleef het de meest voorkomende en gestigmatiseerde ziekte in die tijd. Door de ondervoeding en de slechte leefomstandigheden tijdens de oorlogsjaren steeg het aantal tuberculosepatiënten bovendien significant. In zijn officieuze vergaderingen in de periode 1914-1918 schoof de Hoge Gezondheidsraad de aanpak van tuberculose als een van de belangrijkste prioriteiten naar voren. Tijdens die oorlogsbijeenkomsten probeerde de raad adviezen te formuleren voor de meest prangende problemen op het gebied van volksgezondheid en hygiëne, zodat de regering na de wapenstilstand snel en efficiënt kon optreden. Bij de hervorming van de raad in 1919 werd een permanente commissie voor de strijd tegen infectieziekten opgericht.[22] Na de oorlog maakte de regering inderdaad snel werk van de aanpak van het tuberculoseprobleem. Minister van Binnenlandse Zaken Jules Renkin vroeg de raad op 10 december 1919 hiervoor nieuwe maatregelen voor te stellen. De raad concentreerde zich zowel op de preventie van tuberculose als op de behandeling ervan en zocht oplossingen om de levenskwaliteit van de chronische tuberculosepatiënten te verbeteren.

Schoolkolonies en openluchtonderwijs

De preventie van tuberculose had meerdere componenten. Een ervan was het streven om de fysieke conditie van de jongeren te verbeteren en hen zo weerbaarder te maken. De raad adviseerde dat de schoolgaande jeugd minstens vier keer per week oefeningen moest doen in de openlucht om de ontwikkeling van longen en luchtwegen te bevorderen. Daarnaast werden de schoolkolonies aan zee of op het platteland gepromoot. Ze waren bedoeld voor kinderen die leefden in precaire omstandigheden of in gezinnen waar al iemand met tuberculose was besmet. In de meeste arbeidersgezinnen was het immers moeilijk om de zieken te isoleren. In de schoolkolonie kregen de kinderen les in optimale hygiënische omstandigheden. Ze konden er aansterken dankzij de frisse lucht, veel sport en voedzame maaltijden. De wisselwerking tussen overheidsinitiatieven en privé-organisaties zorgde ervoor dat tijdens het interbellum het aanbod van schoolkolonies uitgebreid toenam. In Gent bijvoorbeeld huurde het gemeentebestuur twee grote zalen in het sanatorium van Bredene die ingericht werden als klas. Twee door de stad bezoldigde leerkrachten ontfermden zich over de opvoeding van de kinderen. De schoolartsen zorgden voor de doorverwijzing naar de schoolkolonie. Het verblijf in Bredene kon zolang duren als nodig, enkele maanden tot zelfs enkele jaren.[23]

Vaak namen de mutualiteiten en de vrouwenbewegingen – kinderzorg vormde één van hun kernopdrachten – het voortouw. Tijdens de schoolvakanties werden vakanties georganiseerd op het platteland en aan zee. In 1921 stichtte het socialistische Nationaal Verbond bijvoorbeeld de coöperatieve vereniging het "Huis der Mutualisten" dat zich

---

[22] CSHP, *Rapports*, 15/09/1921, 192.
[23] *Inrichting eener bestendige Schoolkolonie*, 8.

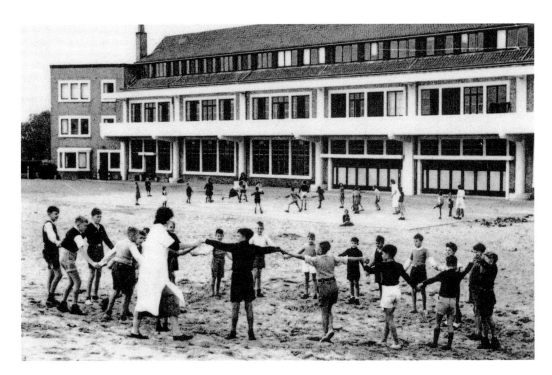

Vier keer per week deden de kinderen in de schoolkolonies op het platteland of aan zee lichaamsoefeningen in openlucht.

bezighield met de oprichting en het beheer van sociale vakantiecentra. Na een aarzelende start kende dit sociale toerisme succes en werden er geregeld nieuwe vakantiecentra aangekocht. Ook aan christelijke zijde werden dergelijke initiatieven genomen.[24]

In 1920 maande de raad de overheid aan een onderzoek in te stellen naar de effectiviteit van openluchtonderwijs in de strijd tegen de tering. Het is onduidelijk of hieraan concreet gevolg werd gegeven. Het openluchtonderwijs kende in elk geval veel succes tijdens het interbellum. De Diesterweg's bestendige schoolkolonie – gebouwd in 1904 in Heide-Kalmthout – was de eerste Belgische openluchtschool. Vooral lichamelijk zwakke (arbeiders)kinderen, die een verhoogde vatbaarheid hadden voor tuberculose, en kinderen met concentratiestoornissen werden gestimuleerd om openluchtonderwijs te volgen. In een openluchtschool werd het grootste deel van de tijd buiten lesgegeven; de leerkrachten maakten enkel bij slecht weer gebruik van klaslokalen. De kinderen konden zo maximaal genieten van de schone lucht en de zon. In het openluchtonderwijs genoten de leerkrachten bovendien een veel grotere vrijheid bij het invullen van de leerprogramma's. Tijdens de biologieles kon de leerkracht de natuur intrekken. Tijdens de les aardrijkskunde haalde de leerkracht een plattegrond van de omgeving boven en werd de omgeving verkend. Het lesgeven via directe observatieoefeningen was volgens Pierre Tempels – de "peetvader" van het Belgische openluchtonderwijs – de ideale manier om kansarme kinderen intellectueel te verrijken. Door de kinderen hun zintuigen te laten gebruiken, werd ook hun denken gestimuleerd: "zien" stond synoniem voor "begrijpen". De openluchtscholen hechtten bovendien veel belang aan beweging. De kinderen waren een groot gedeelte van de dag bezig met sporten, spelen en dans.[25]

Behandeling in sanatoria

De Hoge Gezondheidsraad was van oordeel dat wie besmet was met tuberculose het best in een sanatorium werd behandeld. De kuren hadden een genezende werking,

[24] De Maeyer en Dhaene, "De gezondheidszorg verzuild", 164-166.
[25] CSHP, *Rapports*, 2/09/1920, 158; Van Durme, *De openluchtschool: van beweging tot architectuur*, 40 en 94; Vandenberghe, *Licht, lucht en zon voor iedereen*, 16-17.

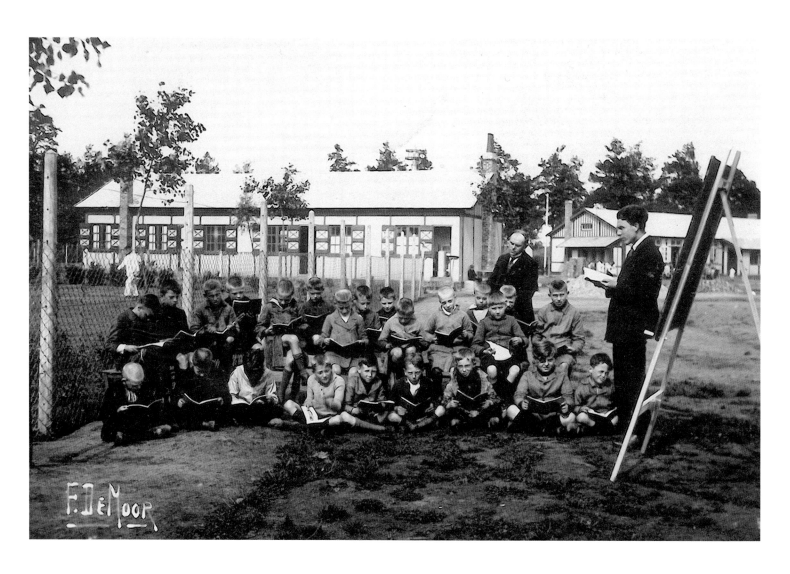

In deze openluchtschool, opgericht door Gilles d'Asseler, gaven de leerkrachten zo vaak mogelijk buiten les.

maar ook de opvoedkundige waarde van een sanatoriumverblijf werd onderstreept. De tuberculosepatiënt leerde in het sanatorium namelijk heel wat bij over hygiëne en kon die kennis later doorgeven aan vrienden en familie. Onmiddellijk na de Eerste Wereldoorlog was er echter dringend nood aan extra sanatoria. De raad ijverde vooral voor de bouw van volkssanatoria, waar de minder gegoede klasse terecht kon en voor instellingen die specifiek chronische zieken opnamen. Niet iedereen genas namelijk van tuberculose. De Hoge Gezondheidsraad maakte een onderscheid tussen chronisch zieken die nog in staat waren bepaalde vormen van arbeid te verrichten en zij die volledig werkonbekwaam zouden blijven. Wie nog kon werken, werd in een sanatorium de nodige kennis bijgebracht over hygiëne en het verloop van de ziekte. Daarna konden ze terecht in een van de volkskolonies die de raad wilde oprichten. Dat waren groepjes goed verzorgde huizen op het platteland die tegen een schappelijke prijs werden verhuurd. Aan die kolonies werden beroepsscholen verbonden. Patiënten die hun beroep niet langer aankonden of van werk wilden veranderen, kregen de kans om een nieuw vak aan te leren. Zo kon men een opleiding volgen tot mandenmaker, tuinder of houtbewerker. Ook jongeren met bottuberculose leerden zichzelf behelpen dankzij de opleiding en wonnen zo hun zelfredzaamheid terug.[26] Het is niet duidelijk in hoeverre deze

[26] CSHP, *Rapports*, 02/09/1920, 147-176.

ideeën van de raad over volkskolonies ook in de praktijk werden omgezet. Het algemene overzicht van alle Belgische dispensaria, sanatoria, preventoria en schoolkolonies, in 1924 gepubliceerd door de *Revue Belge de la Tuberculose*, maakte geen melding van dergelijke initiatieven.[27] De vermoedelijke reden was een tekort aan financiële middelen om dit plan te verwezenlijken.[28]

Een nationaal coördinatieorgaan

Sinds de jaren 1890 waren er heel wat privé- en overheidsorganisaties bezig met de strijd tegen tuberculose. Kort na de oorlog oordeelde de raad dat er meer cohesie moest komen in die versnipperde initiatieven. Hij stelde aan de minister algemene maatregelen voor en een vastlegging van de voorwaarden voor de toekenning van subsidies.[29] In 1921 verzocht Renkin de raad een advies te formuleren over de werking van de Nationale Liga ter Bestrijding van Tuberculose (NLBT), die opgericht was in 1898. De NLBT stond in voor de coördinatie van alle initiatieven die zich bezighielden met de preventie en behandeling van tuberculose. De organisatie had tot doel instellingen te ondersteunen, aan te moedigen of te ontwikkelen, ongeacht of ze verbonden waren met de overheid, mutualiteiten of particulieren. De NLBT controleerde ook de werking van de sanatoria, de plattelandskolonies en de openluchtscholen.

De raad was zeer tevreden met de oprichting van de NLBT; het lag immers niet binnen zijn taak en mogelijkheden om zelf de anti-tuberculosebeweging te leiden en te coördineren. Toch adviseerde de raad de overheid nogmaals om een fonds op te richten, zodat de NLBT onafhankelijk en autonoom kon werken.[30] De overheid ging hier niet op in. De Liga bleef een jaarlijkse subsidie ontvangen van 7500 fr. Vanaf het begin van de jaren 1930 besteedde de overheid meer geld aan de bestrijding van tuberculose. De overheid kwam voor 70% tussen in de werkingskosten van de dispensaria, voor 5 fr in de ligdagprijs van een tuberculosepatiënt en betaalde 30% van de werkingskosten van de intercommunale sanatoria.[31] Het bestaan van een nationaal coördinatieorgaan betekende niet dat de Hoge Gezondheidsraad zich voortaan niet meer bezighield met tuberculose. In februari 1923 verspreidde de raad opnieuw een publicatie waarin uitgebreid uitgelegd stond hoe de ziekte kon worden voorkomen en genezen.[32]

In datzelfde jaar publiceerde de raad ook nieuwe bouwvoorschriften voor sanatoria. Uit de verslagen van de vijfde sectie van de Hoge Gezondheidsraad blijkt duidelijk dat in de daaropvolgende jaren heel wat nieuwe sanatoria werden gebouwd. Er trad vooral een verandering op in de aanpak van de tuberculosepatiënten. Zieken met de "open vorm" van tuberculose werden vroeger gescheiden van de andere tuberculose-patiënten. Nu adviseerde de Hoge Gezondheidsraad om alle zieken voortaan in hetzelfde sanatorium onder te brengen. De sanatoria die de zwaarste pathologieën behandelden, genoten immers een trieste reputatie. De raad oordeelde dat dit een negatieve weerslag had op de moraal van de patiënten die er verbleven, en zo hun genezingskansen deden slinken.

Een tweede nieuwe tendens na de oorlog was de bouw van kleinere sanatoria in goedkope materialen. De raad onderstreepte in de rapporten het belang van zo een-voudig mogelijke behandelcentra. Zelfs op de sanitaire installatie, de verwarming en de inrichting van het gebouw moest worden bespaard. Alleen de zaken die absoluut

[27] Het tijdschrift dat driemaandelijks gepubliceerd werd door de NLBT.
[28] NLBT, "L'armement antituberculeux Belge"; *La revue Belge de la Tuberculose*, 08-09/1924, 240-289.
[29] CSHP, *Rapports*, 02/09/1920, 170.
[30] CSHP, *Rapports*, 15/09/1921, 192-236.
[31] Velle, "De overheid en de zorg om de volksgezondheid", 144.
[32] CSHP, *Rapports*, 02/1923, 314-315, 346-361.

noodzakelijk waren voor de werking van de dienst en de genezing van de zieken werden behouden. Enerzijds schreef de raad letterlijk dat er bezuinigd moest worden vanwege de sputterende economie. Anderzijds beklemtoonde hij ook dat de hoogste eenvoud aangewezen was omdat de zieken hun genezing anders weleens konden wijten aan het verbeterde comfort in plaats van aan betere hygiëne en schonere lucht. De behandeling in een bescheiden omgeving was met andere woorden noodzakelijk om te vermijden dat de zieken comfort als een noodzakelijke voorwaarde zouden beschouwen om gezond te blijven. Door de besparingen zou de overheid op lange termijn nog meer sanatoria, openluchtscholen en kolonies kunnen oprichten.[33] Net als bij de ziekenhuizen nam de drang om te besparen af naarmate de economie opleefde. De gezondheidsstatistieken telden in 1926 4.000 ziekenbedden voor volwassenen in sanatoria en 7.000 voor kinderen in preventoria. In een honderdtal dispensaria werden jaarlijks 50.000 tuberculosepatiënten onderzocht en behandeld.[34] De introductie van het BCG-vaccin[35] en het op de markt brengen van de eerste antituberculose medicijnen na 1945 zorgden er uiteindelijk voor dat tuberculose steeds minder voorkwam en sanatoria niet langer nodig waren.[36]

3.2. Preventie en behandeling van venerische ziekten

Opsporing en behandeling

Kort na de oorlog ging de Hoge Gezondheidsraad zich verhoogd concentreren op de problematiek van de venerische ziekten. Na tuberculose en alcoholisme gold het voor de raad als de derde belangrijkste kwaal die het land teisterde. Het verhoogde prostitutiebezoek aan het front had voor een opmerkelijke stijging van het aantal besmettingen gezorgd. Na de oorlog bleef het aantal besmettingen toenemen omdat ook de partners van de soldaten besmet werden. Aangezien iemand syfilis of gonorroe vaak opliep bij een prostitutiebezoek, focuste de raad zich aanvankelijk voornamelijk op die beroepsgroep. Al in 1864 had de overheid – na een advies van de Hoge Gezondheidsraad – het voor prostituees verplicht gemaakt om zich geregeld medisch te laten controleren indien ze hun beroep wilden blijven uitvoeren. Wie besmet bleek, werd onmiddellijk geïsoleerd in een hospitaal zodat de ziekte niet verder kon worden verspreid. Die maatregel bleek echter weinig zoden aan de dijk te zetten. Uit angst om hun beroepsinkomsten te verliezen, doken heel wat vrouwen onder in de clandestiene prostitutie en bleven geslachtsziekten onbehandeld.[37]

Toen de toename van de venerische ziekten na de Eerste Wereldoorlog maatregelen noodzakelijk maakten, besloot de Hoge Gezondheidsraad zich daarom niet langer uitsluitend op prostituees te richten. Ook de klanten moesten worden behandeld. Vooral de verspreiding van syfilis was zorgwekkend. Na de eerste symptomen bleef de ziekte namelijk jarenlang latent in het lichaam aanwezig waardoor ze zich ongehinderd verder verspreidde bij seksueel contact. Syfilis was dus niet alleen een gevaar voor de soldaten die de ziekte aan het front hadden opgelopen, ook latere liefdes of echtgenotes liepen een risico. De raad schatte dat ongeveer 15% van de volwassenen in België besmet was. Eén derde van de zieken waren arbeidersvrouwen die via hun echtgenoot besmet geraakten. Ook onder de meer bemiddelde bevolkingslagen vielen getrouwde vrouwen ten prooi aan de ziekte.

[33] CSHP, *Rapports*, 3/05/1923, 401-423.
[34] Velle, "De overheid en de zorg om de volksgezondheid", 144.
[35] Het BCG-vaccin is een controversieel vaccin op basis van de levende, verzwakte rundertuberculosebacil. Wetenschappers nemen aan dat het vaccin voor 50% beschermt tegen longtbc en voor 80% tegen tuberculeuze meningitis en miliaire tbc waarbij de knobbels overal in het lichaam kunnen voorkomen.
[36] Devos, *Allemaal beestjes*, 71.
[37] CSHP, *Rapports*, 1864, 209-212.

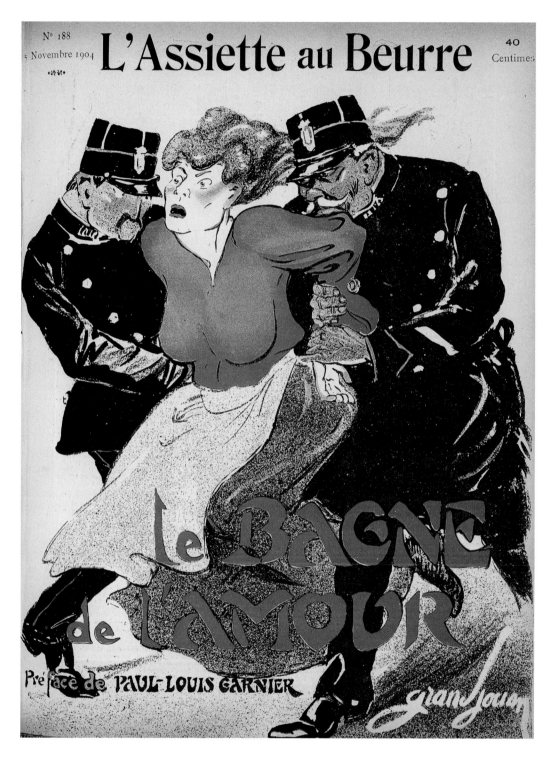

Om clandestiene prostitutie te vermijden werden prostituees niet langer geïsoleerd als de arts een geslachtsziekte bij hen vaststelde. Een politieoptreden zoals deze prent uit 1904 voorstelt, diende absoluut te worden vermeden.

De Hoge Gezondheidsraad wilde niet wachten op het initiatief van de centrale overheid. Hij stelde zelf een lijst met maatregelen op die onmiddellijk konden worden uitgevoerd om de verdere verspreiding van venerische ziektes een halt toe te roepen. Gelukkig had de wetenschap ondertussen veel vooruitgang geboekt. Dankzij de bacteriologische ontdekkingen beschikte de raad over een betere kennis van syfilis en kon de ziekte snel worden opgespoord. Bovendien was er nu ook een effectief geneesmiddel voorhanden. Sinds 1910 werd syfilis bestreden met Salvarsan, een arseenverbinding die was ontdekt door Paul Ehrlich en Sahachiro Hata. Het middel veroorzaakte echter ook pijnlijke bijwerkingen. Jaren later zou blijken dat Salvarsan een verre van ideaal behandelmiddel was. In die tijd echter werd het door de Hoge Gezondheidsraad bestempeld als een wondermiddel. Door de behandeling met Salvarsan kon de patiënt al na enkele weken de besmetting niet meer doorgeven. Omdat de bacterie zich niet verspreidde via voeding, lucht of water kon de ziekte worden gestopt door de dragers van de bacterie zo snel mogelijk op te sporen en te behandelen.

Waarborgen voor een strikte discretie

De raad zag die taak weggelegd voor nog op te richten consultatiebureaus met gespecialiseerd medisch personeel. De bureaus moesten zo laagdrempelig mogelijk worden gehouden en subsidies krijgen van de overheid. Geneesmiddelen om syfilis te behandelen moesten gratis worden verdeeld onder de artsen en ook de bijkomende medische zorgen moesten in de mate van het mogelijke kosteloos zijn. De zieke mocht zich zo weinig mogelijk belemmerd voelen om de weg naar het consultatiebureau te vinden. Dat was allerminst evident. Aan geslachtsziekten kleefde immers een groot stigma. Ook de hoge prijs van de medicatie op basis van arseen vormde een belangrijke hindernis. Door de zieken een maximale discretie te garanderen, hoopte de raad dat de patiënten naar de consultatiebureaus zouden durven komen. Het medisch beroepsgeheim werd rigoureus nageleefd. Om clandestiene prostitutie te vermijden, moesten prostituees de mogelijkheid krijgen zich te laten behandelen zonder dat de zedenpolitie er zich mee moeide. In tegenstelling tot vroeger werden de besmette prostituees niet langer verplicht geïsoleerd in ziekenhuizen. Het consultatiebureau ging echter niet alleen bij prostituees zeer discreet te werk. Niemand bekende graag dat hij of zij een geslachtsziekte liet behandelen. Daarom waren de consultatiebureaus ook open buiten de werkuren, zodat de patiënten niet geconfronteerd werden met pijnlijke vragen op het werk of verlof moest aanvragen. Zelfs de naam van de behandelde personen stond nergens op het dossier vermeld. De patiënt was letterlijk een nummer.

In het consultatiebureau was een laboratorium aanwezig dat de tests uitvoerde voor de diagnose en de controles voor het verdere verloop van de ziekte. In de behandelkamer doorliep de patiënt de nodige onderzoeken, puncties en injecties. In de klinische dienst werden arme of verzwakte zieken op eigen verzoek of na doorverwijzing van de arts geobserveerd of enkele uren opgenomen om te rusten. Het was cruciaal dat de arts de patiënt wist te overtuigen dat een behandeling noodzakelijk was om te kunnen genezen. Daarom sprak de arts met de patiënt af hoe ze contact zouden houden. Een administratief comité controleerde de werking van de consultatiebureaus. Dat comité ontving de subsidies, stelde de artsen en verpleegsters aan en rapporteerde elk jaar aan de overheid waaraan het budget was gespendeerd. De Hoge Gezondheidsraad benadrukte dat er geen successen konden worden geboekt zonder de actieve en bewuste medewerking van de artsen. Die laatsten moesten op de hoogte worden gebracht dat de overheid voor de behandeling van syfilis gratis Salvarsan ter beschikking stelde.[38] Deze informatie werd verspreid naar de provinciale en lokale medische commissies.

[38] CSHP, *Rapports*, 5/08/1920, 122-137.

Gratis behandeling van venerische ziekten

Jaar	Aantal nieuwe syfilispatiënten in behandeling	Aantal nieuwe gonorroepatiënten in behandeling
1920	6.791	3.364
Eerste semester 1921	8.373	3.012
Tweede semester 1921	3.216	1.394

In 1921 adviseerde de raad minister van Landsverdediging Albert Devèze om voordrachten over venerische ziekten te organiseren voor officieren en soldaten. Geslachtsziekten kwamen immers veel voor onder militairen. In kleine groepjes werd geleerd hoe de ziekte kon worden voorkomen en wat de behandeling inhield. De raad wilde dat de mannen vooral werden aangespoord om geen seksuele contacten te hebben buiten het huwelijk. Aan prostitutiebezoek was immers een sterk verhoogd besmettingsrisico verbonden.[39]

De voorstellen van de Hoge Gezondheidsraad bleven niet zonder gevolg. De regering stelde middelen ter beschikking voor de bestrijding van syfilis en gonorroe, en dat niet alleen in de speciaal opgerichte consultatiebureaus. Meer dan 300 klinieken, dispensaria, kraaminrichtingen en consultatiebureaus behandelden in de daaropvolgende jaren kosteloos en discreet patiënten met een geslachtsziekte. Na vijf jaar maakte de Hoge Gezondheidsraad de balans op. Het was duidelijk dat dankzij de verhoogde publieke aandacht voor syfilis steeds meer personen zich lieten onderzoeken en behandelen. Vanaf 1920 daalde het aantal patiënten systematisch; in 1923 werd opnieuw het niveau bereikt van 1918. Alle specialisten waren er in 1925 van overtuigd dat het ergste leed geleden was. De situatie was volgens de Hoge gezondheidsraad zelfs beter dan voor de oorlog omdat de bevolking beter op de hoogte was van de symptomen van geslachtsziekten en de behandeling ervan. De Hoge Gezondheidsraad was dan ook van mening dat de overheidshulp kon worden teruggeschroefd. Het was niet langer nodig dat de overheid aan alle artsen gratis de dure medicatie voor de behandeling van syfilis bezorgde. Nu de verspreiding van de ziekte weer normale proporties had aangenomen, was het tijd voor de gemeenten om hun verantwoordelijkheid op te nemen. De raad adviseerde om alleen nog maar subsidies te verlenen aan instellingen die zich op vraag van de centrale overheid specifiek bezighielden met de behandeling van syfilis. Wie besmet was met gonorroe had echter pech. In 1925 bestond er nog altijd geen effectieve behandelmethode. Veel patiënten hervielen. De raad adviseerde daarom dat de overheid de behandeling van gonorroe in speciale behandelingscentra niet langer financieel ondersteunde. Hij stelde voor om af te wachten tot er nieuwe behandelmethodes zouden beschikbaar zijn die garantie boden op genezing.[40]

Op 18 juni 1925 kondigde minister van Binnenlandse Zaken en van Hygiëne Poullet aan dat de Staat vanaf 1 oktober 1925 niet meer tussenkwam in de betaling van de behandeling van gonorroe. Syfilispatiënten werden vanaf 1 januari 1926 enkel nog op kosten van de staat behandeld in daartoe bestemde venerische inrichtingen.[41]

[39] CSHP, *Rapports*, 21 en 27/08/1921, 134-135.
[40] CSHP, *Rapports*, 2/04/1925, 370-377.
[41] *Bulletijn van het beheer der Volksgezondheid*, 1925, 18.

3.3. Moeder- en kindzorg

Borstvoeding op de werkvloer?

Van 1902 tot 1910 had de Hoge Gezondheidsraad de krijtlijnen uitgezet voor een wijdverspreid netwerk van consultatiebureaus waar moeders terecht konden om hun kindjes medisch te laten onderzoeken en voor gezonde melk en informatie over goede voeding en kinderverzorging. Tijdens het interbellum kwam de zuigelingenzorg nauwelijks nog aan bod in de rapporten van de raad. Vanaf 1919 was de coördinatie van alle initiatieven in de zorg voor moeder en kind in handen van het Nationaal Werk voor Kinderwelzijn (NWK), dat op 5 september van dat jaar werd opgericht.[42] Het NWK was de logische voortzetting van de vooroorlogse successen van de consultatiebureaus voor zuigelingen en de goede resultaten van de speciale afdeling Hulp en Bescherming aan de Werken voor Kinderwelzijn (HBWK) van het Nationaal Hulp- en Voedingscomité. Het HBWK had ervoor gezorgd dat tijdens de oorlog de consultatiebureaus bleven functioneren, en er ook nieuwe bureaus werden opgericht. Daarnaast organiseerde het HBWK schoolkantines voor zwakke kinderen en moederkeukens.[43] De wet van 5 september 1919 pakte ook misbruiken aan die veelvuldig voorkwamen in de kinderopvang. Veel ouders brachten hun kinderen namelijk tegen een vergoeding onder bij een voedster of oppas waar de hygiëne en de kwaliteit van de voeding ondermaats waren.[44] Voortaan mochten bezoldigde voedsters en oppassers enkel werken indien ze beschikten over een machtiging van het schepencollege van hun gemeente. Voor de aflevering van die certificaten werkte het schepencollege nauw samen met het NWK.[45]

In de zuigelingenzorg werd het geven van borstvoeding extra gestimuleerd, zowel door het NWK als door de Hoge Gezondheidsraad. Borstvoeding voorkwam spijsverteringsproblemen bij de baby's; moedermelk had een ideale samenstelling en leverde de baby ook de noodzakelijke antistoffen om weerstand te bieden tegen de vele infectieziekten. Toch waren niet alle moeders bereid om hun kindje borstvoeding te geven. Er leefden heel wat vooroordelen. Zo circuleerde al eeuwenlang de stelling dat een pasgeborene de eerste dagen niet aan de borst mocht worden gelegd wegens de vreemde gelige kleur van de – nochtans zo gezonde – eerste moedermelk.[46] Vrouwen uit de gegoede klassen vonden dat borstvoeding te veel beslag legde op hun vrijheid en kozen vaak voor flesvoeding op basis van melkpoeders of melk van goede kwaliteit. Volksvrouwen hadden eenvoudigweg geen keuze. Ze werden gedwongen om snel weer buitenshuis te gaan werken omdat er brood op de plank moest komen.[47]

Ook de Hoge Gezondheidsraad ondernam op dat vlak actie. Door een betere voorlichting wilde de raad meer vrouwen aanzetten tot het geven van borstvoeding en de duur van de lactatieperiode verlengen. De meeste arbeidersvrouwen gaven hun kind namelijk amper een maand borstvoeding, omdat ze meestal snel terug begonnen te werken. De raad was van oordeel dat één maand veel te kort was en wilde de vrouwen aanmoedigen om toch zeker twee maanden langer borstvoeding te geven. Het was echter onmogelijk om plattelands- of arbeidersvrouwen zo lang thuis te laten blijven. Daarom adviseerde de raad in 1926 om de vrouwen die na hun bevalling terug aan de slag gingen, het recht te verlenen tweemaal per dag een kwartier borstvoeding te geven op het werk. Het voeden moest in hygiënische omstandigheden gebeuren. In grote fabrieken moest de werkgever de infirmerie ter beschikking stellen van zogende arbeidersvrouwen,

---

[42] Het huidige Kind en Gezin.

[43] In 1918 waren er in België meer dan 1000 schoolkantines die aan ca. 1 miljoen kinderen maaltijden verstrekten. In de moederkeuken konden vrouwen die borstvoeding gaven terecht voor een voedzame warme maaltijd om hun melkproductie te stimuleren.

[44] Zie het standpunt hierover van de Hoge Gezondheidsraad in: CSHP, *Rapports*, 2/10/1902, 130-140.

[45] *Nationaal werk voor kinderwelzijn*, 12.

[46] Het colostrum bevat afweerstoffen die de baby beschermen tegen bacteriën en andere schadelijke stoffen. Bovendien stimuleert het de spijsvertering van de baby en de afvoer van afvalstoffen in de organen.

[47] Jachowicz, *Met de moedermelk ingezogen of met de paplepel ingegeven*, 20-22, 25, 34.

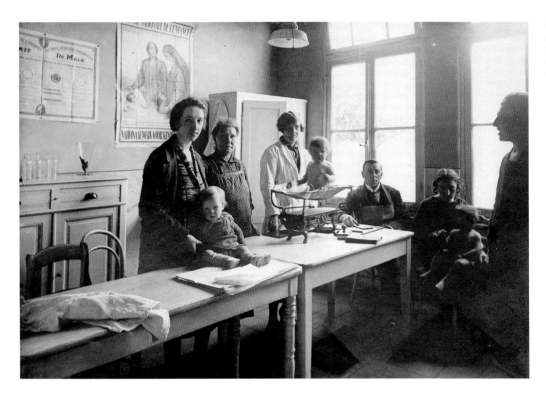

Tijdens de zuigelingenconsultatie die het NWK organiseerde, werden jonge moeders gestimuleerd om borstvoeding te geven.

in kleinere werkplaatsen moest een paravent voor de nodige discretie zorgen. De tijd dat de moeders borstvoeding gaven, diende gerekend te worden als effectieve werktijd zodat de vrouwen ook op financieel gebied geen enkel nadeel ondervonden.[48] Het is onduidelijk in welke mate dit advies opgevolgd werd in de bedrijven. De overheid deed in ieder geval weinig moeite om het advies bindend te maken. Pas in 2001 kregen moeders onder impuls van internationale regelgeving het recht om hun kind de borst te geven tijdens de (betaalde) werkuren. De Hoge Gezondheidsraad was zijn tijd dus ver vooruit…

Het medisch schooltoezicht wordt verplicht

De raad boekte meer succes met zijn adviezen over het verplicht maken van het medisch schooltoezicht. In 1897 was een grootscheeps onderzoek uitgevoerd op vraag van minister van Landbouw, Industrie en Openbare Werken Léon De Bruyn. Dat wees uit dat op een totale schoolbevolking van 73.000 kinderen in het lager onderwijs er 12.777 (of 17,5 %) medisch waren onderzocht. Dat jaar waren er 495 gevallen van besmettelijke ziekten opgespoord, 3638 kinderen hadden aandoeningen aan de luchtwegen, 498 leden aan ernstige oogaandoeningen, 2775 kinderen hadden last van huidziekten enz. 222 kinderen waren op school gevaccineerd tegen de pokken. Het medisch onderzoek loonde dus. Toch stonden in 1911 van de 7.590 lagere scholen nog altijd slechts 2.090 gemeentescholen onder permanent medisch schooltoezicht.[49]

De wet van 19 mei 1914 voerde de leerplicht (tot 12 jaar) in, evenals het verplicht medisch schooltoezicht.[50] Artikel 34 verplichtte de gemeente om kosteloos medisch schooltoezicht in te richten voor het gemeentelijke en gesubsidieerde kleuter- en lager onderwijs. Iedere lagere school moest voortaan eenmaal per maand door een arts worden bezocht. Nieuwe leerlingen kregen bij hun inschrijving in de school een medisch

[48] CSHP, *Rapports*, 10/05/1926, 632-637.
[49] Velle, "De schoolgeneeskunde in België", 362.
[50] Naast het verplicht medisch schooltoezicht introduceerde de wet van 19 mei 1914 de leerplicht voor alle kinderen tussen 6 en 12 jaar. De wet stipuleerde dat de bovenste leeftijdsgrens zou verhoogd worden tot 13 en vervolgens tot 14 jaar.

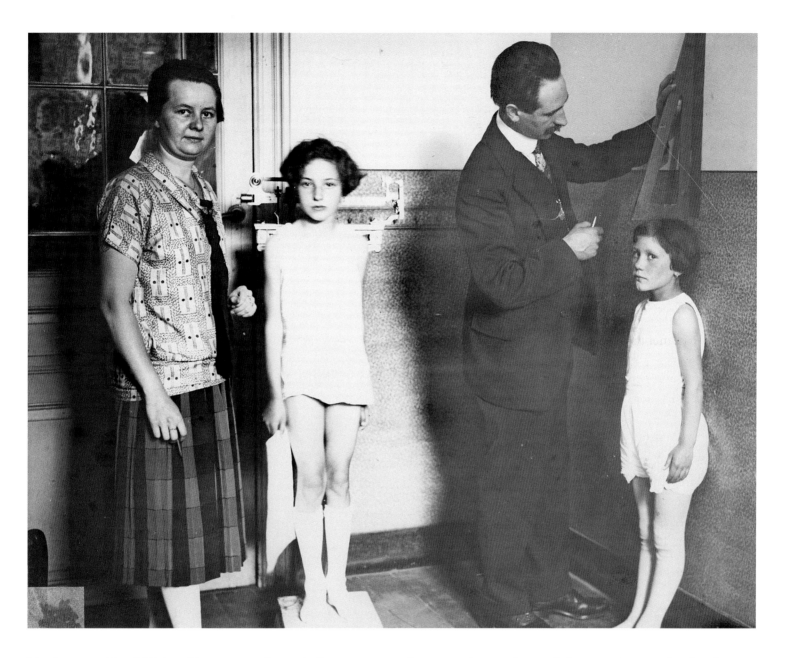

Met de wet van 19 mei 1914 werd het medisch schooltoezicht verplicht in het basisonderwijs.

onderzoek. De gemeenteraden waren bevoegd voor de benoeming van de schoolartsen van de gemeentescholen. In de vrije scholen mocht het schoolhoofd de schoolarts kiezen, mits goedkeuring door de gemeente. Hoewel de uitvoering van de wet pas in 1921 definitief werd geregeld, paste een aantal provincies art. 34 onmiddellijk toe. Het merendeel van de scholen wachtte echter op het uitvoeringsbesluit van 25 maart 1921 om het medisch schooltoezicht effectief te organiseren. De belangrijke uitvoeringswet van 1921 was vooral het werk van twee leden van de Hoge Gezondheidsraad: de arts en hoogleraar Jean-Henri De Moor en O. Velghe, tevens secretaris van de raad.[51] Het KB bevatte het organiek reglement voor het kosteloos medisch schooltoezicht en bepaalde de bevoegdheden en de opdrachten van de schoolartsen. Veel elementen waren ook al terug te vinden in de instructies die de raad in 1908 had opgesteld voor leerkrachten.

[51] Velle Karel, "De schoolgeneeskunde in België", 364.

De centrale rol van de schoolarts

De raad was van mening dat in een maatschappij waarin het gezin door de toenemende industrialisatie en verstedelijking een kleinere rol ging spelen bij de opvoeding van het kind, de school een deel van die verantwoordelijkheid op zich moest nemen. De "moderne school" had voortaan niet alleen de opdracht om leerlingen te leren rekenen, lezen en schrijven, maar had ook een taak te vervullen in de morele en lichamelijke ontwikkeling van de kinderen.

In 1908 had de raad vooral de opvoedende taak van de leerkracht benadrukt. Nu focuste hij vooral op de schoolarts. Die had niet alleen als opdracht de hygiëne in de school te controleren, maar moest elke leerling van nabij opvolgen. De arts controleerde de fysieke gezondheid en de voeding van het kind en had aandacht voor zijn specifieke noden. De raad legde er wel de nadruk op dat de schoolarts alleen maar ziekten of problemen mocht vaststellen. De medische behandeling viel onder de bevoegdheid van de persoonlijke arts van het kind. Wanneer kinderen nood hadden aan specifieke gymnastiekoefeningen of een luchtkuur op het platteland, moest de arts dat bespreken met de leerkracht. Kinderen die aan een aandoening leden, werden van nabij gevolgd.

De arts stelde voor iedere leerling een medische fiche op. Hierop noteerde hij informatie over de psychische en fysieke toestand van het kind, vaccinatiegegevens, eerdere ziektegeschiedenissen enz. Het idee om de ouders een medische vragenlijst te laten invullen, keurde de raad af. Een besmettelijke ziekte als tbc in het gezin bijvoorbeeld, was een gevoelig onderwerp waarop een taboe rustte. Hiernaar kon beter gepolst worden in een persoonlijk gesprek tussen de leerkracht of de directeur van de school en de ouders. Wanneer er een epidemie dreigde, bepaalde de schoolarts welke voorzorgsmaatregelen er moesten worden genomen. Hierbij moesten de adviezen van de Hoge Gezondheidsraad nauwlettend worden gevolgd. In tegenstelling tot vroeger was de raad er geen voorstander meer van om na het vaststellen van een besmettelijke ziekte de hele klas naar huis te sturen. Het gevaar was te groot dat de kinderen op straat met elkaar speelden en de besmetting doorgaven. Zieke kinderen moesten echter wel nog steeds thuis worden geïsoleerd en ook de broers en zussen mochten niet naar school komen tot de incubatietijd voorbij was. Naargelang de ziekte schreef de Hoge Gezondheidsraad verschillende quarantaineperiodes voor. Omdat de schoolarts de leerlingen onmogelijk continu in de gaten kon houden, moest hij de leerkrachten inlichten over de symptomen van de meest voorkomende aandoeningen en over de algemene voorschriften inzake individuele hygiëne. De Hoge Gezondheidsraad adviseerde bovendien om schoolverpleegsters aan te werven. Zij konden immers vaak in een vroeg stadium ziektesymptomen vaststellen en snel ingrijpen als ouders hun kinderen niet goed verzorgden. Dat laatste advies werd echter niet opgenomen in het reglement.[52]

De raad oordeelde dat een schoolarts meerdere scholen onder zijn hoede mocht hebben. Bovendien was hij niet verplicht om zich louter bezig te houden met de inspectie van scholen; hij mocht ook andere patiënten ontvangen. Een niet gespecialiseerde arts mocht maximaal 1000 leerlingen onder zijn hoede hebben. De Hoge Gezondheidsraad berekende dat hij daar ca. 200 uur per jaar aan besteedde.[53]

[52] CSHP, *Rapports*, 21 en 24/02/1916, 41-59.
[53] CSHP, *Rapports*, 22/02/1917, 194-196.

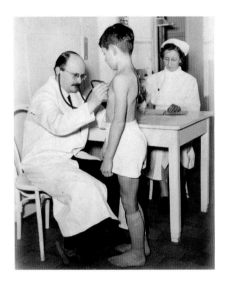

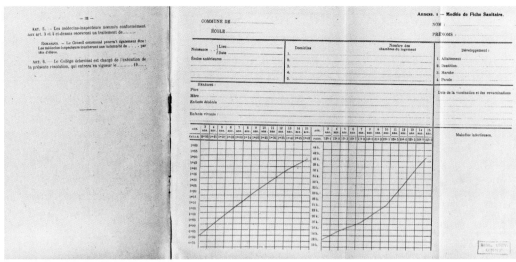

De schoolarts kreeg een prominente rol toegewezen. Hij controleerde de hygiëne op school en volgde de gezondheid van de kinderen van nabij op.

Op de medische fiche werd de ontwikkeling van het kind en eventuele ziektegeschiedenissen zorgvuldig bijgehouden.

Een gedeeltelijke uitvoering van de wet

De veralgemening van de wet van 1921 verliep niet vlekkeloos. De gemeenterekeningen lieten weliswaar een stijging van de uitgaven voor de dienst van het medisch schooltoezicht zien[54], maar heel wat gemeenten bleven in gebreke. In de steden was de medische schoolinspectie behoorlijk georganiseerd; op het platteland bestond de dienstverlening vaak enkel op papier. In het schooljaar 1925-1926 hadden 218 Belgische gemeenten nog altijd geen medisch toezicht in hun scholen georganiseerd, omdat ze bang waren dat de financiële kosten te hoog zouden oplopen. De artsen klaagden over de bureaucratische werking en over de lage bezoldiging. In 1922 adviseerde de raad om de medische schoolinspectie uit te breiden naar het middelbaar onderwijs.[55]

Vanaf 1928 werden er wetsontwerpen ingediend die tot doel hadden de financiering van het medisch schooltoezicht te verbeteren en de onderlinge samenwerking tussen het pedagogisch personeel en de gemeentebesturen aan te moedigen. Ook de medici vroegen om een herziening. Ze wilden de uitbreiding van het medisch schooltoezicht naar het middelbaar onderwijs, de aanstelling van schoolverpleegsters en de oprichting van schooldispensaria. Twee eerdere adviezen van de Hoge Gezondheidsraad – die door de regering niet werden gevolgd – kwamen dus weer in de belangstelling te staan. Verder stond een betere samenwerking van het onderwijzend personeel met het Nationaal Werk voor Kinderwelzijn en met de organisaties voor tuberculosebestrijding op de agenda. De artsen behaalden een belangrijke overwinning met de verplichte invoering in 1936 van het zogenaamde gezondheidsboekje dat bij iedere medisch onderzoek moest worden ingevuld. Hierdoor kon de schoolarts de gezondheid van het kind beter opvolgen.[56] De uitbreiding naar het secundair en hoger onderwijs kwam er pas in 1969.

54 Van 3,7 miljoen frank in 1922 naar 4,3 miljoen frank in 1926.
55 CSHP, *Rapports*, 31/07/1922, 185-187.
56 Velle, "De schoolgeneeskunde in België", 365-366.

4. De start van de medische specialisatie

4.1. ANDERE CONCEPTEN IN DE ZIEKENHUISARCHITECTUUR

De beoordeling van de bouwplannen van de verzorgingsinstellingen bleef ook tijdens het interbellum een van de belangrijkste opdrachten van de Hoge Gezondheidsraad. De raad waakte erover dat de gebouwen van sanatoria, dispensaria, rusthuizen, weeshuizen en hospitalen aan alle hygiënische normen beantwoordden.

Eenvoudige hospitalen

In 1875 had de Hoge Gezondheidsraad al eens het nut van grote, massieve ziekenhuizen ter discussie gesteld.[57] In 1923 stelde hij die vraag opnieuw. Tijdens de oorlogsjaren hadden de legerhospitalen immers het bewijs geleverd dat het mogelijk was om met goedkope en lichte materialen een goedwerkend ziekenhuis te bouwen. De legerhospitalen waren meestal opgetrokken uit planken, cementplaten en asbesten tussenwanden. De bouw vereiste weinig mankracht. Bovendien konden de gebouwen gemakkelijk en zonder veel kosten worden aangepast, bijvoorbeeld aan de eisen van de evoluerende medische wetenschap. De raad benadrukte dat in een barakhospitaal even efficiënt kon worden gewerkt als in een traditioneel stenen hospitaal.

Het was niet toevallig dat de hernieuwde interesse in goedkope, mobiele hospitalen zich kort na de oorlog manifesteerde. Het herstel van de economie en de infrastructuur kostte handenvol geld, waardoor de uitgaven voor de (herop)bouw van verzorgingsinstellingen aan banden moesten worden gelegd. De raad maande de architecten aan om, net zoals bij de sanatoria, eenvoudige plannen voor nieuwe ziekenhuizen te ontwerpen. Luxueuze façades en prijzige architecturale details waren uit den boze. Ook het gebruik van goedkopere bouwmaterialen moest de kostprijs doen dalen. Glas, ijzer en beton deden hun intrede in de hospitaalbouw, te meer omdat de prijs van bakstenen na de oorlog enorm gestegen was. De steenbakkerijen in het land konden de grote vraag namelijk niet aan. In het belang van de Belgische economie raadde de Hoge Gezondheidsraad de import van bakstenen uit het buitenland af. De raad opteerde liever voor Belgisch beton als waardige vervanger.[58]

Blokvormige hospitalen

De keuze voor de bouw van kleinere ziekenhuizen verdween echter weer naar de achtergrond toen de economie zich in het midden van de jaren 1920 herstelde. Onder druk van de verdergaande specialisaties in de geneeskunde werd ook de infrastructuur aangepast. Nieuwe afdelingen werden opgericht voor de nieuwe disciplines. Zo keurde de Hoge Gezondheidsraad onder meer aanvragen goed voor aparte afdelingen voor keel-, neus- en oorziekten, gynaecologie en radiologie.[59] Meer en meer architecten opteerden voor compacte hoogbouw. De ontwikkelingen in de bacteriologie en de microbiologie hadden oude principes als luchthygiëne en de afstand tussen de diensten voorgoed doen

[57] CSHP, *Rapports*, 14 en 22/10/1875, 184-185.
[58] CSHP, *Rapports*, 14/07/1923, 485-486.
[59] Bv.: CSHP, *Rapports*, 30/03/1931, 43; 06/07/1931, 83.

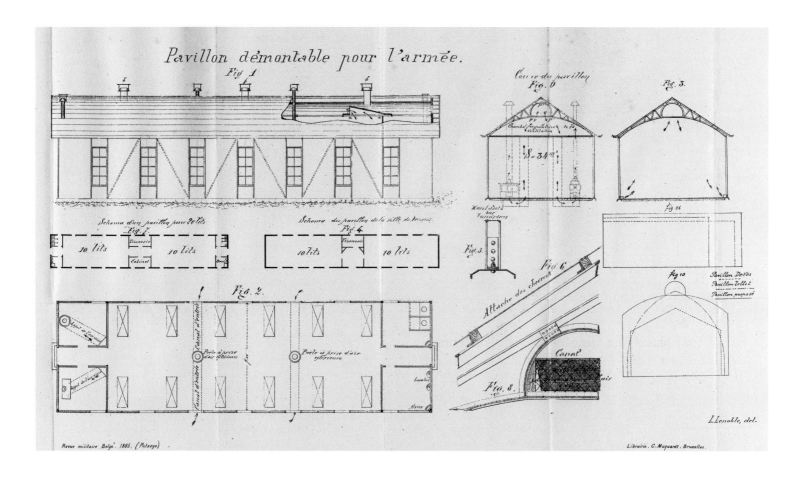

Kort na de Tweede Wereldoorlog was de Hoge Gezondheidsraad van mening dat een mobiel hospitaal zoals voorgesteld op deze plannen een goed en goedkoop alternatief vormde voor de klassieke bakstenen ziekenhuizen.

afschrijven. In de ziekenhuizen van het blokvormige type waren alle functies samengebald in één of meerdere vleugels met verschillende bouwlagen. De hoogbouw werd ook mogelijk gemaakt door de technische mogelijkheden op het vlak van constructie en vooral door de doorbraak van de lift, die maakte dat de verticale circulatie evolueerde tot de meest eenvoudige en snelle.[60]

Functionaliteit bepaalde voortaan de architectuur van het moderne hospitaal. Het 19de-eeuwse ziekenhuis had nog een monumentale en stedelijke architectuur. In het interbellumziekenhuis stonden overzicht en verticale rationalisering van de ziekenhuisfuncties centraal. Het ziekenhuis in blokvorm had volgens de architecten veel meer voordelen dan een ziekenhuis dat uit verschillende paviljoenen bestond. Het gebouw kampte minder met ruimtelijke beperkingen, kostte slechts de helft en was veel gebruiksvriendelijker. De te overbruggen afstanden voor het personeel en de zieken waren immers veel korter. Bij veel architecten stond de bouw van de ziekenhuizen voortaan volledig in het teken van functionalisme, ruimtelijke organisatie en strikte hygiënische beperkingen. Toch werden er tijdens het interbellum nog altijd paviljoenziekenhuizen gebouwd.[61] Het is niet duidelijk in welke mate de Hoge Gezondheidsraad een voor- of tegenstander was van blokvormige hospitalen. In de onderzochte dossiers sprak de Hoge Gezondheidsraad zich hier niet specifiek over uit. De instellingen waarover de raad een advies uitsprak, bestonden in ieder geval uit paviljoenen. Het is mogelijk dat de architecten die zich bezighielden met het ontwerpen van moderne blokvormige ziekenhuizen niet aanklopten voor advies bij de Hoge Gezondheidsraad. De raad

60 Meganck, *Bouwen te Gent in het interbellum*, 370.
61 Basyn, "Ziekenhuizen tijdens het interbellum", 66-67.

had in het verleden namelijk bewezen dat hij niet altijd openstond voor architecturale vernieuwing en had altijd bekend gestaan als een hevige voorstander van de paviljoen-bouw. Dat de raad bij verbouwingen aan bestaande instellingen wel een tweede bouw-laag toeliet, is misschien een aanwijzing dat de Hoge Gezondheidsraad zich toch niet radicaal afkeerde van de blokvormige instellingen.

4.2. EEN BETERE OPLEIDING VOOR VERPLEEGKUNDIGEN

De ervaringen tijdens de Eerste Wereldoorlog gaven een nieuwe dimensie aan de ontwikkelingen in de verpleegkunde. De Belgische verpleegkundigen kwamen in de veldhospitalen in contact met de doorgewinterde Engelse *nurses* die professionalisme en discipline hoog in het vaandel droegen. Ze leerden er ook omgaan met chirurgische instrumenten die tot dan toe voor hen volledig nieuw waren. Die ingrijpende ervaringen hadden een emanciperende invloed op de verpleegkundigen. Het beroep won aan pres-tige en geloofwaardigheid. Meer en meer meisjes uit gegoede milieus wilden zich gaan inzetten als verpleegkundigen. Het vaak negatieve etiket dat tot dan toe op het beroep kleefde, maakte plaats voor waardering en bewondering.[62]

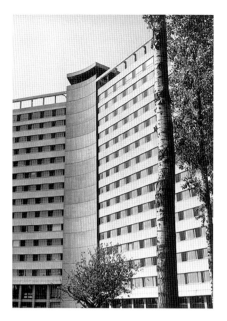

Het blokvormige hospitaal in meerdere bouwlagen kwam tegemoet aan de toenemende specialisatie van de medische wetenschap.

Ook de leden van de Hoge Gezondheidsraad kwamen tijdens de oorlogsjaren in con-tact met het werk van de goed getrainde Engelse, Canadese, Amerikaanse en Zwitserse verpleegkundigen. De raad trok er zijn lessen uit. Na de oorlog boog hij zich over de noodzakelijke modernisering van de verpleegopleiding. De verpleegkundigen waren namelijk een onmisbare schakel geworden in de preventieve en curatieve gezondheids-zorg. Hun activiteiten beperkten zich niet langer tot de zorg in hospitalen. Verpleeg-kundigen namen ook maatschappelijk ruimere taken op: ze informeerden de mensen thuis over hygiëne en goede voeding, waren werkzaam op consultatiebureaus voor tuberculosepatiënten of zuigelingen, in scholen, bij verzekeringsmaatschappijen, in psychiatrische instellingen enz.

Een meer gespecialiseerde opleiding was absoluut noodzakelijk. De Hoge Gezond-heidsraad vergaderde verschillende keren om het studieprogramma van de vernieuwde verpleegopleiding samen te stellen. Het KB van 3 september 1921 dat hieruit voort-vloeide, verdeelde de verpleegkundigen in drie categorieën. Vanaf de leeftijd van 17 jaar kon men zich kandidaat stellen om een opleiding te volgen voor ziekenhuisverpleeg-kundige (*infirmière hospitalière*), verpleegster-bezoekster (*infirmière-visiteuse*) – dit waren de ambulante verpleegkundigen – of psychiatrisch verpleegkundige (*infirmière des aliénés*). De studenten moesten een getuigschrift bezitten van goed zedelijk gedrag en in een uitstekende gezondheid verkeren (bevestigd door een arts). De kandidaten moesten ook slagen in een toelatingsexamen (*examen de maturité*) dat betrekking had op de leerstof van het lager middelbaar onderwijs. De opleiding duurde drie jaar en verving de oude opleiding van één jaar. De eerste twee jaar volgden de studenten dezelfde lessen; in het laatste jaar specialiseerden de studenten zich in één van de hier-boven genoemde richtingen. Vrouwelijke studentes waren verplicht te verblijven in het internaat van de school. Een aantal leden van de raad vreesde wel dat die verplichting de oprichting van verpleegstersscholen zou belemmeren. Aanvankelijk wilde de raad dat de opleiding enkel in staatsscholen zou kunnen gevolgd worden, maar wegens pro-test moest hij die exclusiviteit algauw opgeven. De studenten verpleegkunde kregen

[62] Velle, "De opkomst van het verpleegkundig beroep in België", 22-23.

De verpleegopleiding werd in 1921 volledig hervormd. Tijdens de driejarige opleiding kregen de toekomstige verpleegkundigen zoveel wetenschappelijke kennis te verwerken dat bepaalde artsen dit als bedreigend ervoeren. Hier een klas uit 1953.

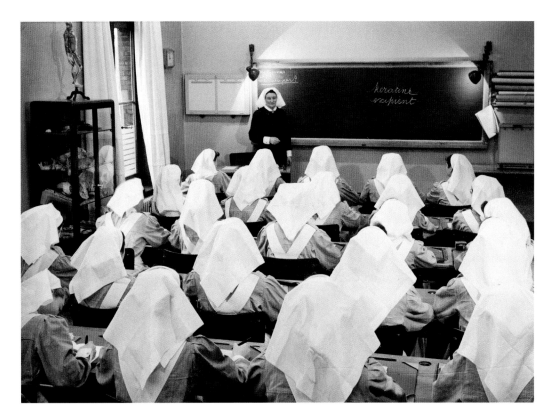

hoofdzakelijk les van artsen. Het vakkenpakket werd drastisch uitgebreid, parallel met de toegenomen wetenschappelijke kennis. Naast lessen hygiëne en ziekenverzorging kregen de studenten ook colleges pedagogie, anatomie, fysiologie, hygiëne, microbiologie enz.[63]

Een jaar later publiceerde de Hoge Gezondheidsraad nogmaals een gedetailleerd lessenprogramma, met de nodige toelichting. De raad had vastgesteld dat sommige medici de kritiek hadden geuit dat de kandidaat-verpleegkundigen te veel onnodige leerstof voorgeschoteld kregen. De raad verduidelijkte dat het niet de bedoeling was om van de verpleegkundigen pseudo-artsen te maken, maar wel om hen de medische begrippen te leren begrijpen en hanteren. De professoren konden zelf kiezen hoe diep ze ingingen op de onderwerpen die in de les aan bod kwamen.[64]

Ondanks die geruststellende woorden bleef het medisch korps de hervormde opleiding wantrouwen wegens de lange duur en het gespecialiseerde karakter ervan. Op de medische beroepscongressen in de tussenoorlogse periode werd herhaaldelijk de stelling geformuleerd dat de verpleegkundigen hun domein wilden uitbreiden ten koste van de artsen. Er werd gepleit voor een wettelijk statuut voor de verpleegkundigen, voor een efficiënt toezicht op de beroepsuitoefening en voor vervolging van elke vorm van onwettige uitvoering van de geneeskunde. De medische syndicaten viseerden vooral de verpleegsters-bezoeksters en de verpleegkundigen die nauw samenwerkten met de verzekeringsmaatschappijen.[65] De Hoge Gezondheidsraad bleef echter zijn uitgangspunt verdedigen. Ook het studieprogramma voor het tweede jaar verpleegkunde werd onthaald op veel kritiek van de artsen. Zij bleven beweren dat een groot deel van de leerstof niets meer met verpleegkunde te maken had.[66]

[63] CSHP, *Rapports*, 28/07/1921, 160-173.
[64] CSHP, *Rapports*, 3/04/1922, 53-80.
[65] Velle, "De opkomst van het verpleegkundig beroep in België", 22-23.
[66] CSHP, *Rapports*, 3/03/1924, 59-73.

Het beroep had tijdens de oorlog weliswaar een nieuw prestige verworven, maar het nieuwe enthousiasme om een opleiding tot verpleegkundige te volgen duurde niet lang. Het karige loon, de hoge werkdruk en de absolute toewijding die verwacht werd, maakten het beroep moeilijk combineerbaar met een gezin. Zeker voor hospitaal-verpleegkundigen was dat het geval. Het bleven vooral religieuzen die hiervoor kozen. Ambulante verpleegkunde was iets beter te verzoenen met een gezin. De verpleegsters-bezoeksters genoten meer autonomie en kenden meer variatie in hun werk. Vlak voor de Tweede Wereldoorlog behoorde ongeveer 60% van de gediplomeerde verpleegkundigen tot een religieus instituut. Bijna 20% van de vrouwelijke religieuzen was tijdens het interbellum actief in de gezondheidszorg.

De nood aan verpleegkundigen bleef groot. In 1926 richtte de overheid zelfs een nieuwe eenjarige opleiding op voor ziekenoppasser die ook gevolgd kon worden door studenten die alleen maar het lager onderwijs hadden gevolgd. Vanaf 1931 werden meisjes niet langer verplicht om op internaat te gaan tijdens hun verpleegstersstudies. In 1934 telde België in totaal 36 scholen voor verpleegkunde. Pas met het uitbreiden van de achturendag naar het verplegende personeel in 1937 – 13 jaar pas na de invoering van de achturendag voor arbeiders – werd voor een verpleegkundige de combinatie tussen gezin en werk haalbaar.[67]

[67] Jacques, Van Molle, "De verpleegkundigen: grenzeloos vrouwelijk", 209-210.

5. Weinig activiteit tijdens de jaren 1930

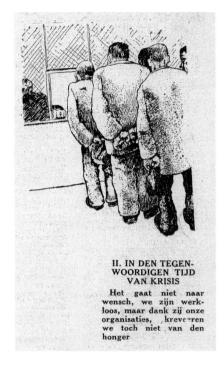

II. IN DEN TEGEN-
WOORDIGEN TIJD
VAN KRISIS

Het gaat niet naar
wensch, we zijn werk-
loos, maar dank zij onze
organisaties, kreveeren
we toch niet van den
honger

@ SABAM Belgium 2009
De werkloosheid nam enorme proporties aan tijdens de crisis van de jaren 30.

De beurscrash van Wall Street op 24 oktober 1929 vormde de start van een wereldwijde economische depressie die zijn sporen naliet tot aan de vooravond van de Tweede Wereldoorlog. Vanaf 1932 werd de crisis ook in België acuut. De industriële productie stortte in elkaar en leidde tot massale werkloosheid. Aanvankelijk voerde de regering een deflatoire politiek, zonder veel resultaat. De regering van nationale unie onder leiding van Paul van Zeeland gooide het over een andere boeg met een devaluatie van de munt. Dankzij deze monetaire hervorming kwam het Belgische economische leven weer langzaam op gang. Er kwam weer ruimte voor nieuwe sociale maatregelen. Loontrekkenden kregen recht op een jaarlijkse betaalde vakantie, de kinderbijslag verhoogde en de mogelijkheid werd opengelaten om de 40-urenweek in te voeren in zware industrietakken. Voor bepaalde sectoren werd dit inderdaad gerealiseerd in 1937-1938.[68] Het einde van de jaren 1930 werd vooral beheerst door het dreigende oorlogsklimaat, dat extra uitgaven met zich meebracht voor de herbewapening en de verdediging van het land. Net als de andere Europese landen legde België zich in toenemende mate toe op een oorlogseconomie. Voor de Tweede Wereldoorlog geraakte België niet meer uit het verlammende depressieklimaat.[69]

De Hoge Gezondheidsraad was tijdens de jaren 1930 opvallend inactief. Het aantal gepubliceerde rapporten daalde drastisch. Wellicht speelde de diepgaande economische depressie een belangrijke rol. De regering had immers andere prioriteiten. Voorgaande periodes met ernstige politieke en economische problemen deden de gezondheidszorg altijd naar het achterplan verschuiven. De Hoge Gezondheidsraad kreeg naar alle waarschijnlijkheid veel minder adviesvragen voorgelegd van de overheid. Jaarlijks publiceerde de minister bevoegd voor volksgezondheid een bulletin met alle adviezen van de Hoge Gezondheidsraad, ministeriële omzendbrieven (MO), toelichtingen en KB's die van toepassing waren op de gezondheidsadministratie. Hieruit blijkt dat het aantal MO's en KB's met betrekking tot volksgezondheid tijdens de jaren 1930 sterk daalde.

Een tweede reden voor de afname van het aantal rapporten, is vermoedelijk de uitholling van de taken van de Hoge Gezondheidsraad. Het KB van 14 september 1919 maakte de raad weliswaar bevoegd om alles te onderzoeken wat de volksgezondheid aanging, maar in de praktijk was dat wel een zeer ruime noemer. Sinds de oprichting van de raad in 1849 waren er tal van andere instellingen en gespecialiseerde overheidsorganen opgericht die zich toelegden op deelaspecten van de volksgezondheid. Zo waren er raden die zich bezighielden met tuberculose, kinderwelzijn, sport op school, arbeiders, gevaarlijke, hinderlijke en ongezonde bedrijven, medisch schooltoezicht enz. De Hoge Gezondheidsraad behandelde die onderwerpen nog wel, maar er waren veel andere en vaak meer gespecialiseerde spelers op het veld bijgekomen. Een heroriëntatie van de raad in de toekomst was aangewezen.

De raad viel tijdens de jaren 1930 duidelijk terug op een aantal oude routines en onderwerpen die hij al van oudsher had behandeld. Vooral de commissie die zich bezighield met het goedkeuren van de bouwplannen van rusthuizen, ziekenhuizen

[68] Veraghert, "Verbijstering, wanhoop, twijfel", 140-147. Voor meer informatie over de dalende koopkracht: Coppieters en Hendrix, "De koopkrachtevolutie", 275-368.
[69] Veraghert, "Verbijstering, wanhoop, twijfel", 1947-1950. Vanthemsche, "Arbeid in België.", 172. Voor meer informatie over de regeringsmaatregelen tijdens de crisis zie: Henkens, "De vorming van de eerste regering van Zeeland", 209-261.

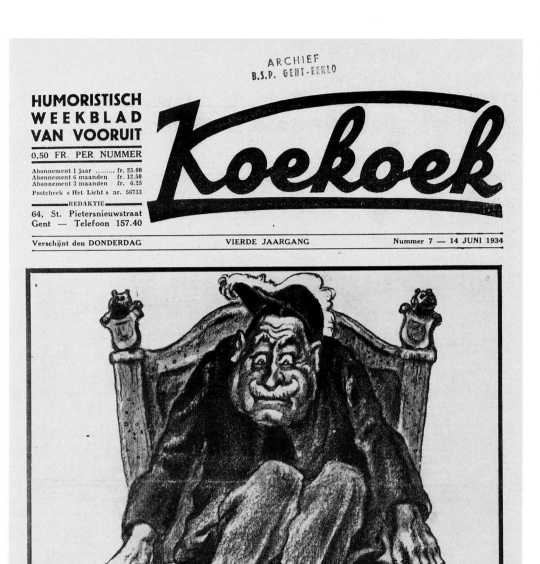

Ondanks de deflatiepolitiek bleef de economische crisis aanslepen. In 1934 viel de regering onder leiding van Charles De Broqueville.

en sanatoria ontplooide een ruime activiteit. Het merendeel van de rapporten had betrekking op de infrastructuur van medische instellingen. Ook de veiligheid en de zondagsrust van de arbeiders bleven – zij het in mindere mate – op de agenda staan. Hierbij controleerde de raad vooral of de reglementen in verband met gevaarlijke, ongezonde en hinderlijke bedrijven werden nageleefd. [70] In 1937-1938 gaf de regering de raad de opdracht om een bezoek te brengen aan een aantal gevaarlijke, hinderlijke en ongezonde bedrijven om te onderzoeken of die in aanmerking kwamen voor de invoering van de 40-urenweek. Zo bezocht een delegatie van de raad onder meer teer-, zink- en glasfabrieken. De arbeiders van die fabrieken werden allemaal gezond verklaard en de raad oordeelde dat het werk niet zwaar genoeg was om de werktijden aan te passen. Alles bleef dus bij het oude. De raad legde de sputterende economie niets in de weg.[71]

Geregeld boog de Hoge Gezondheidsraad zich ook over klachten in verband met voedselvervalsingen. Heel wat producenten en handelaars knoeiden met voedingsproducten in de hoop er meer winst uit te halen. Zo werden melk en wijn bijvoorbeeld dikwijls verdund met water. Door de toevoeging van bewaarmiddelen aan de voedingsproducten probeerden de producenten en verkopers bederf te voorkomen, en verkochten ze dus minder verse producten. Om dergelijke misbruiken te voorkomen, keurde de centrale overheid tal van reglementen goed in verband met de samenstelling en de verkoop van voedingsproducten. De Eetwarencontrole stelde het uiteindelijk reglement op maar deed eerst een beroep op de expertise van de Hoge Gezondheidsraad. Die bepaalde mee aan welke eisen producten als boter, rolmopsen, bier, yoghurt, honing, enz. moesten voldoen en hoe de verkoop ervan diende te gebeuren.[72]

Vooral wat betreft bewaarmiddelen nam de raad een streng standpunt in. Al in 1908 had hij een negatief advies gegeven over het gebruik van antiseptische producten om vlees langer te bewaren. Niet alleen vreesde de raad voor gezondheidsproblemen op lange termijn, hij was ook overtuigd dat de techniek aangewend werd om de niet al te beste kwaliteit van het vlees te maskeren. Ook in de daaropvolgende jaren verzette de Hoge Gezondheidsraad zich tegen conserveringsmiddelen. Toen in 1937 Antwerpse boterhandelaars aan de raad vroegen om een – zogezegd – onschadelijk conserveringsmiddel aan hun boter toe te voegen, vingen ze onmiddellijk bot. Gepasteuriseerde boter van een degelijke kwaliteit had volgens de raad geen bewaarmiddelen nodig.[73] Het laatste jaar voor de Tweede Wereldoorlog daalde het aantal rapporten tot een absoluut minimum. De raad keurde slechts enkele dossiers goed over het gebruik van nitraten in vleesbereidingen, fluor in drinkwater en enkele hospitalen. Pas na de oorlog was de tijd rijp voor nieuwe initiatieven.

[70] Onder meer: CSHP, *Rapports*, 1932, 290; 1933, 318; *Bulletin ministerie volksgezondheid*, 11/1938, 373-374; 12/1938, 377.
[71] *Bulletin Ministerie van Volksgezondheid*, 04/1938; 12/1938, 377, 467.
[72] Onder meer: CSHP, *Rapports*, 22/01/1931, 1-2; 4/02/1932, 208-211; 1935, 41; 16/01/1936, 46-49.
[73] CSHP, *Rapports*, 30/04/1908, 34-47; *Bulletin Ministerie Volksgezondheid*, 16/12/1937, 56-57.

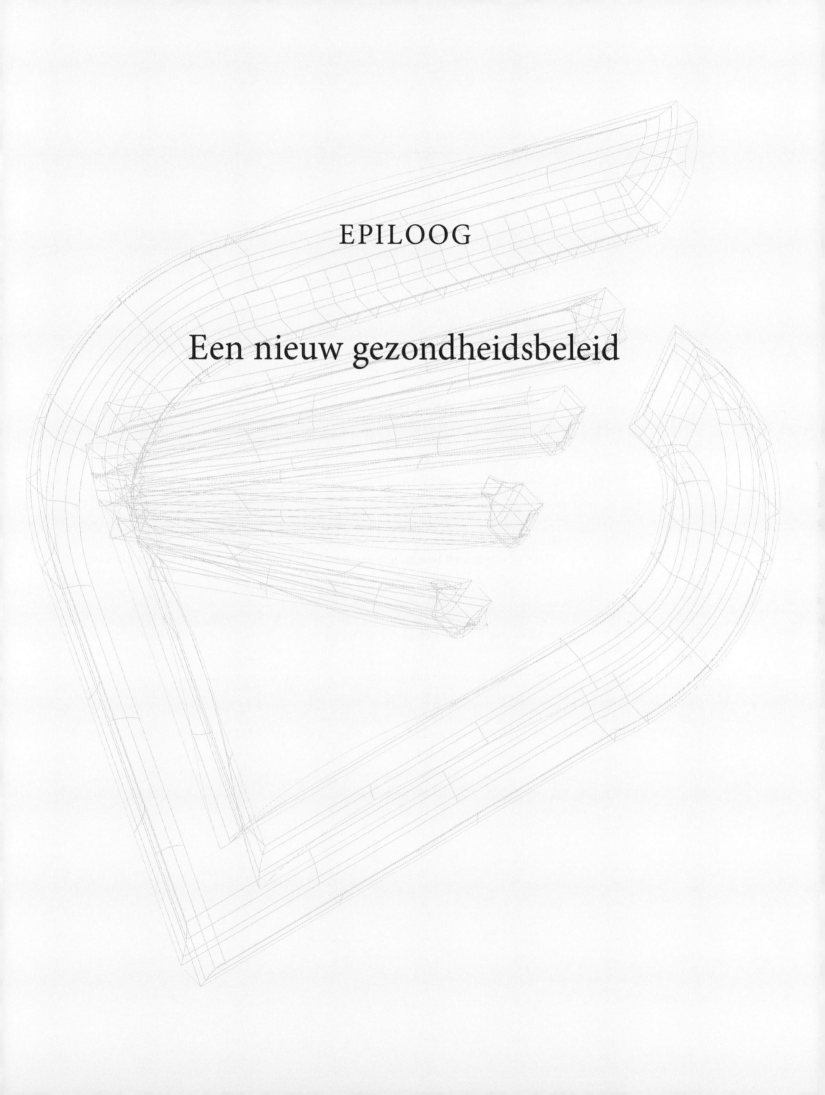

EPILOOG

Een nieuw gezondheidsbeleid

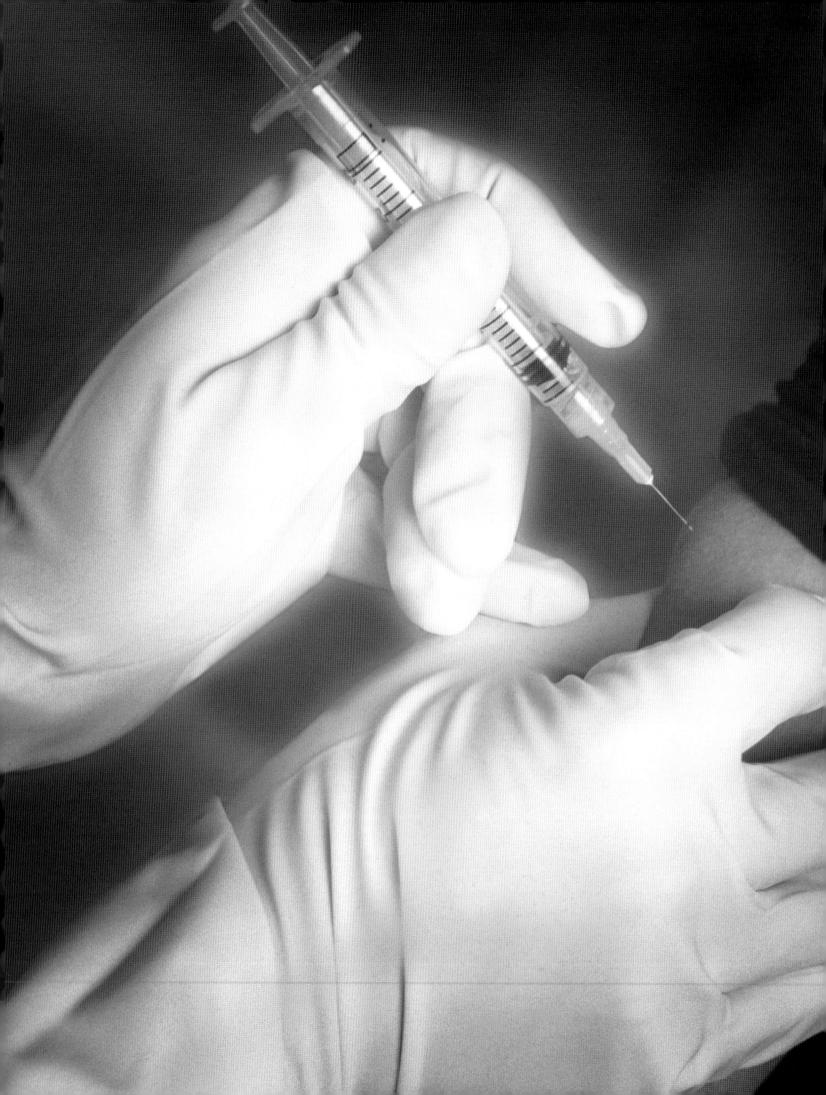

In 1946 ondertekenden de vertegenwoordigers van 61 staten het Handvest van de Wereldgezondheidsorganisatie (WGO). Dat bevatte een belangrijke vernieuwende definitie van het begrip "gezondheid", die ook richtinggevend zou zijn voor het naoorlogse Belgische gezondheidsbeleid. "Gezondheid" betekende voortaan meer dan enkel de "afwezigheid van ziekte", maar impliceerde een "toestand van volledig fysisch, psychisch en maatschappelijk welzijn". De bevolking moest dus niet alleen beschermd worden tegen bacteriën en virussen, ook "omgevingsrisico's" zoals milieuverontreiniging, schadelijke producten en bepaalde gedragingen vormden een bedreiging voor de gezondheid.[1] Die toegenomen aandacht voor het maatschappelijk welzijn weerspiegelde zich in de diensten en structuren van de overheid op het vlak van volksgezondheid, en tevens in de secties van de Hoge Gezondheidsraad (zie verder).

Nieuwe administratieve structuren

Het eerste volwaardig ministerie van Volksgezondheid was opgericht in 1936. Dat betekende echter niet dat alle overheidsdiensten meteen werden overgeheveld naar het nieuwe ministerie. De meeste ministers en administraties wilden liever geen ambtenaren en bevoegdheden verliezen en zo aan macht en aanzien inboeten. De nieuwe administratie groeide nauwelijks en werd in 1938 zelfs weer kortstondig aan het ministerie van Binnenlandse Zaken gehecht. Pas na de Tweede Wereldoorlog werd Volksgezondheid definitief als een autonoom ministerie bestendigd. De regering was tijdens haar ballingschap in Londen getuige geweest van de omvangrijke sociale wetgeving die de Britten hadden ingevoerd om een "verzorgingsstaat" te verwezenlijken. Het ministerie van Volksgezondheid moest de realisatie van de Belgische verzorgingsstaat in goede banen leiden. In 1946 werd de administratie Volksgezondheid beter gestructureerd.

Tot aan de staatshervorming van 1980 omvatte het ministerie van Volksgezondheid een Bestuur van Volksgezondheid (hieronder ressorteerden de inspectie van volksgezondheid, de eetwareninspectie, de inspectie van de luchtverontreiniging, de inspectie van de vleeshandel, de farmaceutische inspectie en het bestuur van sanitaire bouwwerken), een Bestuur van Geneeskundepraktijk, een Bestuur van Sociale Geneeskunde (bestaande uit medisch schooltoezicht, sanitaire opvoeding, gerechtelijke geneeskundige dienst, administratieve gezondheidsdienst, sociaal-medische instellingen), een Bestuur voor Onderstand, een Bestuur voor Gezinszorg en Huisvesting, een Bestuur voor Verzorgingsinstellingen (dienst voor ziekenhuizen, inspectie van verpleegscholen, de rijksinrichtingen voor geesteszieken en abnormale kinderen) en een Bestuur voor Oorlogsgetroffenen.[2]

De sociale zekerheid als motor voor meer overheidsingrijpen

Een belangrijke stap naar de verzorgingsstaat was de introductie van de verplichte ziekte- en invaliditeitsverzekering. Vanaf eind 1944 was iedere loontrekkende verplicht om zich aan te sluiten bij een mutualiteit die ziektekosten vergoedde en uitkeringen uitbetaalde in geval van ziekte, invaliditeit of zwangerschapsrust. Bijdragen werden voortaan geïnd door het Rijksinstituut voor Ziekte- en Invaliditeitsverzekering (RIZIV).

De medische consumptie steeg enorm. Ziekenhuizen en medische behandelingen werden toegankelijk voor iedereen en de betaling van de zorg was minder afhankelijk van economische omstandigheden. Ook voor de zorgverstrekkers waren de gevolgen

[1] Doms en Hertecant, "Het gezondheidsbeleid", 273.
[2] Vandeweyer, *Het ministerie van Volksgezondheid*, 29-31 en 42-43; Doms en Hertecant, "Het gezondheidsbeleid", 273.

ingrijpend. In het verleden hadden ziekenhuizen en geneesheren een haast volledige vrijheid genoten inzake tarieven, technische uitrusting, accommodatie enz. Hieraan kwam definitief een einde. Het regentsbesluit van 21 maart 1945, dat de regeling van de verplichte ziekte- en invaliditeitsverzekering verder verfijnde, bepaalde dat de sociaal verzekerde vrij kon kiezen in welk ziekenhuis hij of zij behandeld wilde worden, op voorwaarde dat de instelling erkend was door het ministerie van Volksgezondheid en dat ze voor iedereen aan gelijke prijzen toegankelijk was. Het merendeel van de hospitalen vroeg een erkenning aan. De erkenningsnormen vormden een belangrijk drukkingsmiddel voor de overheid om de kwaliteit van de ziekenhuizen te verbeteren. Medische behandelingen in een ziekenhuis of een dokterspraktijk evolueerden naar een verworven sociaal recht.[3]

De goedkeuring van de gezondheidswet op 1 september 1945 maakte een verdere toename van de overheidsinmenging in het gezondheidsbeleid mogelijk door een einde te stellen aan de verregaande autonomie van de gemeenten. De wet kwam er op advies van de Hoge Gezondheidsraad[4] en vond zijn oorsprong in het wetsontwerp van de eerder genoemde *loi sanitaire* die in 1911 al zonder succes in het parlement was neergelegd door minister Berryer. De gezondheidswet maakte de koning bevoegd om maatregelen te nemen voor de profylaxe van besmettelijke ziekten, de reinheid van de wegen en de woningen – vooral wat betreft de drinkwatervoorziening en de afvoer van vuilnis en vuil water – en om ongezonde stilstaande waters te dempen. Als de gemeenten zich van die taken onvoldoende kweten, kon de centrale overheid de werken laten uitvoeren op kosten van de gemeenten. Mensen met een besmettelijke ziekte[5] konden verplicht geïsoleerd worden.

Nieuwe spelers op het veld

De overheid ging in het gezondheidsbeleid steeds sterker de nadruk leggen op preventie. De bestrijding van tuberculose, venerische ziekten en kanker stonden volop in de belangstelling. Bovendien groeide het besef dat er nood was aan een betere coördinatie van de verschillende consultaties. Dat leidde tot de oprichting van Gezondheidscentra.[6] Via een KB van 21 maart 1961 werd het statuut van het Gezondheidscentrum officieel geregeld. In principe konden alle preventieve raadplegingen plaatsvinden in een Gezondheidscentrum, maar het medisch schooltoezicht vormde wel de basis, aangevuld met minstens twee andere consultaties te kiezen uit de consultaties van arbeidsgeneeskunde, het kinderwelzijn of de medische sportcontrole.[7]

Naargelang de medische wetenschap zich ontwikkelde, werd het duidelijk dat de overheid vooral een rol moest spelen in het sociale luik van het medische bedrijf. De artsen richtten zich namelijk hoofdzakelijk op individuele geneeskunde, wat voor de overheid niet volstond. De groeiende overheidsaandacht voor volksgezondheid uitte zich dan ook in de oprichting van tal van nieuwe adviesorganen en organisaties die zich bezighielden met de volksgezondheid. Drukkingsgroepen als zorgverstrekkers, het farmaceutische wetenschapbedrijf en mutualiteiten die de patiëntenbelangen behartigden, werden in allerlei raden en commissies betrokken bij het gezondheidsbeleid. Zo werden bijvoorbeeld een Comité voor Borstvoeding (1941), een Hoge Raad voor Lichamelijke Opvoeding, Sport en Openluchtwerken (1945), een Hoge Raad voor het Verplegingswezen (1947), een Antidopingcommissie (1965) en een Hoge Raad voor

[3] Doms en Hertecant, "Het gezondheidsbeleid", 274; Dhaene en Timmermans, "De privé-ziekenhuizen", 338-339.
[4] Helaas werd er geen bronnenmateriaal overgeleverd waarin de Hoge Gezondheidsraad de Gezondheidswet bespreekt, maar de raad werd wel expliciet vermeld in het KB van 1 september 1945.
[5] Een uitvoeringsbesluit van 01/03/1971 bevatte een lijst met de geviseerde ziekten.
[6] Het Regentsbesluit van 30/10/1948 regelde de juridische basis. Het KB van 07/05/1951 liet toe om subsidies aan te vragen voor de bouw en uitrusting van gezondheidscentra.
[7] Doms en Hertecant, "Het gezondheidsbeleid", 279-280.

Menselijke Genetica (1973) opgericht. Historicus Luc Vandeweyer telde tijdens de inventarisering van het archief van het ministerie van Volksgezondheid in 1992 maar liefst 133 raden en commissies die de overheid bijstonden met adviezen.

Daarnaast stimuleerde de overheid via een uitgebreid subsidiëringsbeleid ook private instanties om de globale gezondheidstoestand te verbeteren. Diensten zoals het Rode Kruis, de Liga tegen Kanker, de Liga voor Mentale Hygiëne, het Nationaal werk voor de Bestrijding van Tuberculose leverden dankzij de financiële hulp van de overheid baanbrekend werk en verzamelden bovendien de nodige statistische gegevens zodat de overheid zich een beeld kon vormen van de gezondheidstoestand van het land.[8]

De snelle ontwikkelingen en toenemende complexiteit binnen de medische wetenschap vroegen om meer vakkennis binnen de gezondheidsadministratie. Dat leidde in de herfst van 1951 tot de oprichting van het Instituut voor Hygiëne en Epidemiologie.[9] Hiermee werd de samenwerking van bestaande laboratoria en wetenschappers officieel bestendigd. De instelling kreeg als hoofdopdracht wetenschappelijk onderzoek te doen om het gezondheidsbeleid te onderbouwen. Concreet hield dit in dat de wetenschappers zich voortaan bezighielden met onderzoek naar (niet-) overdraagbare ziekten en de veiligheid van voedingsmiddelen, medicijnen, chemische producten, en het leefmilieu en gezondheid.[10]

EEN EVOLUERENDE TAAK VOOR DE HOGE GEZONDHEIDSRAAD

Het hoeft geen betoog dat de komst van al die nieuwe adviesorganen en instellingen ingrijpende gevolgen had voor de Hoge Gezondheidsraad. Bij zijn oprichting in 1849 had de raad de wel bijzonder ruime opdracht gekregen "om de overheid te informeren over alles wat de volksgezondheid aanging". Vanaf het einde van de 19de eeuw, en in versneld tempo na de Tweede Wereldoorlog, werd die taak steeds meer overgenomen door instellingen met welbepaalde, specifieke opdrachten. Zelfs in het meest recente verleden kwamen er nog nieuwe spelers op het veld. De oprichting in 2002 van de Wetenschappelijke Raad voor Ioniserende Straling bij het Federaal Agentschap voor Nucleaire Controle leidde bijvoorbeeld tot een afname van adviesaanvragen bij de Hoge Gezondheidsraad over radioactiviteit.

De raad maakte na 1945 dus ongetwijfeld een belangrijke evolutie door. Helaas was het wegens het beperkte overgeleverde bronnenmateriaal bijzonder moeilijk om de belangrijkste ontwikkelingslijnen in de heroriëntatie van de Hoge Gezondheidsraad te reconstrueren. De uiterst beknopte notulen vermelden meestal enkel het thema dat aan bod kwam tijdens de zittingen van de raad. Uit de lijst van besproken thema's kan alvast geconcludeerd worden dat de raad in de eerste decennia na de Tweede Wereldoorlog voornamelijk terugviel op routinewerk en de gekende thema's. Tot in 1963 was de activiteit hoofdzakelijk beperkt tot adviezen over de infrastructuur van verzorgings-instellingen en voeding. Slechts af en toe kwamen ook onderwerpen aan bod zoals uitzonderingen op de zondagsrust en hygiëne en veiligheid op de arbeidsplaats. Na 1963 – het is onduidelijk waarom net die datum als breuklijn fungeerde – ging de Hoge Gezondheidsraad zich geleidelijk aan op nieuwe thema's concentreren. Er werden werkgroepen opgericht die adviezen verleenden over (niet-) ioniserende straling, bestrijdingsmiddelen, geluidshinder en allerhande vaccinaties. Die tendens zette zich versterkt door

8 Vandeweyer, *Het ministerie van Volksgezondheid*, 79, 126-127.
9 Het huidige Wetenschappelijk Instituut Volksgezondheid-Louis Pasteur.
10 Vandeweyer, *Het ministerie van Volksgezondheid*, 45; Jaarverslag 2004, Instituut Wetenschappelijk Instituut Volksgezondheid, 8.

Organigram van de Hoge Gezondheidsraad.

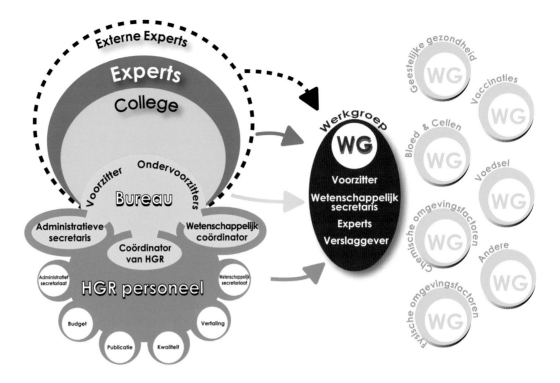

in de jaren 1980. Wetenschappers binnen de Hoge Gezondheidsraad bogen zich onder
meer over onderwerpen als pesticiden, bloed- en orgaantransplantaties, ontsmettingsmiddelen, luchtkwaliteit, milieuvervuiling, de veiligheid van de woning, aids, alcoholmisbruik, roken en kunstmatige inseminatie.

Reorganisatie van de raad

Met het KB van 4 december 1990 werd de Hoge Gezondheidsraad gereorganiseerd onder
druk van de toegenomen activiteiten en de nieuwe opdrachten en materies. Er was nood
aan nieuwe leden die de nodige vakkennis hadden om de bijkomende opdrachten te
behandelen. De leden werden benoemd door de koning. In tegenstelling tot voordien,
toen iemand in principe levenslang lid kon blijven van de raad, werd een mandaat nu
beperkt tot zes jaar, weliswaar verlengbaar. Het KB stelde een leeftijdsgrens in van maximum 70 jaar. In 1995 volgde een tweede reorganisatie, die onder meer het aantal leden
verhoogde van 45 tot 70. Bovendien bepaalde het KB dat de Hoge Gezondheidsraad
consensusconferenties, conferenties voor gezondheidswerkers en expertvergaderingen
moest bevorderen en organiseren. Hoewel uit de bronnen duidelijk blijkt dat dit al
jarenlang een gangbare praktijk was, werd nu officieel bekrachtigd dat de Hoge Gezondheidsraad onderverdeeld was in afdelingen, mits de minister van Volksgezondheid die
goedkeurde. Het huishoudelijk reglement, dat op 15 december 1995 werd goedgekeurd
in een MB van minister van Volksgezondheid Marcel Colla, ging hierop dieper in.
Voortaan telde de raad zeven afdelingen die op hun beurt konden worden onderverdeeld in onderafdelingen:

- Afdeling I: Beschavingsziekten (Verslavingen, Psychosociale aspecten van ziekten).
- Afdeling II: Profylaxe van de overdraagbare ziekten en gebruik van producten
  en organen van menselijke oorsprong (Bloed en beenmerg, Vaccinaties, Gemengde

commissie Hoge Gezondheidsraad – Geneesmiddelencommissie, Diergeneeskundige vaccins, Weefsels en organen van menselijke oorsprong).

– Afdeling III: Bescherming tegen chemische, fysische en biologische agentia (Bestrijdingsmiddelen voor (niet-) landbouwkundig gebruik, Ontsmettingsmiddelen, Stralingen, Risico-evaluatie).

– Afdeling IV: Hygiëne van de voeding, de voedingsmiddelen en de daarmee verbonden problemen – Voedingsveiligheid (Microbiologie van de voeding, Menselijke voeding, Dierenvoeding). Met het KB van 31 mei 1996 werden de bevoegdheden van de Nationale Voedingsraad (19/06/1991) overgeheveld naar de Hoge Gezondheidsraad.

– Afdeling V: Milieuhygiëne.

– Afdeling VI: Gezondheidsindicatoren.

– Afdeling VII: Hygiëne in de gezondheidszorg (Medische hulpmiddelen).

– Logistieke eenheid medische evaluatie.

Het Bureau[11] duidde voor ieder dossier de bevoegde afdeling(en) of onderafdeling(en) aan. Op eigen initiatief of op vraag van een afdeling of onderafdeling kon het Bureau de studie van een probleem of dossier ook toevertrouwen aan een werkgroep waarin minstens één lid van de Hoge Gezondheidsraad zetelde. Een raadslid kon ook als vertegenwoordiger van de raad in gemengde commissies zetelen. Het Bureau bepaalde de samenwerking met andere raden en commissies en besliste welke leden in dergelijke vergaderingen zetelden. Het Uitgebreide Bureau[12] bepaalde de beleidslijnen van de raad. De logistieke eenheid medische evaluatie had tot taak de evaluatie en verbetering van de kwaliteitsbeheersing in de volksgezondheid uit te werken.

De medewerking van experten was onontbeerlijk geworden voor de goede werking van de raad. De voormalige regelgeving had altijd de mogelijkheid opengelaten om informatie te verzamelen bij experts die geen lid uitmaakten van de Hoge Gezondheidsraad. In de praktijk gebeurde dat vóór de Tweede Wereldoorlog echter zelden. Van de raadsleden werd verwacht dat ze over een brede kennis beschikten die hun hele vakgebied besloeg. De wetenschappelijke vooruitgang na de Tweede Wereldoorlog bracht ook een steeds verder doorgedreven specialisering met zich mee, waardoor de Hoge Gezondheidsraad meer experts ging aantrekken. De grotere complexiteit, zowel administratief als wetenschappelijk, noodzaakte ook meer ondersteuning door wetenschappelijk gevormde medewerkers. In 1994-1996 werd met dat doel het wetenschappelijk en administratief secretariaat opgericht.

Federalisering

Zowel de federalisering van België als de oprichting van de Europese Unie hadden consequenties voor de werking van de Hoge Gezondheidsraad. De staatshervorming in 1980 maakte de gemeenschappen verantwoordelijk voor "persoonsgebonden materies". Ook het gezondheidsbeleid viel onder die noemer. Concreet betekende dit dat de federale overheid uitsluitend bevoegd bleef voor materie die expliciet vermeld werd in de wetgeving. Op het gebied van zorgverstrekking en preventieve gezondheidszorg ontwikkelden de gemeenschappen hun eigen beleid. Het Vlaams parlement liet zich vanaf januari 1997 bijstaan door een Vlaamse Gezondheidsraad. Het Nationaal Voedings- en Gezondheidsplan (2005) – de voedingsaanbevelingen van de Hoge Gezondheidsraad lagen aan de basis

[11] Het Bureau werd gevormd door de voorzitter, de twee ondervoorzitters en de secretaris van de raad.
[12] Hiertoe behoorden de afdelingsvoorzitters, het Bureau en de voorzitter van de Logistieke eenheid medische evaluatie.

van dit plan – en het Nationaal Kankerplan (2008) bewijzen echter dat de bevoegdheids-
verdeling inzake volksgezondheid niet altijd duidelijk is. De Hoge Gezondheidsraad is
steeds bereid gebleven om ook aan de gemeenschappen advies te verlenen maar in het
huidige ingewikkelde kluwen van bevoegdheidsverdelingen is dat niet altijd eenvoudig.

Europese Unie (1993)

Door het KB van 20 juni 1994 werd de samenwerking van de Hoge Gezondheidsraad
met de Europese Unie bekrachtigd. Voortaan diende de raad de Europese Commissie
bij te staan in het wetenschappelijk onderzoek naar levensmiddelen. Zijn voornaamste
taken omvatten het beoordelen van de juiste samenstelling van het voedingspakket, het
uitwerken van protocollen voor risicoanalyse i.v.m. levensmiddelenbestanddelen en het
uitvoeren van onderzoeken naar voedingsverbruik en voedingsbestanddelen.

De verdere uitbouw van de Europese Unie bracht met zich mee dat de Europese
richtlijnen omgezet dienen te worden in Belgische wetgeving. Tot op de dag van van-
daag wordt de Hoge Gezondheidsraad dikwijls om advies gevraagd als de richtlijnen
betrekking hebben op de volksgezondheid. Het Europese volksgezondheidsbeleid betekent echter ook een beperking van de autonomie van de raad, aangezien hij verplicht is
om zijn adviezen te laten beantwoorden aan de Europese richtlijnen waardoor er weinig
ruimte blijft voor initiatief en een eigen invulling. De laatste decennia werden er op
Europees niveau bovendien verschillende adviesorganen opgericht die zich bogen over
onderwerpen die ook in nationale adviesraden aan bod kwamen: dubbel werk dus, met
soms inconsistente conclusies tot gevolg. In de nabije toekomst wil de Hoge Gezondheidsraad echter een betekenisvolle rol spelen bij het optimaliseren van het Europese
gezondheidsbeleid. Het EuSANH (European Science Advice Network for Health) netwerk, dat in februari 2009 werd opgestart, moet hiervoor een oplossing aanreiken.
Hierbij werkt de Hoge Gezondheidsraad samen met 11 andere nationale adviesraden.
Het is de bedoeling om via dit Europees netwerk in de toekomst agenda's uit te wisselen,
van elkaars adviezen gebruik te maken en eventueel samen adviezen te ontwikkelen om
op die wijze een efficiënter Europees gezondheidsbeleid te verwezenlijken.

Een nieuwe Hoge Gezondheidsraad

Het KB van 5 maart 2007 kondigde de komst aan van een volledig vernieuwde Hoge
Gezondheidsraad. De reorganisatie van de raad vloeide voort uit het Copernicusplan
dat werd uitgewerkt tijdens de eerste regering Verhofstadt (1999-2003) en dat de hervorming van de ambtenarij beoogde. Er werd vastgesteld dat er eigenlijk geen sprake meer
was van één "Hoge Gezondheidsraad". De Hoge Gezondheidsraad was de verzamelnaam
geworden van verschillende afdelingen die individueel opereerden. Iedere afdeling had
zijn eigen manier van werken ontwikkeld en functioneerde als een eilandje binnen het
grotere geheel van de Hoge Gezondheidsraad. Van een wisselwerking of onderling over-
leg tussen de verschillende afdelingen was geen sprake. De meeste afdelingen waren
nauwelijks op de hoogte van de activiteiten van de andere afdelingen.

Een grondige hervorming van de raad moest dit verhelpen. Het KB van maart 2007
hief alle bestaande wetgeving over de Hoge Gezondheidsraad op en gaf de aanzet tot
de oprichting van een "nieuwe" Hoge Gezondheidsraad. De taken op het gebied van

adviesverlening werden bestendigd in de programmawet van 27 april 2007. Op 8 mei 2007 verscheen er een nieuw huishoudelijk reglement in het Belgisch Staatsblad. Alle bestaande afdelingen werden afgeschaft. In plaats van met afdelingen te werken, werd er voor een systeem met werkgroepen gekozen. Het kan gaan om permanente werkgroepen die zich buigen over routineadviezen en om ad-hocwerkgroepen die opgericht worden naar aanleiding van een adviesvraag of een advies dat de raad op eigen initiatief geeft. Adviesaanvragen kunnen afkomstig zijn van de minister van Volksgezondheid en Leefmilieu en zijn/haar administratie, ter ondersteuning van het beleid. Maar ook de diensten van de Federale Overheidsdienst Volksgezondheid, Veiligheid van de Voedselketen en Leefmilieu, het Wetenschappelijk Instituut Volksgezondheid, het Centrum voor Onderzoek Diergeneeskunde en Agrochemie, het Federaal Agentschap voor Geneesmiddelen en Gezondheidsproducten, het Federaal Agentschap voor de Veiligheid van de Voedselketen en het Federaal Agentschap voor Nucleaire Controle evenals alle diensten die daartoe wettelijk gemachtigd zijn, kunnen de raad om een advies vragen.

De raad behandelt adviezen die zich situeren op het domein van de geestelijke gezondheid, fysische omgevingsfactoren, chemische omgevingsfactoren, voeding en gezondheid (inclusief voedselveiligheid), bloed en -derivaten en cellen, weefsels en organen van menselijke en dierlijke oorsprong, infectiologie, vaccinologie en hygiëne.

Het MB van 21 maart 2008 stelde een andere belangrijke nieuwe regeling in als antwoord op de toenemende vraag naar expertise. Voortaan kan de raad een beroep doen op de kennis van 200 officieel benoemde experts. Zij worden benoemd voor zes jaar, hun mandaat is verlengbaar. Veertig van de benoemde experts, benoemd door het KB van 11 januari 2009, vormen het College. Hun mandaat duurt telkens drie jaar en kan tweemaal verlengd worden. Eén derde van het College wordt om de drie jaar vervangen. Het College wordt voorgezeten door de voorzitter van de Hoge Gezondheidsraad en twee ondervoorzitters en komt eenmaal per maand samen. Het College stelt de werkgroepen samen uit de 200 experts, maar kan ook experts uitnodigen die geen deel uitmaken van de raad. In totaal heeft de raad in 2009 een wervingsbestand van 500 experts, verdeeld over alle wetenschappelijke instellingen van het land. Het College draagt de verantwoordelijkheid voor het goede verloop van de werkzaamheden van de werkgroepen en bekrachtigt alle adviezen, aanbevelingen en rapporten die goedgekeurd worden in de werkgroepen.

De dagelijkse werking wordt tweewekelijks besproken door het Bureau, bestaande uit de voorzitter van de Hoge Gezondheidsraad, de twee ondervoorzitters, de coördinator, de wetenschappelijke coördinator en de administratieve secretaris. Waar de raad vroeger voornamelijk achter de schermen werkte, treedt hij nu naar buiten met een transparant communicatiebeleid in een nieuwe huisstijl. Alle adviezen worden openbaar gemaakt – tenzij ze vertrouwelijk zijn – en kunnen geconsulteerd worden op de website van de raad.

De Hoge Gezondheidsraad beschouwt het als zijn missie om dankzij zijn netwerk van experts en zijn interne medewerkers zoveel mogelijk in te spelen op de actualiteit en op een wetenschappelijk onderbouwde wijze, onpartijdige en onafhankelijke adviezen te produceren. In die zin wil de raad zich in de toekomst verder profileren als een hoogstaand wetenschappelijk expertisecentrum voor beleidsmakers en gezondheidswerkers.

Algemeen besluit

Minister Charles Rogier richtte in 1849 een raad van experten op om hem wetenschappelijk advies te verlenen over kwesties in verband met de volksgezondheid. 160 Jaar later voert de Hoge Gezondheidsraad in wezen nog altijd dezelfde kernopdracht uit. De stichting was een uiting van de ontluikende aandacht van de overheid voor gezondheidszorg. Die kwam er onder meer onder druk van de steeds terugkerende epidemieën en de uitwassen van de beginnende industriële samenleving. De raad moest de overheid aanvankelijk bijstaan en ondersteunen in het doorvoeren van saneringen in de gemeenten. In de loop van de daaropvolgende decennia verbreedde de focus en boog de raad zich over een hele waaier aan thema's. Die onderwerpen werden bepaald door de wetenschappelijke vooruitgang en de sociaal-economische en politieke ontwikkelingen. De overheid verzocht de raad enerzijds om adviezen, anderzijds nam de raad ook zelf initiatieven en formuleerde hij voorstellen voor beleidsmaatregelen.

Het terugdringen van infectieziekten als cholera, tyfus en pokken beheerste lange tijd het gezondheidsbeleid. Conform de algemeen onderschreven miasmentheorie werkte de Hoge Gezondheidsraad vooral aan maatregelen op het vlak van saneringen van dorpen en steden, een betere arbeidershuisvesting en de inplanting van kerkhoven. Hij tekende het ideaaltypische ziekenhuis uit en verleende advies bij tal van bouwplannen voor verzorgingsinstellingen. De wetenschappelijke vooruitgang, onder meer in de bacteriologie, gaf het beleid een heel nieuwe wending. De pokkenvaccinatie werd ondersteund en het was voor de raad nu mogelijk efficiënte maatregelen tegen de verspreiding van cholera uit te tekenen. Vanaf de laatste decennia van de 19de eeuw lag het accent op de bestrijding van tuberculose, later ook het terugdringen van venerische ziekten. De raad concentreerde zich op het bekendmaken van nieuwe ontsmettingsmethoden, professionele verzorgingstechnieken en het verbeteren van de ziekenhuisinfrastructuur en maakte zo een einde aan de kwalijke reputatie van het ziekenhuis als sterfhuis. De Hoge Gezondheidsraad was een van de hoofdrolspelers in het preventieve gezondheidsbeleid van de overheid. Hij formuleerde adviezen over persoonlijke hygiëne, zuigelingenzorg, het medisch schooltoezicht en voldoende lichaamsbeweging op school. Ook over de vorming en de beroepsuitoefening van bepaalde medische beroepen sprak de raad zich uit, bv. de apothekers of de organisatie van de verpleegkundige opleiding.

Ook maatschappelijke gebeurtenissen en veranderingen in het politieke klimaat bepaalden de behandelde thema's. Naar aanleiding van de gewelddadige stakingen in 1886 in de Waalse mijnstreek en de invoering van het algemeen enkelvoudig stemrecht in 1919 kwam de arbeidersproblematiek nadrukkelijker naar voren. De raad had een adviserende stem in de totstandkoming van de sociale wetten: het verbod op vrouwen- en kinderarbeid, de invoering van de zondagsrust, de acht-uren werkdag, de arbeidsomstandigheden in de bedrijven, de hinder die gevaarlijke en ongezonde bedrijven veroorzaakten, de medische inspectie van jonge arbeiders. Vaak was de raad bij de uitwerking van de wetten niet in eerste instantie betrokken, maar moest hij wel toezien op de uitvoering, en eventuele uitzonderingen uitwerken.

Na de jaren 1930, die een opvallende daling in de activiteiten van de Hoge Gezond-heidsraad laten zien, volgde vanaf de tweede helft van de jaren 1940 een heel nieuw hoofdstuk. De invoering van de verplichte ziekte- en invaliditeitsverzekering gaf het gezondheidsbeleid een grondig andere invulling. De sterk gestegen toegankelijkheid van de zorg en de hiermee verbonden aandacht voor het algemeen welzijn en het leef-milieu zorgden samen met de medisch-technologische ontwikkelingen en de tendens tot medische specialisering voor een sterk gewijzigde rol van de raad. Nieuwe onder-werpen zoals geluidshinder, geestelijke gezondheid, pesticiden en KID kwamen aan bod en leidden tot nieuwe werkgroepen.

In zijn adviezen met betrekking tot de openbare gezondheid en hygiëne toonde de Hoge Gezondheidsraad zich dikwijls vragende partij voor nieuwe overheidsmaatregelen of werkte hij – op vraag van de bevoegde minister of op eigen initiatief – zelf ontwerpen van nieuwe maatregelen uit die door de minister al dan niet konden worden door-gevoerd. De mate waarin de bevoegde minister rekening hield met de aanbevelingen van de raad hing sterk af van de aard van het onderwerp. Adviezen die bijvoorbeeld de medische schoolinspectie, voedingsreglementen of de bouwvoorschriften van de sanatoria regelden, nam de bevoegde minister probleemloos over. Ze werden meestal kort nadien letterlijk omgezet in een Koninklijk Besluit of een Ministeriële Omzend-brief. Wanneer de voorgestelde maatregelen echter meer bevoegdheid impliceerden voor de overheid, en met andere woorden dus raakten aan de autonomie van de gemeen-ten, kregen ze veel minder opvolging. Tot aan de Tweede Wereldoorlog was dat de voornaamste hinderpaal voor het gezondheidsbeleid van de regering: de gemeenten bezaten op het vlak van gezondheidszorg de meeste bevoegdheden. De uitvoering van vele maatregelen hing van hun goodwill af. De centrale overheid beschikte boven-dien nauwelijks over sanctiemogelijkheden. De zogenaamde *loi sanitaire* van minister Berryer uit 1911 wilde dit verhelpen maar raakte niet gestemd. In 1945 lagen de kaarten anders. De gezondheidswet gaf de overheid eindelijk de macht om maatregelen te nemen wanneer de gemeenten in gebreke bleven inzake hun taken op het gebied van volks-gezondheid.

Het was niet altijd evident om in dit onderzoek de impact van de aanbevelingen van de raad te meten. Wanneer de Hoge Gezondheidsraad genoemd werd in een KB of MO en een rapport volledig of gedeeltelijk werd overgenomen, was de draagwijdte van een advies natuurlijk duidelijk. We konden echter niet inschatten in hoeverre een nieuw besluit louter de verdienste was van de raad. Ook andere instellingen, zoals de Konin-klijke Academie voor Geneeskunde, oefenden invloed uit tijdens het besluitvormings-proces. Het lijkt bijvoorbeeld onwaarschijnlijk dat de raad de enige vragende partij was voor het organiseren van zuigelingenconsultaties. Wanneer er een grote tijdsmarge zat tussen een advies van de raad en de uiteindelijke opvolging – de reactiesnelheden van de overheden konden sterk verschillen – was het nog moeilijker om de impact van de raad te bepalen. Verder historisch onderzoek kan hier duidelijkheid scheppen.

De Hoge Gezondheidsraad was "conjunctuurgevoelig". De bezorgdheid om de economie loopt als een rode draad doorheen de rapporten van de raad. Maar al te vaak primeerden de belangen van de ondernemers op de gezondheid van de arbeiders of op een beter milieu. Loodwit bijvoorbeeld, mocht – ondanks klachten over de ernstige ziekten die deze giftige stof veroorzaakte bij arbeiders – verder worden gebruikt voor het bleken van kant uit vrees dat de vraag naar wit kant zou afnemen. Drastische maatregelen tegen watervervuiling bleven uit om de fabrieken niet al te veel te schaden. Na protest van de ondernemers zag de raad geen graten in nachtarbeid door adolescenten. En ook ten opzichte van kinderarbeid nam de Hoge Gezondheidsraad een weinig progressief standpunt in. Arbeiderskinderen konden beter werken vanaf hun veertiende om te vermijden dat ze op het slechte pad zouden geraken. Zeker in tijden van crisis toonde de raad zich zeer toegeeflijk tegenover de ondernemers. Ernstige crisissen hadden een grote impact op de werking van de raad. Vanaf het moment dat de economie in een neerwaartse spiraal terechtkwam, verschoof de interesse van de overheid in gezondheidszorg en hygiëne naar het achterplan. Het aantal rapporten van de raad nam in die periodes significant af.

Bij zijn oprichting kreeg de Hoge Gezondheidsraad een wel zeer brede missie mee, namelijk de overheid adviseren over "alles wat met gezondheid te maken had". In het jonge België tekende de raad de krijtlijnen uit van het beginnende gezondheidsbeleid en ontwikkelde hij ideeën rond brede maatschappelijke thema's. Vanaf het einde van de 19de eeuw, maar vooral tijdens het interbellum, werden steeds meer gespecialiseerde organen opgericht die een deel van de taken van de Hoge Gezondheidsraad overnamen, zo bijvoorbeeld de Arbeidsinspectie, het Nationaal Werk der Kinderwelzijn, de Liga ter Bescherming tegen Tuberculose enz. Na de Tweede Wereldoorlog zette die tendens zich op sneltempo door. Bovendien werd de raad geconfronteerd met de gevolgen van de opeenvolgende staatshervormingen, waardoor de bevoegdheden voor gezondheidszorg sterk versnipperd raakten over de verschillende regeringen. Daarnaast komt sinds kort ook de factor Europa. Europese richtlijnen dienen omgezet te worden in Belgische wetgeving, waarbij de Hoge Gezondheidsraad dikwijls om advies wordt gevraagd. Het zoeken naar het juiste evenwicht in de samenwerking met alle bevoegdheidsniveaus en andere adviesorganen is een proces dat voortdurend in beweging is.

Het EuSANH-project dat in februari 2009 opgestart werd, impliceert de samenwerking van de Hoge Gezondheidsraad met andere nationale adviesraden met het oog op de optimalisering van het Europese gezondheidsbeleid. De grondige hervorming van de Hoge Gezondheidsraad waartoe de aanzet werd gegeven in 2007, bestendigde de taken van de raad en speelde in op de toegenomen nood aan wetenschappelijke expertise. Anno 2009 kan de raad een beroep doen op een netwerk van meer dan 500 experten. De Hoge Gezondheidsraad beschouwt het als zijn missie om actuele, onafhankelijke adviezen te formuleren voor beleidsmakers en gezondheidswerkers.

Bibliografie

1. ARCHIEF

Algemeen Rijksarchief, Brussel

– Onontsloten archief van de Hoge Gezondheidsraad met notulen, dagordes: 1922-1940, 1971-1993.

2. UITGAVEN VAN DE HOGE GEZONDHEIDSRAAD

– *Rapport général sur les travaux du Conseil Supérieur d'Hygiène Publique.* Brussel, 1850-1852.
– *Manuel d'hygiène publique et privée.* Brussel, 1851.
– *Congrès d'hygiène publique.* Brussel, 1852.
– *Deuxième rapport général sur les travaux du Conseil Supérieur.* Brussel, 1852.
– *Mémoire sur la révision de la législation des cours d'eau non navigables ni flottables en réponse à la question suivante, proposée par le Conseil Supérieur d'Hygiène Publique.* Brussel, 1853.
– *Rapports.* Brussel, 1856-1887.
– *Recueil des rapports.* Brussel, 1888-1936.

3. ANDERE UITGEGEVEN BRONNEN

– André (J.B.). *Enquête sur les eaux alimentaires.* Brussel, 1906.
– Deltombe. *Rapport général résument les principaux travaux du Conseil Supérieur d'Hygiène Publique durant la première année de son institution.* Brussel, 1850.
– *Gazette médicale belge.* Luik, 1849, 1898-1913.
– *Geneeskundige courant voor koninkrijk der Nederlanden.* Tiel, 24/10/1852.
– Hayez (F.). *Habitations ouvrières, premier fasc. et deuxième fasc.* Brussel, 1887.
– *La Santé: journal d'hygiène publique et privée.* Brussel, 1849-1857.
– *Le Scalpel: journal belge des sciences médicales.* Brussel, 1849-1945.
– Maukels en Putzeys. *Instruction concernant les projets d'hôpitaux et d'hospices à construire en matériaux légères*, Brussel, 1923.
– Ministerie van Binnenlandse Zaken en Hygiëne. *Bulletin de l'Administration de l'Hygiène.* Brussel, 1921.
– Ministerie van Binnenlandse Zaken en Landbouw. *Bulletin du service de Santé et de l'Hygiène.* Brussel, 1895-1908.
– Ministerie van Volksgezondheid en van het Gezin. *Bulletin van het ministerie van Volksgezondheid.* Brussel, 1936-1964.
– Putzeys (F.) en Putzeys (E.). *Les installations sanitaires des habitations privées et collectives: commentaire du règlement sur les installations sanitaires privées élaboré par le Conseil Supérieur d'Hygiène Publique.* Brussel, 1910.
– *Rapport sur l'organisation de l'inspection médicale scolaire.* Brussel, 1916.
– Van Boeckel en Holemans. *Voordrachten over schoolhygiëne, voorafgegaan van het KB betreffende de inrichting van medisch schooltoezicht en het verslag van den Hoogen gezondheidsraad.* Brussel, 1921.

– Van Oye (M. R.). *Membre du congrès d'hygiène publique.* Brussel, 1851.
– Weissenbruch. *Rapports du Conseil Supérieur d'Hygiène Publique et de la commission permanente des sociétés de secours mutuels.* Brussel, 1855.

4. LITERATUUR

– Balthazar Herman. *Onderzoek naar de Gentse beluiken. Bouwfysische, sociologische historische en kunsthistorische evaluatie.* Gent, 1978.
– *Baron Charles A. Liedts (1802-1878): inventaris van het archief (1823-1877).* Liberaal Archief. Gent, mei 2008.
– Basyn Jean-Marc. "Ziekenhuizen tijdens het interbellum". *Architectuur van de Belgische hospitalen.* Brussel, 2004, 66-75.
– Beets-Anthonissen Maggy. "Antwerpen, Stuyvenberg". *Architectuur van Belgische hospitalen.* Brussel, 2004, 92-96.
– Bracke Nele. "De vrouwenarbeid in de industrie in België omstreeks 1900. Een "vrouwelijke" analyse van de industrietelling van 1896 en de industrie- en handelstelling van 1910". *Belgisch Tijdschrift voor Nieuwste Geschiedenis.* Gent, 1996, XXVI, 1-2, 165-207.
– Bruneel Claude. "Ziekte en sociale geneeskunde: de erfenis van de verlichting", In: Jan De Maeyer, Lieve Dhaene, Gilbert Hertecant en Karel Velle, eds. *Er is leven voor de dood.* Kapellen, 1998, 17-31.
– Bruyère Christine. "Organisatie van de tuberculosebestrijding in de regio Brussel vóór 1914". *Geschiedenis der Geneeskunde.* Leuven, 1996, 4, 28-36.
– Canipel Sara. "De bedrijfsgeschiedenis van de Orfèvrerie Wiskeman. Concurrentiestrategie en concurrentievoordeel tijdens hun cruciale expansiefase (1928-1945)". *Belgisch Tijdschrift voor Nieuwste Geschiedenis.* Gent, 2003, XXXIII, 3-4, 455-483.
– Coppieters Bruno en Hendrix Guy, "De koopkrachtevolutie voor loontrekkenden in periodes van economische depressie: een vergelijking voor de jaren 1929-1939 en 1974-1984". *Belgisch Tijdschrift voor Nieuwste Geschiedenis.* Gent, XVII, 1986, 3-4, 275-368.
– Craeybeckx Jan en Witte Els. *Politieke geschiedenis van België.* Antwerpen, 1997.
– Decavele Johan, Van Coile Christine e.a. *Gentse torens achter rook van schoorstenen: Gent in de periode 1860-1895.* Gent, 1984.
– Deferme Jo. "Geen woorden, maar daden. Politieke cultuur en sociale verantwoordelijkheid in het België van 1886". *Belgisch Tijdschrift voor Nieuwste Geschiedenis.* Gent, 2000, XXX, 1-2, 131-171.
– Deferme Jo. *Uit de ketens van de vrijheid: het debat over de sociale politiek in België.* Leuven, 2007.
– Defoort Paul en Thiery Michel. "De vroedvrouwen". In: Jan De Maeyer, Lieve Dhaene, Gilbert Hertecant en Karel Velle, eds. *Er is leven voor de dood.* Kapellen, 1998, 214-223.
– Dehaeck Sigrid en Van Hee Robrecht. "Van hospitaal naar virtueel ziekenhuis?". *Architectuur van de Belgische hospitalen.* Brussel, 2004, 66-75.
– Dèle Ed. "L'enfouissement, la crémation, etc. appliqués aux cadavres des animaux atteints de maladies contagieuses". *Journal de médecine, de chirurgie et de pharmacologie.* Brussel, 1872, 55, 115-121.
– Dhaene Lieve en Timmermans Ruth. "De privé-ziekenhuizen". In: Jan De Maeyer, Lieve Dhaene, Gilbert Hertecant en Karel Velle, eds. *Er is leven voor de dood.* Kapellen, 1998, 331-343.
– De Mayer Jan en Dhaene Lieve. "Sociale emancipatie en democratisering: de gezondheidszorg verzuild". In: Jan De Maeyer, Lieve Dhaene, Gilbert Hertecant en Karel Velle, eds. *Er is leven voor de dood.* Kapellen, 1998, 151-166.

– De Mey Raf. "Charles Rogier (1800-1885) en de Vlaamse beweging. De beeldvorming herbekeken". *Wetenschappelijke tijdingen*. Gent, LXIV/4/2005.

– Demedts M. en Gyselen A. "Tuberculose vroeger en nu in rijke landen". *Geschiedenis der geneeskunde*. Leuven, 1 april 1996, 4-13.

– De Neve Mieke. *Kinderarbeid te Gent* (1830-1914). Onuitgegeven licentiaatsverhandeling. UGent, 1991.

– Denys Luc. *Bijdrage tot de studie van de sociaal-economische toestand van de arbeiders rond 1886*. Gent, 1969, deel 2 (vijf volumes).

– Deneckere Gita. *Sire, het volk mort. Collectieve actie in de sociale geschiedenis van de Belgische staat, 1831-1940*. Gent, 1994.

– De Schaepdryver André. *Gids, Het pand*. Gent, 1995.

– De Smet George. *Gentse maatschappij voor goedkope woningen: historisch overzicht ter gelegenheid van de vijftigste verjaring van de stichting der maatschappij*. Gent, 1954.

– Devos Isabelle. "Ziekte een harde realiteit". In: Jan De Maeyer, Lieve Dhaene, Gilbert Hertecant en Karel Velle, eds. *Er is leven voor de dood*. Kapellen, 1998, 117-130.

– Devos Isabelle. *Allemaal beestjes: mortaliteit en morbiditeit in Vlaanderen, 19de-20ste eeuw*. Gent, 2006.

– De Vroede M. "Consultatiecentra voor zuigelingen in de strijd tegen de kindersterfte in België voor 1914". *Tijdschrift voor geschiedenis*. Groningen, 1981, 94, 451- 460.

– de Stoppelaar F. "De tering of witte pest". *Geschiedenis der geneeskunde*. Leuven, 1, april 1996, 20-27.

– De Wilde Bart. *Witte boorden, blauwe kielen. Patroons en arbeiders in de Belgische textielnijverheid in de 19de en de 20ste eeuw*. Gent, 1997.

– Dierckx Paul. "Geschiedenis van de sanatoria". *De architectuur van de Belgische hospitalen*. Brussel, 2004, 76-77.

– Dhont Marlies. *Opgroeien in een beluik: levensloopanalyse van de generatie geboren in 1867 en 1868 in de Gentse Bataviawijk*. Onuitgegeven licentiaatsverhandeling. UGent, 2004.

– Doms Annemie en Hertecant Gilbert. "Het gezondheidsbeleid. Algemene ontwikkelingen". In: Jan De Maeyer, Lieve Dhaene, Gilbert Hertecant en Karel Velle, eds. *Er is leven voor de dood*. Kapellen, 1998, 271-284.

– *Inrichting eener bestendige Schoolkolonie. Werk der gezonde lucht voor de kleinen der stad Gent*. Gent, 1911.

– Hansen Inge. "De vrouwelijke artsen". In: Jan De Maeyer, Lieve Dhaene, Gilbert Hertecant en Karel Velle, eds. *Er is leven voor de dood*. Kapellen, 1998, 224-232.

– Henkens Bregt. "De vorming van de eerste regering van Zeeland (maart 1935). Een studie van het proces van een kabinetformatie". *Belgisch Tijdschrift voor Nieuwste Geschiedenis*, Gent, 1996, XXVI, 1-2, 209-261.

– Jachowicz Anneleen. *Met de moedermelk ingezogen of met de paplepel ingegeven. Een onderzoek naar de houding tegenover borstvoeding in België tijdens de eerste helft van de twintigste eeuw*. Onuitgegeven licentiaatsverhandeling. UGent, 2002.

– Jacquemyns G. *Histoire de la crise économique des Flandres (1845-1850)*. Brussel, 1929.

– Jacques Catherine en Van Molle Leen. "Vrouwelijke aanwezigheid. De verpleegkundigen: grenzeloos vrouwelijk". In: Jan De Maeyer, Lieve Dhaene, Gilbert Hertecant en Karel Velle, eds. *Er is leven voor de dood*. Kapellen, 1998, 214-223.

– Janssens Luc. *Vrouwen- en kinderarbeid en sociale wetgeving (1890-1914)*. Onuitgegeven licentiaatsverhandeling. UGent, 1974.

– Juste Théodore. *Charles Rogier. 1800-1885. D'après des documents inédits*. Verviers, 1885.

– Kuborn Hyacinth. *Aperçu historique en hygiène publique à Belgique*. Brussel, 1897.

– Langerock Hubert. *De arbeiderswoningen in België*. Gent, 1894.
– Lannoo Lien. *En de boerin, zij zwoegde voort. De vrouw in het Vlaamse landbouwbedrijf, 1850-1810*. Onuitgegeven licentiaatsverhandeling. UGent, 2006.
– Laporte Willy. "De lichamelijke opvoeding in het onderwijs in België van 1842 tot 1990: een vak apart". In: Mark D'hoker, Jan Tolleneer (red.). *Het vergeten lichaam. Geschiedenis van de lichamelijke opvoeding in Nederland en België*. Leuven, 1995.
– Lis Catherina. "Proletarisch wonen in West-Europese steden". *Belgisch Tijdschrift voor Nieuwste Geschiedenis*. Gent, 1977, VIII, 3-4, 325-366.
– *Le journal des mères*. "Les crèches". Jaargang 5, 5, 6, 7.
– Luyckx Theo. *De politieke geschiedenis van België: 1789-1944*. Deel 1. Brussel, 1973.
– Mareska J. en Heyman J. *Enquête sur le travail et la condition physique et morale des ouvriers employés dans les manufactures de coton à Gand*. Gent, 1843.
– Meganck Leen. *Bouwen te Gent in het interbellum (1919-1939). Stedenbouw, onderwijs, Patrimonium. Een synthese*. Onuitgegeven doctoraatsverhandeling. UGent. 2002, deel II.
– *Nationaal werk voor kinderwelzijn (1919-1969)*. Brussel, 1969.
– Nationale Liga ter Bestrijding van Tuberculose. "L'armement antituberculeux belge". *La Revue belge de la Tuberculose*. Brugge, 08/09/1924.
– Nauwelaerts Mandy. "De socialistische syndicale beweging na de Eerste Wereldoorlog (1919-1921)". *Belgisch Tijdschrift voor Nieuwste Geschiedenis*. Gent, 1973, IV, 3-4, 343-376.
– Parmentier Sabine. "Het liberaal staatsinterventionisme in de 19de eeuw". *Belgisch Tijdschrift voor Nieuwste Geschiedenis*. Gent, 1986, XVII, 3-4, 379-420.
– Plasky Elise. *La protection et l'éducation de l'enfant du peuple en Belgique*. Brussel. 1909.
– *Recensement général des industries et des métiers*. Brussel, XVIII, 10/1896.
– Reynebeau Marc. "De kiescijnsverlaging van 1848 en de politieke ontwikkeling te Gent tot 1869". *Belgisch Tijdschrift voor Nieuwste Geschiedenis*. Gent, 1980, XI, 3, 1-46 (elektronische versie).
– Roels Nele. "In Belgium, women do all the work. De arbeid van vrouwen in de Luikse mijnen. Negentiende – begin twintigste eeuw". *Belgisch Tijdschrift voor Nieuwste Geschiedenis*. Gent, 2008, XXXVIII, 1-2, 45-86.
– Roose Marc (red.). "Dempen, slopen en saneren. De cholera-epidemie van 1866 en de grote openbare werken". *De kranten van Gent (1860-1914)*. Gent, 1996, deel III.
– Röttger Rik. *Charles A. Baron Liedts*. Gent, 2002.
– Schepers Rita. *De opkomst van het medisch beroep in België. De evolutie van de wetgeving en de beroepsorganisaties in de 19de eeuw*. Amsterdam, 1989.
– Smets Marcel. *De tuinwijkgedachte, Internationaal, nationaal en de provincie Limburg*. Hasselt, 1982.
– Steensels Willy. "De tussenkomst van de overheid in de arbeidershuisvesting te Gent, 1950-1904". *Belgisch tijdschrift voor Nieuwste Geschiedenis*. VIII, 1977, 3-4, 447-500.
– Steensels Willy. *Proletarisch wonen*. Gent, 1974.
– Van Damme Dirk. "Onderstandswoonst, sedentarisering en stad-plattelands-tegenstellingen: Evolutie en betekenis van de wetgeving op de onderstandswoonst in België (einde achttiende tot einde negentiende eeuw)". *Belgisch Tijdschrift voor Nieuwste Geschiedenis*. Gent, VXXI, 3-4, 484-534.
– Vandenberghe Hélène. *Licht, lucht en zon voor iedereen: het hoe en waarom van de openluchtschool en haar architectuur*. Onuitgegeven licentiaatsverhandeling. Ugent, 2000.
– Vandenberghe Lieven. *Een eeuw kinderzorg in de kijker. De consultatiebureaus voor het jonge kind*. Brussel, 2004.
– Vandenbroeck Michel. *De kinderopvang als opvoedingsmilieu tussen gezin en samenleving*. Onuitgegeven doctoraatsverhandeling. UGent, 2004.

– Vandenbroeck Michel. *In verzekerde bewaring. Honderdvijftig jaar kinderen, ouders en kinderopvang*. Amsterdam, 2004.
– Van der Meij- De Leur A.P.M. "De geschiedenis van de verpleging van de tuberculosepatiënt". *Geschiedenis der geneeskunde*. Leuven, 1 april 1996, 36-45.
– Vandevijver Dirk. "Architectuur die heelt. Paviljoenziekenhuisbouw in het 19de-eeuwse België". *Architectuur van de Belgische hospitalen*. Brussel, 2004, 54-65.
– Vandeweyer Luc. *Het ministerie van Volksgezondheid (1936-1990). Organisatie en bevoegdheden*. Brussel, 1995.
– Vandewiele Leo. *Gedenkboek 150 jaar KAVA. Geschiedenis van de Koninklijke Apothekersvereniging van Antwerpen*. Antwerpen, 1985.
– Vandewiele Leo. *De geschiedenis van de farmacie in België*. Beveren, 1981.
– Van Doorneveldt Wendy. *Laat de kinderen tot ons komen: kinderopvang als onderdeel van sociale politiek in de lange 19de eeuw. Een onderzoek met de nadruk op Gent*. Onuitgegeven licentiaatsverhandeling. Ugent, 1999.
– Van Durme Steven. *De openluchtschool: van beweging tot architectuur. Oorsprong van de Diesterweg's bestendige schoolkolonie, gebouwd in 1904*. Onuitgegeven licentiaatsverhandeling. UGent, 2001.
– Vanhaute Erik. *Economische en sociale geschiedenis van de nieuwste tijden*. Gent, 2002.
– Van Hee Robrecht. *In de voetsporen van Yperman: heelkunde in Vlaanderen door de eeuwen heen*. Brussel, 1990.
– Vanthemsche Guy. "Arbeid in België tijdens de jaren 1930". In: *De massa in verleiding. De jaren '30 in België*. Brussel, 1994, 154-177.
– Velle Karel. *Hygiëne en preventieve gezondheidszorg in België (ca. 1830-1914): bewustwording, integratie en acceptatie*. Onuitgegeven licentiaatsverhandeling, RUG. Gent, 1981.
– Velle Karel. *Lichaam en hygiëne*. Tentoonstelling Bijlokemuseum. Gent, 21 december 1984 – 17 februari 1985.
– Velle Karel. "De centrale gezondheidsadministratie in België voor de oprichting van het eerste ministerie voor Volksgezondheid (1849-1936)". *Belgisch tijdschrift voor Nieuwste Geschiedenis*. Gent, 1990, XXI, 1-2,162-210.
– Velle Karel. *De nieuwe biechtvaders: de sociale geschiedenis van de arts in België*. Leuven, 1991.
– Velle Karel, "De opkomst van het verpleegkundig beroep in België". *Geschiedenis der geneeskunde*. Leuven, 1994, 6, 17-26.
– Velle Karel. *Begraven of cremeren. De begrafeniskwestie in België*. Gent, 1992.
– Velle Karel. "De schoolgeneeskunde in België (1850-1940)". *Geschiedenis der Geneeskunde*. Leuven, 1998, 6, 354-366.
– Veraghert Karel. "Verbijstering, wanhoop, twijfel". In: *De massa in verleiding. De jaren '30 in België*. Brussel, 1994, 139-153.
– Verbruggen Christophe. *De stank bederft onze eetwaren, de reacties op industriële milieuhinder in het 19de-eeuwse Gent*. Gent, 2002.
– Verhaeghe J. "De ordehandhaving bij de sociale onlusten in maart-april 1886 in Luik en Henegouwen". *Belgisch tijdschrift voor militaire geschiedenis*. Brussel, 1885, XXVI- 9, 17- 40.
– Verhaeghe J. "De ordehandhaving bij de sociale onlusten in maart-april 1886 in Luik en Henegouwen". *Belgisch tijdschrift voor militaire geschiedenis*. Brussel, 1984, XXVIII- 4, 269-298.
– Verhoeven Wiebe. "La Hulpe, sanatorium Les Pins". *De architectuur van de Belgische hospitalen*. Brussel, 170-171.
– Willems Hans. "De lijdensweg van een rustdag: de wet op de zondagsrust (1905)". *Belgisch Tijdschrift voor Nieuwste Geschiedenis*. Gent, 2002, XXXII, 73-118.
– Witte Els. *Politieke geschiedenis van België. Van 1830 tot heden*. Antwerpen, 1999.

Herkomst illustraties

Ondanks uitgebreid onderzoek was het onmogelijk om alle personen met auteursrecht op de gebruikte illustraties op te sporen. Rechthebbenden kunnen contact opnemen met de Hoge Gezondheidsraad.

P. 16 Musée de la Photographie, Charleroi.
P. 17 Kadoc, Leuven.
P. 18 Site du Grand-Hornu, Hornu.
P. 19 AMSAB Instituut voor sociale geschiedenis, Gent.
P. 21 Kadoc, Leuven.
P. 23 Liberaal Archief, Gent.
P. 25 Belgisch Staatsblad, 17 mei 1849.
P. 26 Liberaal Archief, Gent.
P. 27 Koninklijke Bibliotheek van België, Brussel.
P. 28 Koninklijke Bibliotheek van België, Brussel.
P. 29 Deuxième rapport général sur les travaux du CSHP, 1852.
P. 34 Kadoc, Leuven.
P. 36 Congrès d'Hygiène publique, session de 1851.
P. 38 Kadoc, Leuven.
P. 39 (boven) AMSAB Instituut voor sociale geschiedenis, Gent.
P. 39 (onder) Musée de la Vie wallonne, Luik, Gustave Marissiaux.
P. 41 Musée de la Photographie, Charleroi, Gustave Marissiaux.
P. 43 School van Toen, Gent.
P. 44 Liberaal Archief, Gent.
P. 45 Universiteitsbibliotheek Gent.
P. 51 Kadoc, Leuven.
P. 54 CSHP, *Rapports*, 1867-1873.
P. 55 (boven) Museum voor de geschiedenis van de geneeskunde, het Pand, Gent.
P. 55 (onder) OCMW Antwerpen.
P. 56 OCMW Antwerpen.
P. 58 Musée de la Vie wallonne, Luik, Gustave Marissiaux.
P. 59 MIAT, Gent.
P. 60 (boven) Kadoc, Leuven.
P. 60 (onder) Musée de la Photographie, Charleroi.
P. 61 MIAT, Gent.
P. 62 MIAT, Gent.
P. 65 MIAT, Gent.
P. 66 MIAT, Gent.
P. 67 Liberaal Archief, Gent.
P. 70 Liberaal Archief, Gent.
P. 72 School van Toen, Gent.
P. 73 CSHP, *Rapports*, 1874-1879.
P. 75 Collectie museumgoudA, bruikleen Instituut Collectie Nederland, foto: Tom Haartsen.
P. 76 Museum voor de geschiedenis van de geneeskunde, het Pand, Gent.

P. 141   AMSAB Instituut voor sociale geschiedenis, Gent.
P. 143   Universiteitsbibliotheek Gent, Fonds Vliegende Blaadjes.
P. 144   Universiteitsbibliotheek Gent, Fonds Vliegende Blaadjes.
P. 147   CSHP, *Rapports.* 1927-1930, Brussel.
P. 148   Universiteitsbibliotheek Gent.
P. 149   OCMW Antwerpen.
P. 151   School van Toen, Gent.
P. 152   School van Toen, Gent.
P. 153   School van Toen, Gent.
P. 154   Kadoc, Leuven.
P. 155   OCMW Antwerpen.
P. 155   OCMW Antwerpen.
P. 157   Universiteitsbibliotheek Gent, Fonds Vliegende Blaadjes.
P. 160   Liberaal Archief, Gent.
P. 161   School van Toen, Gent.
P. 161   School van Toen, Gent.
P. 162   School van toen, Gent.
P. 162   School van toen, Gent.
P. 165   Universiteitsbibliotheek Gent, Fonds Vliegende Blaadjes.
P. 167   Museum voor de geschiedenis van de geneeskunde, het Pand, Gent.
P. 168   OCMW Antwerpen.
P. 170   Koninklijke Bibliotheek van België, Brussel.
P. 174   AMSAB Instituut voor sociale geschiedenis, Gent.
P. 179   AMSAB Instituut voor sociale geschiedenis, Gent.
P. 181   AMSAB Instituut voor sociale geschiedenis, Gent.
P. 182   AMSAB Instituut voor sociale geschiedenis, Gent.
P. 183   AMSAB Instituut voor sociale geschiedenis, Gent.
P. 184   Universiteitsbibliotheek Gent.
P. 187   Liberaal Archief, Gent.
P. 188   De School van Toen, Gent.
P. 191   Koninklijke Bibliotheek van België, Brussel.
P. 195   School van Toen, Gent.
P. 196   Liberaal Archief, Gent.
P. 198   (links) School van Toen, Gent.
P. 198   (rechts) CSHP, *Rapports.* 1916.
P. 200   Lacroix O. *L'hospitalisation en temps de paix et en temps de guerre*, 1876.
P. 201   Stadsarchief Brugge.
P. 202   OCMW Antwerpen.
P. 204   AMSAB, Instituut voor sociale geschiedenis, Gent, Frits Van den berghe, Koekoek.
P. 205   AMSAB, Instituut voor sociale geschiedenis, Gent, Frits Van den berghe, Koekoek.
P. 212   Hoge Gezondheidsraad, Brussel.

Bijlage
Leden van de Hoge Gezondheidsraad
(1849-)

Bronnen: *Almanach Royal, Gerechtelijk en Administratief Jaarboek, Belgisch Staatsblad.*

De leden worden chronologisch opgenoemd vanaf het jaar dat ze officieel tot lid benoemd werden, ongeacht of ze reeds eerder uitgenodigd werden op een vergadering van de Hoge Gezondheidsraad. Er werd geen rekening gehouden met aanstellingen tot erelid.

Arrivabene (Comte J.) 1849-1862
Blaes (Aug.) 1849-1855
Cluysenaar (J.P.) 1849-1880
Demanet (A.) 1849-1868
Dieudonné (J.F.J.) 1849-1871
Ducpétiaux (Ed.) 1849-1868
Liedts (CH.): 1849-1877 (Voorzitter)
Sauveur (D.) 1849-1862
Stas (J.S.) 1849-1891
Uytterhoeven (V.) 1849-1873
Visschers (Aug.) 1849-1874
Vleminckx (J.F.) 1849-1870
Theis (N.) 1849-1870
Depaire 1856-1858
Vergote (A.) 1856-1906
Jouret (T.) 1869-1887
Leclerc (J.M. J.) 1869-1910
Vleminckx (V.) 1871-1906
Janssens (E.) 1872-1900
Henrard (E.H.) 1875-1897
Thiernesse (E.A) 1875-1883
Dubois-Thorn (F.) 1877-1886
Crocq (J.) 1879-1898
Beyaert (H.) 1881-1894
Dusart (E.) 1881-1902
Somerhausen (E.) 1884-1895
Wehenkel (J.M.) 1884-1889
Barbier (J.) 1885
de Beco (E.) 1885-1923. (Voorzitter)
Guchez (F.) 1885-1907
Berden 1887-1889 (Voorzitter)

Lefebvre (F.J.M.) 1887-1902
Devaux (A.) 1888-1914
Blas (C.) 1889-1914
Degive (A.) 1891-1914
Putzeys (F.) 1892-1932 (Voorzitter)
Van Ermengen (E.) 1892-1932
Bruylants (G.) 1893-1924
Gruls (P.) 1895
Vanderlinden (G.M.F.) 1894
Van Ysendyck 1895-1902
André (J.B.) 1896
Mullier 1896-1897
Dupont 1898-1899
Ledresseur 1898-1901
Putzeys (E.) 1898-1914
Fontaine 1900-1904
Destreé (E.) 1901-1902
Dubois-Havenith 1901-1914
Hellemans (E.) 1902-1924
Demoor (J.) 1903-1946
Dewalque (F.) 1903-1928
Laruelle (L.) 1903-1914
Rutot (A.) 1903-1933
Logie (O.) 1906
Molitor 1907-1910
Velghe (O.) 1907-1932
Cousot 1909-1914
Froumy 1911-1913
Hachez (A.) 1911-1948
Malvoz 1912-1938
Voituron (E.) 1912-1914

Melis 1914
Bayet (A.) 1920-1935.
Dejace (L.) 1920-1929
De Roo (M.) 1920-1923
Derscheid (G.) 1920-1951
De Vuyst (P.) 1920-1924
Dewez (E.) 1920-1929
Dom (H.) 1920-1948
Gengou (O.) 1920-1957
Gratia (G.) 1920-1932
Haibe (A.) 1920-1938
Herman (M.) 1920-1938
Maertens (F.) 1920-1957.
Maldague (L.) 1920-1952
Maukels (G.) 1920-1933
Merveille (L.) 1920
Morelle (A.) 1920-1924
Ongenae (P.) 1920-1921
Péchère (V.) 1920-1960
Schoofs (Fr.) 1920-1960
Slosse (A.) 1920-1929
Spehl (E.) 1920-1949
Wauters (J.) 1920-1949
Bordet (J.) 1921-1960 (Voorzitter)
Denys (J.) 1921-1933
De Paeuw (L.) 1921-1946
Henseval (M.) 1921-1924
Heymans (J. F.) 1921-1932
Liégeois (C.) 1921-1965
Van Campenhout (J.H.) 1921-1923
Wibin (J.) 1921-1922
Lebacqz 1922-1946
Van de Weyer (E.) 1922-1953
Verheyden (F.) 1923-1932
Wilmaers 1923-1924
De Roo (H.) 1924-1928
Daels (F.) 1926-1932
Lebrun (L.G) 1927-1929
Lomry (P.) 1927-1940
Frison (M.) 1927-1938
Van Der Vaeren (J.) 1927-1968
Cloquet (J.) 1928-1961
Bessemans (A.) 1930-1957
Castille (A.) 1930-1970
Timbal (G.) 1930-1932
Vivario (R.) 1930-1970
Boes (I.) 1931-1939
Demolder (P.) 1931

Stassen (M.) 1931-1965
Van Kuyck (W.) 1931-1935
Dautrebande (L.) 1933
Derache 1933-1935
Bertholet (U.) 1934-1951
Coomans (Y.) 1934-1938
Fourmarier (P.) 1934-1968
Holemans (P.) 1934-1955
Horta (V.) 1934-1938
Langelez (A.) 1934-1948
Sebrechts (J.) 1934-1948
Van Duysse (M.) 1934-1949
De Braey (J.) 1937-1963
Bourgeois (V.) 1939-1962
Brouha (L.) 1939-1971
De Laet 1939-1946
Gérard 1939-1948
Luyssen 1939-1961
Moutschen (J.) 1939-1982
Sand (R.) 1939-1946
Van Beneden (J.) 1939-1978 (Voorzitter)
Vlayen (N.) 1940-1965
Maldagne (L.) 1948-1951
Van de Calseyde (A.) 1948-1957
Gérard (E.) 1949-1966
Lambin 1949-1968
Spass 1949-1968
Nélis 1951-1952
Appelmans (R.) 1952-1954
Bigwood (J.) 1952-1975
Duhaut (R.) 1952-1975
Gijselen (A.) 1952-1991
Gilson (J.) 1952-1991
Iwens (J.) 1952-1983
Lauwers (J.) 1952-1983
Van Goidsenhoven (F.), 1952-1954
Uytdenhoef (A.) 1952-1982
Van der Schueren (G.) 1952-1981
Graulich (R.) 1954-1972
Lafontaine (A.) 1954-1991
Millet (M.) 1954-1980
Arcq (J.) 1955-1970
Blondel (G.) 1955-1972
De Beer (E.) 1955-1991
Goossens (J.) 1955-1974
Hormidas (A.) 1955-1980
Nokerman (A.) 1955-1986
Spruyt (J.) 1955-1970

Van den Broucke (J.) 1955-1982

Van Meirhaeghe (A.) 1955-1991

Van Ussel (E.) 1955-1979

Bouckaert (J.J.) 1958-1970

De Wever (A.) 1955-1991 (Voorzitter)

Frederick (P.) 1958-1959

Halter (S.) 1958-1980

Hooft (C.) 1958-1979

Hubin (F.) 1958-1987

Javaux (E.) 1958-1981

Nihoul (E.) 1991-1994

Recht (P.) 1958-1970

Segers (M.) 1958-1982

Snoeck (J.) 1958-1959

Houberechts (A.) 1960-1982

Maisin (J.) 1960-1974

Fredericq (P.) 1960-1984

Bruynoghe (R.) 1970

Namèche (J.) 1970-1991

Gullinck (M.) 1970-1980/81

Bastenier (H.) 1970-1981

De Coninck (L.) 1970-1982

De Schaepdryver (A.F.) 1970/71-1982

De Somer 1970-1982

Fouassin (A.) 1970-1991

Janssens (P.G.) 1970-1991

Lauwerijs (R.) 1970-2000

Lavenne (F.) 1970-1982

Maes (R.) 1970-1982

Van de Calseyde (P.) 1970

Van De Velde 1970 1982

Van de Voorde (H.) 1970-1999

Vuylsteek (K.) 1970-1991

Van Ussel 1970/71-1972/73

Denonne (L.) 1991-1994

Laurent (A.) 1972/73-1980/81

Maes (E.) 1972/73-1990/91

Van Develde 1972/73-1977

Beumer (J.) 1982-1990

Bützler (J.P.) 1982-1986

Clara (R.) 1982-1986

De Meuter (F.) 1982-2000

De Schouwer (P.) 1991-1994

Dony-Crotteux (J.) 1982-1995 (Voorzitter)

Desmyter (J.) 1982-2002

Eyckmans (L.) 1982-1996.

Faes (M.H.) 1982-1991

Herman (A.) 1982-1990/91

Lederer (J.) 1982-1991

Meunier (H.) 1982-1995

Noirfalise (A.) 1982-…

Poncelet (F.) 1982

Raus (J.) 1982-1986

Recht (P.) 1982-1991

Reginster-Haneuse (G.) 1982-1999

Tobback (P.) 1982-1999

Verdonk (G.) 1982-1991

Willems (J.) 1982-…

Vanbreuseghem (R.) 1983/84-1991

Rouneau-De Bruyne (C.) 1986-1999

Vercruysse (A.) 1991-…

Lecomte (J.) 1991-1994

Bruynoghe-D' Hertefelt (R.M.) 1986-1995.

Carrin (G.) 1986-1994

Eylenbosch (W.) 1986-1995

Gommers (A.) 1986-1991

Van Montagu (M.) 1986-2002

Vlietinck (R.) 1986-2002

Wambersie (A.) 1986-2004

Wauters (G.) 1986-1999

Liebaers-van Steirteghem (I.)1986-1995

Sondag-Thull (D.) 1990-…

Amy (J.J.) 1991-2002

Bonnet (F.) 1991-2001

Burtonboy (G.) 1991-2002

Content (J.) 1990-2001

De Jonckheere (W.) 1991-2002

Fondu (M.) 1990-2001

Fruhling (J.) 1991-1999

Hoornaert (Th.) 1991-1995

Huyghebaert (A.) 1991-…

Kahn (R.) 1991-1996 (Voorzitter)

Lauwers (S.) 1991-…

Pastoret (P.P.) 1991-1995

Pelc (I.) 1991-…

Piette (D.) 1991-1995

Piot (P.) 1991-1995

Reybroeck (G.) 1991-…

Roland (M.) 1991-1997

Wollast (R.) 1991-1995

Yourassowsky (E.) 1990-…

Bayens (W.) 1996-2000

De Backer (G.) 1994-… (Voorzitter)

Demoulin (V.) 1994-…

Goubau (P.) 1994-…

Levy (J.) 1994-…

Muylle (L.) 1994-…
Meheus (A.) 1994-2002
Plum (J.) 1994-…
Struelens (M.) 1994-…
Bogaert (M.) 1995-…
Brasseur (D.) 1995-…
Burvenich (Chr.) 1995-2000
Buekens (P.) 1995-1996
Daube (G.) 1995-…
De Bisschop (H.) 1995-…
De Broe (M.) 1995-2002
Deelstra (H.) 1995-2005
De Hemptinne (B.) 1995-2001
Delloye (C.) 1995-…
De Mol (P.) 1995-…
Eggermont (G.) 1995-…
Ferrant (A.) 1995-2002
Hoet (P.) 1995-…
Hooft (P.) 1995-2001
Hoornaert (M.TH.) 1995-…
Laurent (Chr.) 1995-…
Lison (D.) 1995-…
Meurisse (M.) 1995-2000
Micheels (J.) 1995-2002
Nemery (B.) 1995-…
Nève (J.) 1995-…
Ollevier (F.) 1995-2000
Pastoret (PP) 1995-2002
Poortmans (J.) 1995-…
Rogiers (V.) 1995-2002
Rouneau (C.) 1995-2000
Steenssens (L.) 1995-…
Vanderkelen (A.) 1995-…
Van Loock (W.) 1995-…
Vansant (G.) 1995-…
Vereerstraeten (P.) 1995-2001
Verschraegen (G.) 1995-…
Veulemans (H.) 1995-…
Vleugels (A.) 1995-…
Carpentier (Y.) 1996-…
Gryseels (B.) 1996-2000
Henderickx (H.) 1996-…
Melot (C.) 1996-2002
Mets (T.) 1996-2001

Muls (E.) 1996-2002
Roberfroid (M.) 1996-2001
Kolanowski (J.) 1996-…
Kornitzer (M.) 1996-…
Rigo (J.) 1996-…
Lagasse (R.) 1997-2002
Devleeschouwer (M.) 1999-…
Cras (P.) 1999-…
De Zutter (L.) 1999-…
Jansssen (C.) 1999-2002
Paquot (M.) 1999-…
Peetermans (W.) 1999-…
Roland (M.) 1999-…
Beele (H.) 2000-…
Fischler (B.) 2000-…
Fraeyman (N.) 2000-…
Glupczynski (G.) 2000-…
Melin (J.) 2001-2002
Pierard (D.) 2000-…
Sindic (M.) 2000-…
Uyttendaele (M.) 2000-…
Van Gompel (A.) 2000-…
Van Maele 2000-…
Van Ranst (M.) 2000-…
Volders (M.) 2000-…
Delzenne (N.) 2001-…
Melin (P.) 2001-…
Piron (C.) 2001-…
Stevens (M.) 2000-…
Gosset (C.) 2001-…
Segers (O.) 2001-2002
De Gucht (V.) 2003-…
Depoorter (A.) 2003-…
Ectors (N.) 2003-…
Ieven (G.) 2003-2005
Jamar (F.) 2003-…
Kittel (F.) 2003-…
Lambermont (M.) 2003-…
Latinne (D.) 2003-…
Maes (L.) 2003-…
Thome (J.P.) 2003-…
Van Damme (P.) 2003-…
Vande Putte (M.) 2003-…
Zumofen (M.) 2003-…